U0290235

医学伦理
与司法判例

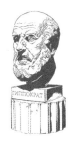

MEDICAL ETHICS

AND

LAWSUITS

■ 徐爱国 著

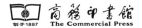
商务印书馆
创于1897
The Commercial Press

图书在版编目(CIP)数据

医学伦理与司法判例/徐爱国著. —北京：商务印书馆，2024

ISBN 978 - 7 - 100 - 23593 - 8

Ⅰ.①医…　Ⅱ.①徐…　Ⅲ.①医学伦理学②医疗纠纷—调解(诉讼法)—案例—世界　Ⅳ.①R-052 ②D912.165

中国国家版本馆 CIP 数据核字(2024)第 064914 号

医学伦理与司法判例

徐爱国　著

商 务 印 书 馆 出 版
(北京王府井大街 36 号　邮政编码 100710)
商 务 印 书 馆 发 行
北京尚唐印刷包装有限公司印刷
ISBN　978 - 7 - 100 - 23593 - 8

2024 年 7 月第 1 版　　开本 880×1240　1/32
2024 年 7 月北京第 1 次印刷　印张 11⅜

定价：88.00 元

医学伦理的法律规制（代序）

一、医学伦理的起源

医学伦理源远流长，可以追溯到古希腊的希波克拉底。希波克拉底是伯里克利时代的希腊医生，是医学史上最重要的人物之一。有时候，他被称为"西方医学之父"，被奉为希波克拉底学派的奠基人。希波克拉底学派给医学带来革命性的进步，他将医学与其他学科区分开来，特别是与通灵学和哲学分离，医学由此独立并成为职业性的活动。

希波克拉底的誓言是医学伦理的源头，涉及医学伦理的地方有：第一，人神誓约，"敬谨直誓，愿以自身能力及判断力所及，遵守此约"。第二，医患关系，"我愿尽余之能力与判断力所及救治病人，抱有这样的信条：永不伤害他人，不做不当之事"；"为病家谋幸福，并检点吾身，不做任何故意伤害和错误之事"；"无论男女，无论贵贱，不得虐待与滥用"。第三，自我职业约束，"不得将危害药品给予他""不为妇人施堕胎手术""凡患结石者，我不施手术，此则有待于行家为之"。第四，病人隐私保护义务，"无论执业之内还是执业之外，与人交流后的所见所闻，凡不应公开之事，我永不泄露，视作神圣的秘密"。[①]

从法学意义上解读，那么第一，契约为人与人之间的合意，誓约为人与神之间的允诺。古代社会，神高高在上，得神保佑得幸福，遭神遗弃堕深渊。誓约的法律效力高于人与人之间的契约。第二，医师是一个团体，成员之间如同父子兄弟。共同的誓约构成统一的团体，成员之间利益共享、灾祸共担。医师作为一个职业团体的性质由此产生。第三，医患之间，医师有职业道德，首先，勤勉做事，不滥用自己的特殊才能，避免过失与不当，保持神圣与纯洁之心。其次，坚持执业操守，坚持职业信念。不放任病人自作主张、最终有害于病人的要求。再次，不做堕胎手术，这是时代局限；保守患者的个人隐私，则为现代法律所承认和确立；不做自己不擅长的结石手术，交由更有医术的行家里手，实事求是。此项，实为现代法律所确认：医生故意伤害病人，是为犯罪；医疗过失，医生承担侵权赔偿责任。最后，平等对待病人，不分性别和贵贱，这是正义的要求。克己为人，反省内敛，这是善良道德的要求。

希波克拉底誓言延续至今，在不同时代、不同国家和社会，誓言

---

　　① 国内论著引用希波克拉底誓言，多采用 1940 年中华医学会编译部出版的李涛《医学史纲》的翻译版本，现有完整的引用可见杜丽燕：《希波克拉底精神与西方人文医学理念》，《自然辩证法通讯》2006 年第 6 期。英文版可参见 W. H. S. Jones trans., "The Doctor's Oath", in *Hippocrates*, Ⅵ , Harvard University Press, 1923, pp. 293-295。

的内容各有变化。但是，不变的是，希波克拉底誓言成为一个符号，是医疗职业活动从业者的坚定信念，是约束自己行为的神圣义务。

二、医学伦理的法律属性

从传统的法学意义上讲，道德与法律是两种不同的社会制度。道德在于内心的确信，法律在于外在的强制；道德是不成文的规范，法律是客观存在的规则；道德依靠社会舆论来贯彻，法律依靠国家权力来适用。

在法律思想史上，法律与道德的关系有着长期的争论，是法律道德学派和法律实证学派一直辩论的话题。在 19 世纪的法律实证主义者那里，道德与法律是可以区分开来的，道德是道德，法律是法律。道德上"邪恶"的法律，只要具备了法律的要素，也是有效力的法律。在传统的法律道德论者那里，法律与道德不可分离，法律必须保证最低限度的道德，道德是法律之上的价值追求。"恶法"即使具备法律的外在形式，实质上也不是法律。

法律与道德的争议延续了几千年，直到 20 世纪 40 年代，法律学者才基本上达成共识。一方面，法律与道德有本质上的差异；另一方面，法律不能够除却道德而存在。这一成果与法律的道德学者重新解读道德是分不开的，他们细分了道德的内在层次。道德区分为两类，其中，比较高的道德，称为愿望的道德，比如自由、平等和人权。比较低的道德，称为义务的道德，比如法律的公开、法律不溯及既往。违反高级的道德，会受到人们的同情；违反低级的道德，会遭到人们的谴责。[1]

　　把道德的区分运用到法律领域，那么法律与高级的道德可以无涉，法律不能够要求人们做不到的事。法律与低级道德的关系，则是两者的重合区域。违反基本的道德也要受到法律的惩罚，这种道德的义务同样是法律的义务。医生的道德、法官的道德、律师的道德，也构成法律的一个组成部分，也就是职业伦理。其中，重要的是最佳利益、知情同意、保守秘密和医疗资源的公正分配。[2] 或者，将道德转化为法律问题。以患者权利为出发点，医学伦理包括患者知情同意权、及时得到治疗的权利以及拒绝治疗的权利。[3]

三、医学伦理的原则和法理依据

　　医学伦理，通常总结为伦理四原则：有利于患者原则、不伤害原则、尊重患者意思自治原则和公正原则。[4]

---

　　① 〔美〕富勒：《法律的道德性》，郑戈译，商务印书馆 2005 年版，第 12 页。

　　② Charles Foster, "Who's in Charge? The Relationship between Medical Law, Medical Ethics, and Medical Morality", 23 *Med. Law Rev.* 505 (2015).

　　③ Charity Scott, Why Law Pervades Medicine: An Essay on Ethics in Health Care, 14 *N. D. J. L. Ethics & Pub. Pol'y* 245 (2000).

　　④ 1985 年，伦敦大学帝国学院吉隆 (Raanan Gillon) 教授出版《医学伦理的哲学思考》(*Philosophical Medical Ethics*)，提出了医学伦理的四个原则，此后经过不断发展和争辩，1994 年发表的《健康保健原则》(Principles of Health Care Ethics) 重申了医学伦理四原则。Raanan Gillion, "Editorial: After 20 Years, Some Reflections and Farewell", *Journal of Medical Ethics,* Vol. 27, No. 2 (2001). Raanan Gillon, "When four Principles are too Many: a Commentary, *Journal of Medical Ethics*", Vol. 38, No. 4 (2012). Paul Heath, M. Banm and Raanan Gillon, "Medical Ethics", *British Medical Journal,* Vol. 309, No. 6962 (1994). Charity Scott, "Why Law Pervades Medicine: An Essay on Ethics in Health Care", 14 *N. D. J. L. Ethics & Pub. Pol'y* 245 (2000).

如果我们从医生与患者的法律关系性质上考察，可以厘清四原则之间的逻辑关系。关于医患关系，法律学者有不同的说法，有的说是父子关系，有的说是平等关系，有的说是信托关系，有的说是服务的买卖关系，等等。

首先，有利于患者原则和不伤害原则，来自医患之间的信托关系，也就是我们通常说的信赖关系。病人信赖医生，把秘密告诉他，让医生为自己诊断。信赖关系的形成基于几个原因：其一，专业的优势；其二，权力优势；其三，身体优势。医生与患者不平等的关系，决定了医生对待患者应该像父亲对待孩子那样。不平等的关系导致了患者对医生的依赖，基于这样的依赖，才有了希波克拉底的誓言。要为患者着想，要有信心，要对得起患者的信任。医者仁心的概念也由此而来。

法律上的信赖关系或者信托关系，源自《新约·路加福音》管家的寓言。一个财主把果园托付给管家，如果管家拿财主的财产讨好债权人，管家就违反了信托的义务。信托需要有三方当事人。管家要对财主讲诚信，要为财主的利益服务，并以此获得报酬。因此，不得为自己和他人牟利。医患关系中只涉及双方的关系，只取了医生对患者的诚信义务，不得为了自己的利益来牺牲病人的利益。这样特殊的关系，在法律中广泛存在。比如师傅与学徒，老师与学生，经纪人与投资人。一方在专业优势超过另外一方时，信托人或者代理人必须保证受托人的利益。这种说法延续到了18至19世纪。

其次，尊重患者意思自治原则，来自医患关系的平等理论。希波克拉底时代的医患关系，医者与患者的地位是不平等的。人类社会进入现代之后,医患关系的性质发生了变化。医生给病人看病,不是基于父亲般的仁慈与善良,而是医患双方一起参与诊治的过程,尊重患者、让患者决定自己的治疗方式,以患者自治取代古代社会医生如父的父权关系。这一变化,归功于现代化和工业革命。现代化意味着利己主义、自由主义和功利主义,意味着医患关系中的利他主义和社群主义的消退。希波克拉底誓言是利他的,这种利他主义在现代利己主义面前不堪一击。与之伴随的是医生患者的关系从不平等转向了平等。医生对待患者不再是父亲,而是朋友。有学者称之为康德的模式。在医患关系问题上,产生了告知同意的义务。患者应该得到充分的信息告知,参与到治疗活动中来。医生要开药动手术的时候应得到患者的同意,否则就是一种侵权行为。

从犹太人的《塔木德》对医患关系的说法中,可以看出两者身份变化带来的关系变化。他说,生病的时候,医生是神明;看病的时候,医生是恩人;痊愈的时候,医生是路人;付账的时候,医生是瘟神。[①] 通常不生病的时候,医生与患者没有关联,他们是平等的。前两句,医生地位占优势,医生得到尊重,医生也表现出高的善德。最后一句,医生与患者的关系发生逆转,两者的道德都变得低下了。

再次,医疗公正的原则来自医疗资源的稀缺性。前三个原则,源自医生-患者之间一对一的关系,如果我们将范围扩展到医疗卫生与社会病患关系,医疗资源如何公正分配就是医生面临的第四个

---

① 《塔木德》,赛妮亚编译,重庆出版社 2008 年版,第 150 页。

医学伦理难题。人类生老病死是常态，而掌握医疗技术的医生和社会医疗资源则相对贫乏。这一对矛盾，凸显了医疗资源的稀缺性。稀缺医疗资源在患者群体中的分配，资源应用到谁身上、谁有资格优先享受医疗资源，既是医患关系的理论性议题，又是社会公正的一把标尺。

四、医学伦理的国际准则

世界医学会（WMA）设立了伦理准则，第一，医生必须永远保持职业判断和最高的职业行为标准；第二，医生的判断不受个人利益或者不公歧视的影响；第三，医生得牢记：尊重人类生命是他的天职；第四，当必须医治时，医生要与同行交流，谨慎诊断。在交流的过程中，医生要尊重患者的隐私，且获取的患者信息仅限于必需。

美国医学会（AMA）设定的伦理准则更为广泛和具体。1847年，美国医学会成立，通过了美国医生的伦理规范和价值准则。在希波克拉底誓言的基础上，伦理规范要求医生解除患者痛苦、提升健康、忠诚于患者。伦理规范分三章，分别涉及医生与患者、医生与同行和医生与大众的关系。1903年，美国医学会删除了医生与大众责任部分，改为"医学伦理原则"。到1949年，又以"前言"取代了"原则"，理论准则共计47章。1957年，美国医学会进一步修改准则，次年公布在《美国医学会期刊》（JAMA）上。2008年，医学会伦理和司法事务理事会（CEJA）颁布了《美国医学会医学伦理行为准则》（AMA Code of Medical Ethics）。准则包括三个方面的内容：其一，患者与医生的关系，比如，知情同意、保护隐私、对病人忠诚；其二，医疗技术的治疗与应用，比如，临终看护、生殖医学和器官移植；其三，医师的职业关系与自我约束。

行为准则设定的医学伦理原则，包括了九个方面的内容，第一，医生应该竭力提供称职的医疗服务，同情和尊重人类尊严和权利；第二，医生应该保持职业标准和职业忠诚，杜绝能力缺陷、欺诈和欺骗行为；第三，医生应该尊重法律，为了患者的利益，敢于承担责任；第四，医生要尊重患者的权利、尊重同行和其他健康从业者，在法律范围内，要保护患者的隐私、保守病人的秘密；第五，医生应该持续更新知识，研究、运用和提升科学知识，向同行提供患者的相关信息，以供交流研讨；第六，除非紧急状况，医生在提供医疗服务的活动中有权选择服务的对象、合作伙伴和医疗环境；第七，医生有责任承担和参与有益于促进社会和公共健康的活动；第八，在看护患者的过程中，医生应该将患者视为最高责任所在；第九，医生应该帮助有医疗需求的所有人。[①]

《美国医学会医学伦理行为准则》内容广泛，涉及科技伦理的医疗行为包括四个方面：第一，遗传学和生殖医疗，其中涉及遗传学检测和咨询、生殖决定的遗传学检测、第三方遗传信息通道、司法遗传学、辅助生殖技术、配子捐献、治疗学捐献的受精、第三方

[①]　https://www.ama-assn.org/sites/default/files/media-browser/principles-of-medical-ethics.pdf，访问日期：2018 年 4 月 16 日。

生殖、人体胚胎的储存与使用、生殖克隆和堕胎。[①]第二,临终的病人,其中包括高级护理计划、高级指令、维持或者终止维持生命的治疗、不愿苏复的命令、无效医疗的干预、镇静和无意识结束生命的护理、医师帮助自杀和安乐死。[②]第三,器官获取和移植,其中包括活体捐献与器官移植、心脏死亡后的器官移植、心脏器官移植的财力激励、死亡者捐献的推定同意与强制选择、脐带血库、无脑新生儿器官捐献、器官移植指南、器官移植的直接捐献和异质移植。[③]第四,医学研究和技术革新,其中包括医师研究、知情同意、设计与标本、利益冲突、不当行为、传播研究结果的原则、不合伦理实验资料的解封、安慰剂的伦理使用、紧急医疗干预研究、国际研究、母体和胎儿研究、人体胚胎组织研究、基因治疗和工程、DNA 数据库安全使用、干细胞研究和人体生物材料的商业利用。[④]

五、本书的由来和设想

自 2016 年 8 月,我开始关注医疗与卫生法,看了许多文献,做了不少的笔记。医学院的卫生法和法学院的医事法,在平行的两

---

① https://www.ama-assn.org/delivering-care/code-medical-ethics-genetics-reproductive-medicine,访问日期:2018 年 4 月 16 日。

② https://www.ama-assn.org/delivering-care/code-medical-ethics-caring-patients-end-life,访问日期:2018 年 4 月 16 日。

③ https://www.ama-assn.org/delivering-care/code-medical-ethics-organ-procurement-transplantation,访问日期:2018 年 4 月 16 日。

④ https://www.ama-assn.org/delivering-care/code-medical-ethics-research-innovation,访问日期:2018 年 4 月 16 日。

条道路上各自奔跑。前者过于依赖于国家政策,后者基本无视医疗实践,医学院和法学院难以在学识上取得共识。国内的卫生医疗法律、法规和政策纷繁复杂,涉及医疗卫生的司法判例,包括行政诉讼和民事诉讼也蔚为壮观。我本以研究外国法为业,永远都带着比较法和外国法的眼光审视法律世界,寻找国内法与外国法、立法文件和司法判例的结合点。

2018—2019年,我去澳大利亚国立大学交流,享受美景、反省人生、重建学术。休闲的生活,伴随着休闲的工作,我开始专注于"医学伦理与司法判例"专题。回国后,继续完成这一自以为稀缺、有益、鲜活和热点的专题。以搜集、整理和翻译的方式寻找医学伦理与司法判例相关的新闻、故事和判例。资料的来源,有新闻报道、司法判例和学者的著述。写作方式上,不再热衷于法学研究宏大、规范和说理的传统,而是尽量科学一点、客观一点、描述一点,不再想做一个法律哲学家,而是想做一个法律观察家。到2022年8月,书稿基本完成,全书案例65篇,分四个部分:科学研究的医学伦理、医患关系的医学伦理、生育的医学伦理和死亡的医学伦理。每个案例,以医学伦理开始,以司法判决结束。

目　　录

科学研究的医学伦理

医患关系的医学伦理

生育的医学伦理

死亡的医学伦理

科学研究的医学伦理

精神病患者的外科切除手术

　　精神病及治疗由来已久，发病原因迄今无结论，治愈方式同样没有可接受的共同方案。按照弗洛伊德的理论，精神失常是因为儿童时代大脑创伤的后遗症，精神病是一种遗传。20 世纪初，统率精神病学的领袖是美国约翰斯·霍普金斯大学医学院的阿道夫·迈尔（Adolf Meyer）。他试图突破精神病的基因遗传衰退说，试图找到精神病的生理原因。通过观察他发现，高烧经常会导致妄想或者幻觉。由此他推测，精神疾病是行为异常的生理学原因。迈尔有一个学生叫亨利·科顿（Henry Cotton），30 岁时当上了新泽西州特伦顿医院的主任，贯彻和实施了老师迈尔的医学思想。

　　科顿认为，心理失常是因为受到了感染，感染源贮存于病人的牙齿里，治疗心理疾病的方法，就是要为病人拔牙。如果拔牙不能治愈病人，就要寻找新的感染源，比如扁桃体和鼻窦。这样，扁桃体切除就成了治疗精神病的另外一套方案。这些方案用尽而不起作用，就要在睾丸、卵巢、胃、胆囊、脾、子宫颈和结肠里寻找感染源。

找出病灶，外科切除。

20世纪早期，医学先进的学科方法尚未诞生，比如对照法、延伸法和双盲实验。科顿的研究方法还是传统的数据统计法，他只能编排数据，简单地提出看法。根据这样粗浅的方法，科顿对自己的手术给出了颇高的治愈率：85%。高治愈率带来高关注度，让他得到了世界性的赞誉。美国、英国和欧洲其他国家的各医疗机构和医疗协会给予其高度评价，邀请其演讲、分享信息。病人及家属希望能在特伦顿得到治疗。州政府甚至将治疗费纳入计税成本。科顿荣登纽约《时代周刊》，他的理论被称为"病灶腐败理论"。

事实上，科顿医生隐瞒了死亡率，夸大了治愈率。事件发生在抗生素发现之前，术后感染导致大量的死亡或者残疾。后来，医学界对科顿理论质疑的时候，科顿也曾经承认自己病人的死亡率在30%。后来调查数据表明，真实死亡率高达45%。哥伦比亚大学教授斯库尔于2005年出版了《疯人院：一个自大狂和现代医学的悲剧》，重新唤起人们对科顿医生的回忆。[①]

在科顿风光的时候，同样存在着理论上的争议。迈尔的理论试图突破此点，希望找到精神病发生的生理原因和病灶。但是，残忍切除病人器官，招致了医学界的批评。科顿的实践也曾经困扰过迈尔，迈尔让自己的另外一个学生独立调查科顿实践的真实性。这个学生提出了批评性的意见，她认为科顿的精神病院就是一个糟糕的集中营，科顿的手术成功只是特殊的个案。病人被拔牙后要么不能

---

① Scull Andrew, *Madhouse: A Tragic Tale of Megalomania and Modern Medicine,* New Haven, Yale University Press, 2005.

说话，要么不能进食，这让调查者很是不安。调查者也质疑科顿治愈率数据的真实性，认为病例的记录是随意的，而且存在内在的冲突。调查报告送至新泽西参议院，参议院启动了调查。但是，由于医院的抵制和迈尔的沉默，调查不了了之。以至于，精神病器官移除方法一直延续到 20 世纪 50 年代。

让科顿医生名声鹊起的原因，还与经济学家欧文·费雪（Irving Fisher）有关。费雪是耶鲁大学经济学教授，社会名流，知名度不亚于熊彼特。这两人被称为美国自产的知名经济学家。费雪曾经富有过，有记载表明他最有钱的时候资产超过 1000 万美元。他带着妻子女儿享受美好生活，直到这个叫玛格丽特的女儿出现了慢性精神衰退，后来发展成幻听。玛格丽特被送进了私人医院，私人医院遵循传统医术，对玛格丽特的病症无计可施。这个时候，科顿医生出现了，他对玛格丽特的诊断是精神错乱，更像是精神分裂，不像是精神衰竭或者抑躁失常。在那个时候，精神分裂是有可能治愈的，玛格丽特转入了科顿的医院。

按照科顿的病例报告，玛格丽特在神经学上是正常的，但是明显存在结肠排泄物堆积。科顿认为，玛格丽特子宫颈被侵蚀了，高度怀疑两颗未长出来的臼齿是病灶所在，必须拔除。他建议对玛格丽特实施探查性的剖腹手术，从而能进行身体检查，发现长期便秘的原因。费雪夫妇赞同科顿的说法，因为费雪对人类健康的理念类似于科顿，总是希望找到病症的生理原因。费雪夫妇同意了科顿的手术方案，切除玛格丽特的子宫颈。科顿还怀疑，下一个感染的器官可能是玛格丽特的结肠。费雪夫妇犹豫片刻后，同意摘除玛格丽特的结肠。术后，玛格丽特出现肺炎症状，左肋骨深度脓肿。牙齿和胃部都出现了脓肿，体温持续升高，不久死亡。

费雪虽饱尝丧女之痛，但是他仍然坚持自己对于健康和医学的信仰，并没有因为女儿的逝去和痛苦而反对器官摘除法，甚至一直支持科顿医生的做法。这也反映了精神病病人器官切除法带来的医学伦理难题。医学的探索能造福人类，但是，探索的过程会带来病人的痛苦、伤残甚至死亡。医学本身就是一把双刃剑，在科学创新与因循保守之间永远存在冲突。

另外，给精神病病人切除身体器官的医学伦理争议还在于，病人没有知情同意权，这个权利是以后医学伦理的核心所在。但是在科顿的时代，尚无此说。对精神病病人实施的牙齿和器官的摘除手术，通常并未征得病人的同意，只要得到病人家属的同意，医生就可以在病人身上手术。从法理上讲，这是父权制在医学伦理上的表现，与当代医学个人自治原则相悖。在科顿的案例中，病人虽然为精神病患者，但是他们能够感受到上手术台给自己带来的痛苦和恐惧。

科顿的器官摘除法当今已经被医学界放弃了，但是，对精神病生理原理的探索还在继续，身体自身会积聚毒素的所谓自体中毒理论一直存在。科顿的器官摘除法在现代医学中已不再适用，但是在大众健康领域，轻体、排毒、辟谷等健身活动中，其影子依旧存在。

负面语言矫正实验

1939 年艾奥瓦州，语言学家约翰逊（Mark Johnson）指导学生玛丽对 22 名孤儿做了一项实验。约翰逊是知名的语言学家，试图找到口吃的原因。他提出了一个假说：口吃的根源不在于孩子的嘴，而在于父母的耳。玛丽是约翰逊的研究生，导师给学生布置科研作业，主导的想法是，对正常的儿童进行负面的言语矫正，不断挑剔批评儿童的发音和表达，探讨如此心理强化是否能够损坏或者降低儿童的表达能力，从而找到人类口吃的原因。最后，玛丽完成了实验，写就了 200 多页的毕业论文，拿到了学位，找到了满意的工作。直到 2001 年《圣荷西水星报》的系列报道揭露了此事。当初的受试儿童提起诉讼，终通过和解获得补偿。玛丽的实验，后被称为"怪物研究"。

人群中口吃的比例，通常是百分之一。口吃被当作一种疾病，患者既有身体上的苦恼，更有社会偏见的伤害。1926 年，约翰逊入艾奥瓦大学学习，饱受口吃的痛苦和同学的欺凌，发誓一定要找到口吃的原因和治愈的方法。当时的艾奥瓦大学是语言病理学的领头羊，主导性的理论是，口吃是基因或者器官的缘故。约翰逊刻苦做语言实验，把自己当作实验的对象，曾经被催眠、被精神分析、被电击，坐在冷水里记录颤抖频率。像古希腊的德摩斯梯尼那样，把鹅卵石含在嘴里练习发表演说，从口吃者变成了雄辩家。甚至，为了验证他老师的"大脑支配理论"治疗口吃，强迫一个右利手用左手做事，以平衡大脑半球的平衡。但是，训练的成效不大，1936年，约翰逊称自己是"职业小白鼠"。经过多年的实验和研究，约翰逊终于得到回报，他不再口吃，而且还成为了一位知名的语言学家。他的名言是："错误的诊断导致痛苦""口吃的孩子是残缺的孩子""口吃的病因在于听者的耳朵，不是孩子的嘴"。

约翰逊需要数据和实验报告，他把目标定在了离艾奥瓦大学东部50英里远的艾奥瓦州立老兵孤儿院。孤儿院是为内战中死亡者的后代所建，1939年正值美国大萧条的重灾期，孤儿院住着600名孤儿和半孤儿。艾奥瓦大学此前在该孤儿院做过多项实验，1938年秋，约翰逊得到实验许可，他把研究生玛丽叫到了办公室，介绍了实验的基本思路和操作指南。1939年1月27日，玛丽驱车沿密西西比河到了老兵孤儿院，随身带着笔记本、黑板、史莫莱特测力器和笨重的口述录音机。在实验的过程中，她邀请其他同学共五人组成裁判团，对受试者分别打分。

玛丽选择了22个孤儿，将他们分为两组，第一组10人被认定为口吃者，他们是实验的直接对象，其中5人，接受负面言语矫正，也就是专门挑实验者语言表达的毛病，强化他们有口吃的缺陷，在心理上负面地影响他们，经常性的评价"是的，你说话很糟糕，大家都说你说话有问题"；另外5人接受正面言语矫正，经常性的评论是"你不口吃，你说得很好"。剩下的12个孤儿组成第二组，从说话流利的孤儿中随意选出，其中6人分为一组，接受负面言语矫正，他们的年纪从5岁到15岁，他们得到的评价是"说话压根儿就不正常，你们要开始口吃了，必须马上进行矫正"。这6个孤儿是"怪物研究"的直接受害人，也是60多年后状告玛丽和艾奥瓦大学的原告。最后6人再为一组，接受正面的言语矫正，他们得到正面的评价和鼓励。

　　实验从1月延续到5月底，玛丽每周驱车到孤儿院，与每个孤儿谈话45分钟。实验过后，每个孤儿的学习成绩都下降了。一个12岁的男孩拒绝在课堂上背诵，焦虑和害羞地不断自我矫正；有女孩子性格变得退缩和分裂，两年后逃离了孤儿院，去了一家更糟糕的工业女子学校。玛丽自己当时并未意识到自己的实验给孤儿带来的伤害，甚至实验项目完成后，她还回到孤儿院，告诉那些受伤的受试者是在做实验，他们本身并不口吃。她1940年在给导师约翰逊的信中说："我相信假以时日，他们会康复，但是我们的确给他们造成了影响。"

　　负面语言矫正带来的医学伦理困境，是对儿童身心的侵犯与儿童表达能力提升的矛盾。实验的结果并非完全是负面的，玛丽实验也取得了一些成果。从她的记录数据上看，那六个被标识为口吃的正常孤儿，通过五个月的研究与矫正，其中有两人的确提升了表达能力，另外两人摇摆不定，最后两个表达能力下降。对照组的情况是，五个口吃儿童中，其中两个因为正面矫正和鼓励提升了表达能力，有两个能力下降，一个保持不变。另外，在 1939 年前后，拿孤儿做这样的实验，并没有道德上的约束，反对人体实验且将之纳入医学伦理，要等到"二战"结束后对德国医生的审判及纽伦堡规则确立之后。

玛丽完成毕业论文后，约翰逊并没有推荐发表，而是直接存放进了大学图书馆。[①] 有猜测是，与此同时发生的，有"二战"期间德国纳粹做的人体实验，学校当局为了避免被联想到纳粹的反人类行径，毁坏约翰逊的名声，于是隐瞒了此事。约翰逊和玛丽所做的事，知道的人不多，被称为"怪物研究"。直到 2001 年，《圣荷西水星报》发表了系列报道，引起了美国全国的关注。随后，艾奥瓦大学发表道歉声明。2003 年，六个被负面语言矫正的孤儿，有三个活到 20 世纪，他们以精神痛苦和欺诈性不当陈述为由分别起诉了艾奥瓦大学和州政府，寻求数百万美元的赔偿。另外三位受试者的继承人参加了诉讼。2007 年 8 月，州政府同意支付 925000 美元给受害人，一审法官迪拉德发布命令，同意双方达成和解，提交州上诉法院批准。[②]

---

① M. Tudor, "An Experimental Study of the Effect of Evaluative Labeling on Speech Fluency", Master's Thesis, University of Iowa, 1939.

② https://ahrp.org/iowa-seeks-dismissal-of-lawsuit-monster-experiment-induced-stuttering，访问日期：2022 年 7 月 8 日。

纳粹医生的人体实验

"二战"期间，纳粹政府组织医生在达豪、奥斯维辛、布痕瓦尔德和萨克森豪森集中营，对犹太人和吉普赛人等群体做了大量的人体实验。"二战"后，20 名纳粹医生被提交纽伦堡国际军事法庭审判，被指控犯有战争罪和反人类罪。在法律史上，对纳粹医生的审判是纽伦堡审判的一部分；在医学史上，纽伦堡审判催生了《纽伦堡法典》。人体实验须征求受试者的知情同意，这是医学伦理的最基本要求，此项规定就来自《纽伦堡法典》。①

纳粹医生的人体实验，是在集中营里对无助的被监禁者实施的。残酷的实验有这样几个特征：其一，违反受试者的意愿，强迫他们成为医学危险实验的对象；其二，几乎所有的受试者都经过了不可思议的痛苦、截肢和折磨；其三，实验的设计都故意导致受试

---

① Nazi medical experiments, https://encyclopedia.ushmm.org/content/en/article/nazi-medical-experiments?series=18, 访问日期：2022 年 7 月 8 日。

者致命的结果。从内容上划分，纳粹医生的实验包含三大类，一是军事医学研究，二是随意性的特别实验，三是种族性的生理实验。[①]

实验1，冷冻实验。受试者置于冰水罐中，颤抖至死。此项实验是探索德国空军飞行员被敌方攻击后在北海结冰的海水里能存活多久。实验之前的说法是，人在北海里存活不超过1到2个小时。实验医生是拉舍尔（Sigmund Rascher），地点在达豪集中营。他使用了300名囚犯做实验，80到90名受试者死亡。

实验2，高空实验。1942年，拉舍尔在达豪开始危险的高空实验。实验目标是测试当飞行员放弃飞行器后，在有氧和无氧设备下各能忍受的低气压，以便找到营救他们的最佳方式。拉舍尔使用一个减压仓来模拟高度，他经常解剖气息尚存的受试者的大脑，试图证明：大脑蛛网膜下部血管里的空气泡导致高空疾病。200名囚犯被测试，80人死亡，剩下的人被处决。

实验3，海水实验。艾平格（Hans Eppinger）医生在达豪集中营里进行，测试了90个吉普赛人喝海水的后果。海水被当作唯一的液体饮料，饮用者在6到12天时间里会出现严重的身体不适，甚至死亡。

实验4，磺胺实验。1941—1943年德国军队在俄国前线因气性坏疽遭受重大伤亡。加上其他与战争相关的感染，外科手术不奏

---

① E. Shuster, "Murderous Medicine: Nazi Doctors, Human Experimentation, and Typhus", *J Clin Invest.* 2005 Dec 1;115(12):3305; Vivien Spitz, *Doctors from Hell: The Horrific Account of Nazi Experiments on Humans*, Sentient Publications: Boulder, Colorado, 2005.

效，需要化学疗法。这个时候，科学家发现了磺胺。对战争导致的感染，磺胺有显著的疗效。新药诞生后，犹太人就成了新药的实验品。在健康的犹太人身上制造创伤，然后培养链球菌、气性坏疽和破伤风细菌，血管两端扎紧阻止血液循环，以达到战争创伤的近似状况。

实验 5，结核病实验。海斯迈尔（Kurt Heissmeyer）医生主导此实验，目标是发现是否存在结核病的自然免疫力，然后提取开发出抗结核病的疫苗血清。海斯迈尔否认了流行的看法，不同意结核病是一种传染病，认为只有衰竭了的器官比如犹太人的劣等器官才容易感染结核病。海斯迈尔把结核杆菌注射进受体的肺里，试图找到结核病免疫力。他甚至移除 20 个犹太儿童手臂上的淋巴腺。在联军攻占布莱赫斯达姆集中营之前，他处死了 200 个成年人，吊死了 20 个儿童，以隐瞒自己的实验。

实验 6，毒物实验。布痕瓦尔德集中营在俄罗斯囚犯身上做过处决实验，向身体注入苯酚汽油或者氰化物，看受试者如何快速死亡。

实验 7，伤痕实验。当希姆莱发现大多数党卫军士兵死于大出血的时候，他命令拉舍尔医生开发出凝血剂，在士兵上战场前发放给他们。拉舍尔在达豪集中营里将活体和有意识的囚犯做实验，测试新截肢后残肢的血流量。每当需要额外的血做测试，拉舍尔都会枪杀俄罗斯囚犯。

实验 8，人工受精实验。克劳贝格（Carl Clauberg）医生为一个党卫军高级军官的妻子治好了不育症，希姆莱听说后来了灵感。

他委任克劳贝格医生到奥斯维辛工作，为他建立奥斯维辛 10 区实验室。10 区实验室大多由已婚妇女组成，年纪在 20—40 岁之间，大多没生育过。10 区永远存在着害怕被杀、被绝育或者被受精的恐惧感。克劳贝格医生经常调戏女性囚犯，称让女性囚犯与他专门挑选的男性囚犯发生性关系。至少有一位正统的犹太教女子得知被克拉贝格医生选中去 10 区做妓女后决定毒死自己。对于受精后的女子，克劳贝格医生恐吓女子们说，她们的卵子与动物的精子受精，正在她们的子宫里成长。10 区里至少有 300 位女囚犯被做过实验。

实验 9，绝育实验。希姆莱设立 10 区实验室的真实目的实际上是绝育。他说服克劳贝格医生做反向的绝育试验，找到阻塞输卵管的方法。克劳贝格医生转向于研究有效的群体绝育。千余囚犯被毁坏了生殖器官，以发现绝育最简单的方法。纳粹想将这种办法应用于"不想要的"那些囚犯。奥斯维辛集中营的女子子宫或者子宫颈里被注入了腐蚀性的物质，导致疼痛、卵巢炎症和胃部刺痛。年轻男子的睾丸被置于高辐射环境，随后被阉割下来去发现病理学的变化。

实验 10，双胞胎实验。门格勒（Josef Mengele）医生在奥斯维辛集中营做过双胞胎实验，他偏好选择犹太侏儒和双胞胎。门格勒医生深信纳粹种族纯洁的理论，"雅利安人至上说"让他相信，他能够解开人类繁殖和多重生殖的秘密。他的目标是帮助雅利安人最大限度地掌控种族繁殖，最终让日耳曼人遍布全世界。门格勒医生试验了 1000 对双胞胎，仅 200 对活了下来。

　　1946 年 12 月 9 日，美国军事法庭开庭审判纳粹医生，陆军准将泰勒担任主审法官。经过 140 天的审理，包括 85 位证人出庭，1500 份证据开示，美国法官于 1947 年 8 月 20 日宣布了判决结果：16 名医生罪名成立，7 名被判处死刑，于 1948 年 6 月 2 日执行。[①]

---

　　① "The Doctors' Trial 1946", HistoryLearning.com, 2019, https://historylearning.com/world-war-two/doctors-trai-1946，访问日期：2022 年 7 月 8 日。

塔斯基吉梅毒人体实验

　　1932—1972 年间，美国公共卫生部（USPHS）主导了一项人体实验，观察和研究梅毒的自然史。试验的对象集中于美国黑人，主要是生活在亚拉巴马州塔斯基吉的黑人，研究中心设立在塔斯基吉大学，这是一所黑人大学。塔斯基吉梅毒研究被称为"美国历史上最有争议的臭名昭著的生物医学研究"，或者"未治疗的梅毒的男性黑人人体实验"。

　　研究者招募了 600 名穷困和无知的黑人，许诺给予他们医疗帮助，提供饮食和丧葬保险。600 人中间，399 位在实验前就感染了梅毒，201 位并未染上梅毒。研究者告知的实验期是 6 个月，但实际上延续了 40 年。为了观察梅毒的自然发展史，医生并不给他们真正的治疗。即使到了后期，医学已经确认青霉素和砷是治疗梅毒的有效方法时，人体实验的医生既不告知相关的信息，也不给他们青霉素治疗。后期政府资助资金撤离后，研究人员继续观察和研究他们的实验对象。按照美国疾病控制中心的报告，被试者被告知他们患上了"坏血"，这是南方黑人社区的主要致死疾病，通常梅毒、贫血和过劳都会出现这样的症状。[①]

美国公共卫生部性病研究小组成立于 1932 年，发起人是医生克拉克和帕拉，原初的目标是跟踪黑人梅毒患者 6 到 9 个月，然后给他们治疗。克拉克医生寻求塔斯基吉大学的加盟，黑人医生迪比充任试验医院的领导。帕拉则是卫生部官员，他说："如果要研究黑人梅毒的自然史，找到那些没有治疗过的原始标本，那么亚拉巴马州梅肯县会是一个理想的地点。"堪萨斯热泉性病诊所的主任温格指导了塔斯基吉早期的研究，即使在没有资金资助的情况下，他还鼓励进行长期的、无治疗的观察。方德勒是现场研究主任，他起草了长期观察跟踪的研究指南。也有一些非裔美国卫生工作者和教育者参与了实验，虽然他们不了解全部的情况，但也扮演了重要的角色。值得提及的是黑人注册护士瑞佛斯小姐，研究开始时她就被招募，往后一直持续全程参与了研究。她相信这项研究给人类带来的福利多于风险，特别是在美国大萧条的 1930 年代，她愿意招募那些低阶层的非裔美国人参与实验，给予他们免费的食宿和医学的治疗。不同于政府官员、医生和研究者，这些人来去匆匆，但瑞佛斯小姐却长期驻守，成了最资深的实验人员。

1934 年，第一份报告出台，指出不治疗梅毒带来的健康影响。1936 年，主报告出笼，报告批评说，一旦病人接受治疗，结果就不

---

① Marcella Alsan, Marianne Wanamaker, Rachel R. Hardeman, "The Tuskegee Study of Untreated Syphilis: A Case Study in Peripheral Trauma with Implications for Health Professionals", *J Gen Intern Med.* 2020 Jan; 35(1): 322–325.

会明晰。当地医生要求参与帮助研究，但不给病人治疗。报告建议被采纳，决定跟踪病人直到死亡。1940 年，研究团队积极阻扰病人接受治疗。1945 年，医学界已经确信青霉素是治疗梅毒的有效药物。1947 年，美国公共卫生部建立"快速治疗中心"来治疗梅毒，但是，研究项目中的患者并未接受治疗。不过，梅毒感染者的数量下降。自 1947 年到 1962 年，127 位黑人医学院的学生在实验区来来往往参与实验。1968 年，布克星顿医生及其他医疗界人士对研究的伦理提出疑问。1969 年，美国疾控中心再次确认有必要继续实验，得到地方医疗团体的支持。

1972 年 7 月，新闻报道公开了塔斯基吉事件，舆论哗然。美国卫生和科学事务部（HSA）助理秘书组建一个特设咨询小组来调查该研究。小组成员来自医疗、法律、宗教、劳工、教育、健康行政和公共事务各部门。咨询小组了解的情况是，受试者已经同意自愿接受检查和治疗。但是，没有证据表明，研究者曾经告诉过他们研究的真实目的。受试者被误导了，并没有得到所有的事实和信息，以征得他们的同意。

咨询小组的结论是，塔斯基吉研究在伦理上存在缺失。相较于实验对受试者造成的危害，研究所获得的知识微不足道。1972 年10 月，小组建议立即停止实验。一个月后，卫生和科学事务部助理秘书宣布终结塔斯基吉研究。

1973 年，议会举行听证会。1973 年夏天，实验参与者和他们的家属提起了一场集体诉讼。1974 年，一份法庭外的 1000 万美元和解协议达成。美国政府许诺，对尚存的参与者提供终身医疗和死亡后的丧葬服务。建立塔斯基吉健康利益计划办，由该计划办执行该计划。1975 年，实验者的妻子、遗孀和后代加入了此计划。到 1995 年，该计划不断扩展，疾病控制和预防中心负责该计划的实施。

1997 年 5 月 16 日，克林顿总统在白宫代表国家向实验受害者及家属道歉。总统说，我们的政府是为了保护其公民而存在的，但是参加实验者的权利被践踏了。他们以为得到了医疗的救助和帮助，但实际上没有得到真实的信息，他们被欺骗了。40 年来，上百人被欺骗了，他们的妻子和孩子，以及亚拉巴梅肯县社区、塔斯基吉市、塔斯基吉大学和非裔美国人社区都被背叛了。美国政府做了错事，这是极度的、深刻的和道德上的错误。总统说，我们这个时代面临着挑战，科学和技术快速发展改变着我们的生活，许诺给我们带来更多的健康、更多的生产力和更大的繁荣。但是，面对这些变化，我们必须更加努力工作，当我们前进的时候，我们不能让良知落在后头。如果以进步的名义丧失了我们的道德感，我们就失去了牢固的根基，失去的会更多。

1999 年，塔斯基吉大学国家研究和健康生物伦理中心为总统道歉而举办第一次纪念大会。2001 年，总统生物伦理委员会成立。2004 年，美国疾病控制中心出资 1000 万美元与塔斯基吉大学生物伦理中心合作研究。最后一个实验参与者死于 2004 年 1 月 16 日。最后一个遗孀死于 2009 年 1 月。到 2015 年，尚有 12 个实验者的后代接受着医疗和健康利益。

塔斯基吉研究事件后，美国《国家研究法案》于 1974 年通过，设立了"保护人体生物医疗和行为研究国家委员会"。法案规定，研究者需要征得志愿者的告知同意，接受制度性审查委员会的审查。此后，规则和政策不断被审查和修改。1995 年 10 月，克林顿总统建立国家生物伦理咨询委员会，主要的工作就是审查现行的规则、政策和程序，以保证最大限度保护研究志愿者的权利。2001 年，成立总统生物伦理委员会。2009 年，成立生物伦理问题研究的总统委员会。[1]

---

[1]   O'Brien, Ceara, "Ethical Issues in Human Stem Cell Research: Executive Summary" (1999), by the US National Bioethics Advisory Commission, *Embryo Project Encyclopedia* (2014-04-01).

冷战时代的钚辐射人体实验

　　"二战"后期，德国和美国开始研究和制造原子弹。美国人率先开启曼哈顿计划，开发原子弹。"二战"结束后，美苏之间的冷战，包括了原子弹的军备竞赛。原子弹爆炸所发生的辐射对人体有什么样的伤害，原子弹基地工作人员可以吸收多少量的辐射，都是需要解决的难题。美国和苏联都进行过辐射人体实验，获得数据资料，但是，两国在实施人体实验的方式不同。

　　美国辐射人体实验，是曼哈顿计划的一部分。钚合成于1940年，加州大学伯克利分校化学家于1941年分离成功。1943年橡树岭国家实验室计量生产，1945年华盛顿州开始工业化生产。钚是原子弹的核心材料。政府机关、大学研究机构、医生和科学家都参与其中。实验的对象，则主要是穷人、边缘人群和病人。

　　人体实验的主导医生是汉密尔顿，他发表了大量的论文，将分离出来的放射性同位素用于活体组织研究，认为放射性同位素对治疗甲状腺疾病特别有效。1944年，汉密尔顿医生参与了曼哈顿计划。在测试辐射影响的实验中，老鼠实验不令人满意，曼哈顿计划决定在人体身上做实验。汉密尔顿带领一个加州大学旧金山医院的团队，跟踪调查了三个受试者。汉密尔顿对人体同位素残留的研究，是美国原子能委员会的主要数据来源，委员会由此确定人体接受放射性物质的最低剂量。

从1945年4月广岛原子弹爆炸到1947年7月曼哈顿计划的科学家开始建造原子弹工程，人体医学实验就在几百个无辜的美国人身上进行。事后统计资料表明，从1945年到1947年，曼哈顿计划的医生向18名受试者注射了钚元素，年龄从4岁到69岁，通常都被诊断为晚期病人。注射钚后，存活的时间长短不一，最短活6天，最长活了20年。8人在注射钚2年后死亡，死因都是事前患有的晚期疾病或者心脏病。没有人死于钚本身。最早接受人体实验的人是卡德，1945年在田纳西的橡树岭接受了4.7微克的钚，斯蒂文森则在加州大学接受实验，他是接受钚最大计量（64希沃特）、活得最长（20年）的受试者。"二战"结束后，放射性物质对人体影响的实验仍然在继续，延续了三十多年。

卡德的实验是在美国著名毒物学家霍德吉的监督下进行的，美国原子核试验报告记载：尽管这些实验并不能提供人体残留和吸收放射性物质的信息，但是，实验成果无疑是丰硕的，因为人体被当作了实验的对象和校准的设施。

斯蒂文森是一个房屋油漆匠，被加州大学旧金山医院误诊为晚期癌症，因为"被判定必死"，他被选中当钚实验品。钚从辐射研究室被运送到旧金山医院，被医院的放射师注入斯蒂文森的身体。

以治疗胃癌的名义，斯蒂文森被注射了混合型的钍同位素，其中包含 0.2 微克的钍-238 和 0.75 微克的钍-239。之后，对斯蒂文森的癌症手术样本，连同他的尿液和粪便，进行放射性测试。分析师的初步诊断是，斯蒂文森没有患上癌症。切除的组织材料表明他患有慢性炎症的胃溃疡。医院不认可这个结论，尽管炎症的范围超大，但是没有手术的理由。外科医生推测斯蒂文森接受了某种"特殊研究"的辐射磷，但是也没有进行对应性的治疗。放射师和外科医生得出的结论是，也许斯蒂文森患有癌症，但是建议做一个胃镜来确诊。建议未被采纳，胃镜未做。在斯蒂文森住进医院之前，当地医生就怀疑斯蒂文森患恶性溃疡，而且扩散到了肝脏，建议他去加州大学医院向专家咨询。外科医生认定存在一个大面积的形成性恶性溃疡肿瘤，而且扩散到了他的脾和肝。半个肝左叶、整个脾和第九根肋骨、淋巴结、胰腺、部分网膜，都要摘除，以防止癌症扩散。

斯蒂文森外科手术后，他的尿液和粪便送检进行钍分析，当斯蒂文森回家康复后，曼哈顿决定继续支付他的尿液和粪便检测费用，以利于研究他的"癌症"手术和康复效果。斯蒂文森把样本放在储物间，实习生或者护士每周取一次。当斯蒂文森有健康问题时，他返回加州医院接受免费的肠胃治疗，当值医生是 20 世纪 40 年代人体实验的放射师。注射钍后 10 年，放射师说他的腰脊柱严重恶化，钍如同镭和其他重金属一样堆积在他的骨头里。医院里的人和治疗他的人从来没有告诉斯蒂文森他并未患有癌症，也没有人告诉他在接受人体实验。斯蒂文森于 1966 年死于心肺衰竭，享年 79 岁。1975 年，火化骨灰送到了阿贡国家实验室放射生物学中心。

　　美国记者维尔萨挖掘了此事件，于 1993 年在《阿尔布开克论坛报》发表了三篇"钚实验"系列文章予以揭露。次年，她获得普利策奖，后来于 1999 年出版《钚档案：美国冷战时期的秘密医学实验》。① 维尔萨发表文章后不久，美国能源部长公开表示，政府要赔偿受害者。1994 年，克林顿总统当政期间解封了曼哈顿计划的人体实验资料，成立了"人体辐射实验咨询委员会"。约翰斯·霍普金斯大学波尔曼生物伦理学院的露丝教授担任主席，该委员会于 1995 年发布争议性的报告，称此事件是一个错误，但是没有谴责任何人。1995 年，最终调查报告出来。同一天，世纪大案辛普森案宣布判决，媒体目光全部转向辛普森案，没人再关心钚人体实验。

　　此外，马萨诸塞州法纳德学校是一所残疾人的特护学校，20 世纪 40 年代和 50 年代，学生暴露在具有放射性的铁和钙之下，此项目得到联邦政府的资助，孩子家长没有得到实验性质的充分告知。1953 年到 1957 年，橡树岭国家实验室在 11 个病人身上注射钚，确定人体能承受的最大剂量。华盛顿和新奥尔良州的监狱犯人也被做过人体实验，范德比特大学甚至在孕妇身上做过实验，这些项目都得到了联邦政府的资助。

　　苏联的核试验也涉及了大量的人体实验，最著名的就是 1954 年的托斯科耶核演习，以及 1949—1989 年塞梅伊的实验点。1950 年，70 万人参与了不同层面的实验，一半的人是古拉格监狱的服刑人员，他们被当作辐射实验的受体。托斯科耶核演习是苏联红军进

---

① Eileen Welsome, *The Plutonium Files: America's Secret Medical Experiments in the Cold War*, New York, Dial Press, 1999 (or Delta 2010).

行的军事演习，以此来探索核战期间的防御和进攻事务。演习代码
为"雪球"，涉及核炸弹的空中爆炸。演习的目的是训练部队突破
敌方使用核武器后的重兵防线。核爆炸后，45000名士兵行军穿过
中心点。演习期间，研究人员驻扎在那里研究核爆炸的细节。爆炸
的两星期后，辐射量显著下降，达到可以安全进入的水平。几天后，
苏联科学家收到详细的报告，开始研究核爆炸对模拟房屋、住所、
蔬菜和动物的影响。①

---

① David Hoffman & Eben Harrel, "Plutonium Mountain: Inside the 17-Year
Mission to Secure a Legacy of Soviet Nuclear Testing", https://pulitzercenter.org/stories/
plutonium-mountain-inside-17-year-mission-secure-legacy-soviet-nuclear-testing.

海拉细胞系的伦理争议和协议

　　1951 年 2 月 1 日，海瑞塔·拉克斯发现自己内衣里沾有血液。她刚生完自己的第五个孩子，尚未从疼痛中恢复过来。她感觉自己子宫里有一个"结"。医生建议拉克斯去看专家医生。拉克斯是一个黑人女子，家离最近的诊所也有 30 公里的路程。在霍普金斯大学医院，妇科医生发现了她宫颈有一处损伤，大约 25 美分硬币大小，光滑、闪光、深紫色。妇科主任认定这处损伤是扩散性子宫颈癌的前兆。拉克斯的"结"，是可怕的转移性腺癌，8 个月后，拉克斯死亡。

　　研究人员将癌细胞放进了实验室，并未告知海瑞塔和她的家属，也未征得他们的同意。不久，研究人员建立了海拉细胞系，这是第一批能在实验室生长的人体细胞。海瑞塔的癌细胞分裂迅猛，不同于一般的人体细胞存活时间不超过两日，海瑞塔的细胞分裂频繁和累积明显，研究人员称之为不朽细胞。由此，研究人员培养出海拉细胞系，使之成为生物实验室人体细胞最为理想的实验材料。后来小儿麻痹症疫苗的开发、人类端粒酶的发现，以及无数其他科学的新发现，海拉细胞都贡献卓著。医学检索"海拉"文献，呈现的文件就达 75000 份。当人类太空探索时，海拉细胞也遨游太空，科学家们试图发现在失重情况下细胞会发生什么变化。自海拉细胞用于科学研究，一系列科学里程碑得以确立：克隆、基因组图和体外受精。早在 1971 年，《产科和妇科》期刊将海瑞塔·拉克斯的细胞称为海拉，是海瑞塔名和姓的头两个字母连接拼写。随后，"海拉"一词在《自然》《科学》和主流出版物流传开来。1973 年，拉克斯家族成员知道了海拉细胞。随后，有研究人员搜集拉克斯家族的血液，从中绘制出海拉基因图。

　　早在 1974 年，海瑞塔的女儿德博拉就想有个说法，她让领衔的医疗遗传学家告诉她海拉细胞的真相。1996 年，拉克斯家族出席了海拉癌症控制论坛的第一届年会，得到了高度的尊重。该论坛由当年分离海拉细胞的科学家的学生们组织。在随后的 30 年里，拉克斯家族都没得到一个满意的答复。德博拉死于 2009 年，她的儿子亦即海瑞塔的孙子大卫继续他们的事业，"我们想更好地理解海瑞塔的信息意味着什么，更好地理解我们自己的信息意味着什么"。海瑞塔的孙女婕丽也说，"我认为这是私人的信息"，"我看到它，感觉就是我祖母的医疗记录，但是，它就摆放在那里供全世界的人翻阅"。2010 年，记者丽贝卡·斯克鲁特发表著作《海瑞塔·拉克斯不朽的生命》，揭示出了海拉细胞系背后的故事：霍普金斯大学医院科研人员未经过拉克斯的同意，用她的癌细胞培养出了海拉细胞系。[①]

---

　① Rebecca Skloot, *The Immortal Life of Henrietta Lacks,* Crown Publishers, 2010.

　　2013 年，美国公共卫生协会主任柯林斯正视拉克斯家族的要求，希望给予弥补。经过四个月的时间，他会见了拉克斯家庭成员，回答他们的问题，讨论如何在科学使用海拉细胞和保护拉克斯家族隐私之间找到合理的办法。美国公共卫生协会向拉克斯家族解释，海拉细胞具有的科学价值，其中可以搜集到健康信息。协会愿意帮助他们获得他们的基因序列，以及对应的解释。柯林斯说，不强迫家族解禁海拉基因数据，也可以让政府支持的研究成果不予发表，但是，他告诉拉克斯家族，即使如此，海拉数据也不会被永远封存，因为研究者已经计算出了海拉数据的 400 种基因，且都已公开发表，全世界上千家实验室里的科学家都能轻易和廉价地获得细胞序列。

　　拉克斯家族有人提出要求经济补偿。柯林斯说，直接支付补偿并未摆在桌面讨论，但是，他和他的助手会想出其他的方式来让拉克斯家族获益，比如，赋予海拉细胞突变的癌症基因测试一份专利。柯林斯安慰拉克斯家族说，最高法院有判例称未更改的基因不能申请专利，这样其他人不能轻易地从海拉基因数据中谋取金钱。见面会上，拉克斯家族也作出让步，婕丽说："我们也不是眼中只有金钱的人，我父亲曾经就说过，得知他母亲为这个世界做出了这么大的贡献，他就已经得到了补偿。"

　　2013 年 8 月 7 日，柯林斯宣布，与拉克斯家族达成了协议书，同意有条件地限制使用海拉基因数据。协议允许公开美国政府基金支持的海拉基因序列，确认了细胞组织的所有权和同意权，以及信息研究的权利。拉克斯家族成员成立了一个委员会，只有得到委员会的同意，才能使用海拉细胞的信息。

　　海拉细胞系带来的医学伦理争议，在于基因隐私与染色体研究中档案组织样本的使用之间的冲突。海拉细胞系造成了一个独特的困境，大多数细胞系的捐献者是匿名的，但是，所有人都知道海拉细胞系来自海瑞塔·拉克斯。一方面，不与拉克斯家族后人通告且征得他们的同意，就发表来自海拉细胞系研究的成果，这肯定是不明智的。另一方面，科技人员又没有法律上的义务去获得授权许可，包括获取海拉细胞系的基因序列，以及发表相关科研成果。因为原始的组织样本在 1951 年就被抛弃了，而且当时的法律也没有禁止使用未经同意的身体组织。直到今天，研究人员在使用病人废弃物之前是否必须征得他们的同意，许多国家和个人组织在此问题上都存在着分歧。[①]

　　以法学的角度评论，海拉细胞带来的伦理争议，就是要在个人隐私与公共利益之间如何取舍和如何判定。最大限度地利用数据资源，可以增加科学家的机会，让他们发现医学的利益。这也是公共基金研究者身上的伦理责任。与此同时，许多实验的参与者希望他们的隐私得到保护，并不想他们的基因或者健康记录被人轻易识别。而研究者们花费大量时间、精力和勤勉去生产、加工和管理大量的数据材料，也是希望能获得匹配的声誉。两方的利益应该得到权衡，一方是科学家的研究成果和公共的医疗利益，一方是参与者的个人隐私和事先的告知同意。为了解决这个矛盾，许多大型基因

----

　　① E. Callaway, "NIH Director explains HeLa Agreement", *Nature* (2013), https://doi.org/10.1038/nature.2013.13521, 访问日期：2022 年 7 月 8 日。

组和纵向数据的研究都设立了特殊的数据进入程序，通常由一个委员会来监督。在海拉细胞系案例中，美国公共卫生协会的做法就是如此。一方面，基因的管理者严格保护研究参与者的利益，对故意滥用数据的人予以严厉的惩罚；另一方面，他们也得保证合法进入研究数据的科研人员不过度花费和过于延迟。此案中，双方并未诉诸法律和步入法庭，而是和平协商达成共赢的协议，但是，协议中蕴含的法理却是一样的。

霍姆斯伯格监狱人体实验案

一

一位名叫艾伦的作家，研究生毕业后去费城霍姆斯伯格监狱给囚犯教读写课程。他发现犯人脸上、胳膊上和后背上沾满了医用胶带，当初他以为是犯人们打斗的伤痕，后来意识到这是一场发生在城市监狱里持续了 23 年的医疗实验。1998 年，艾伦出版《皮肤试验田》一书，[①] 揭示了这场监狱人体和心理实验的真相。书籍的出版，催生了激烈的冲突和一宗诉讼。1998 年，监狱受试者在宾夕法尼亚大学医院门外抗议。2003 年 10 月 29 日，实验主导者阿尔伯特·克利格曼接受医学杰出成就奖的时候，10 位受试者在第 22 大街费城医师学院外面示威。2000 年 10 月 17 日，298 名霍姆斯伯格曾经的囚犯状告皮肤科医生克利格曼、宾夕法尼亚大学、药品

---

① Allen Hornblum, *Acres of Skin: Human Experiments at Holmesburg Prison*, Routledge New York/London, 1998.

生产商约翰逊公司、道化学品公司和费城市。原告声称他们受到虐待、剥削，实验未充分公开。他们所在的监狱未征得他们同意在他们身上进行医学实验，其中有传染病、辐射、二噁英和精神类药物。2002年，联邦法院裁定，本案诉讼时效已过，撤销了案件。不过，1984年，抗议领袖琼斯从费城市获得了4万美元赔偿金。

<h1 style="text-align:center">二</h1>

　　克利格曼医生生于1916年3月17日，是费城俄罗斯移民的后裔。1965年前后，他是宾夕法尼亚大学医院的皮肤科专家和主任医生，被同行描写为一个"高智商、有创新力、反传统、高产和有魅力"的人。他应邀去霍姆斯伯格监狱医院治疗脚癣。当他进入监狱里看到众多的囚犯时，曾经感叹，"这里真是一个好的皮肤试验田啊，如同一个农场主发现了一块肥沃的田地"。此后，他开始在监狱里进行人体实验。20世纪50—60年代，美国法律并没有明确禁止人体实验，而且医生和药厂喜欢用人体做医疗实验。克利格曼医生与囚犯们达成协议，医生在他们身上进行实验，按照不同种类的实验和实验的长短，医生支付给囚犯费用，从10美元到300美元不等。当时监狱通常的工资是每天15美分到25美分。对于医生来说，囚犯是理想的实验对象，因为可以严格按照标准控制和观察囚犯服药后的状况；对于囚犯来说，能快捷地挣到实验费用，对于改善生活乃至积攒保释金都有积极的意义。囚犯通常是穷人或者黑人，付费让他们做实验，医生并不内疚，在法律上和道德上都

不承担特定的义务。当 2000 年曾经的囚犯提起诉讼的时候，克利格曼还说："就我所知，这些实验的结果增进了我们对皮肤疾病发病机理的了解，而且，那些自愿参与研究项目的人，未见到任何长期的损害。"

道化学品公司制造过杀虫剂，主要成分是二噁英。销售使用杀虫剂后，受到社会的广泛批评，被指责污染环境、危害人类健康。道化学品公司找到克利格曼医生，让他在霍姆斯伯格监狱囚犯身上做人体实验，测试他们的化学品是否对人体有伤害。道公司支付克利格曼医生 10000 美元的实验费。事件曝光和引起争议后，道公司承认在监狱做过此项实验，但是，克利格曼医生并未按照道公司的实验手册和指南进行测试，而是按照自己的想法加大了试剂的剂量。至少 10 名囚犯被注入了 7500 微克的二噁英杀虫剂，这个剂量让道化学品公司的工程师都大吃一惊，高于推荐剂量的 468 倍。约翰逊公司也承认曾让克利格曼医生在囚犯身上做皮肤实验，但是，他们称，起诉书上列举的那些成分从来都没有加入他们生产的化妆品和药品之中。[1]

霍姆斯伯格监狱随后变成了美国最大的、非治疗性的人体研究工厂。艾伦在他的书中有交代，美国军方和中央情报局同样在霍姆斯伯格监狱里进行过化学武器实验和精神类药物实验。但是，大部分关于霍姆斯伯格监狱人体实验的新闻报道，并未列举军方化学武

---

[1] https://ahrp.org/1951-1974-dr-albert-kligman-conducted-many-hundreds-of-painful-non-therapeutic-experiments-on-prisoners-at-holmesburg-prison/，访问日期：2022 年 7 月 8 日。

器实验和中央情报局致幻剂的实验。实验终结于 1974 年，一是由于公众的压力，二是由于亚拉巴马的塔斯基吉黑人梅毒人体实验舆情的爆发。议会举行了听证会，讨论医学人体实验的伦理原则。两个事件联系在一起，构成美国人体实验伦理规则的历史性标记。

2018 年 2 月 13 日，费城《调查报》发表一篇纪念抗议领袖琼斯的文章。琼斯生于北费城，当年因为盗窃入狱，在监狱里接受过人体实验。出狱后，他组织了一个帮助囚犯的团体：控诉警察暴行、囚犯身心疾病的治疗和囚犯出狱后的就业机会等。1974 年，琼斯是黑人社区反犯罪十字军六领袖之一，曾经被黑社会纳入了暗杀名单中。他一直致力于揭露霍姆斯伯格监狱的人体实验，是艾伦最早采访的当事人之一。他对艾伦说，"我的躯干就像小斑马"，"那个时候，我不在意。我需要钱"。有一次，他被注射了一种来自印度的罕见病菌，拿到了 10 美元。当身上长出一个脓肿后，他又得到了 5 美元的奖励。他见证了 20 世纪中期人体实验抗争的历史，从霍姆斯伯格药品实验到塔斯基吉梅毒实验，人体实验禁止在囚犯身上进行。琼斯死于 2018 年 1 月 21 日，终年 74 岁。琼斯开辟了一条从罪犯到社会活动家的道路。

三

历史地看，美国监狱人体实验起源于 20 世纪早期。到 20 世纪 70 年代初，有数据表明，70% 的药品实验，都在监狱囚徒身上进行。药品类型各不相同，从细菌战药物到治头皮屑药品，应有尽有。

1906 年，斯特朗医生首开纪录，在马尼拉监狱囚犯身上做霍乱病菌实验，导致 13 人死亡。路易斯安那州卫生委员会让黑人囚犯连续五周饮用含硫酸的糖浆，测试糖浆中硫磺的效果。1919—1922 年间，加州几百个囚犯参与睾丸移植实验。1934 年，两个科罗拉多囚犯在丹佛国家犹太医院参与结核病药品实验。1938 年，四个闹事的囚犯在模拟烤箱中烧伤而死。监狱被叫作"刑讯室"。1942 年，美国军方实施了将牛血注入囚犯体内的实验。1944 年，伊利诺伊州史泰维尔监狱的 400 名犯人自愿参与疟疾实验。囚犯接受人体实验的方便之处在于，他们除了服从就别无选择。20 世纪 50 年代朝鲜战争爆发后，美国联邦监狱全力支持人体实验，许多监禁机构扮演了主要的角色。1956—1957 年间，俄亥俄州联邦监狱系统参与低成本口服脊髓灰质炎疫苗的研究。60 年代早期，科罗拉多州监狱对囚徒实施放射性铁和磷实验，研究红细胞形成和铁缺失过程中红细胞的特征。到 1973 年，州与联邦监狱系统从事人体实验，受到了公众的批评：人体实验的出现导致"人比黑猩猩还廉价"的状况，称美国偏离了《纽伦堡法典》的精神。

值得提及的是，1946 年，在公共卫生的旗号下，上百名危地马拉囚犯被故意地传染了梅毒。男性囚徒有时通过注射传染，包括往生殖器上注射。其他囚犯嫖娼之后患病，这也是精心安排的方案。没有任何一个受试者知情同意。60 年后，当时的美国总统奥巴马给危地马拉总统科洛姆致电，对美国政府主导的遭人痛恨的研究表示个人歉意。

回到克利格曼医生案件中。那些曾经参与过霍姆斯伯格监狱人体实验的下属医生，不少作出了道歉。在议会听证会上，他们出具了一份悔过书，称自己参与的监狱人体实验违反了《纽伦堡法典》，未尽到医师对病人的告知义务，没有妥善区分"科学研究"和"商业开发"。一个曾经参加过克利格曼囚犯实验名叫阿克曼·伯纳德的医生，在 2000 年第 6 卷第 3 期《皮肤学：实践和概念》上发文《霍姆斯伯格，费城，1966 年 9 月—1967 年 6 月：认可错误和悔恨》。他说："这是在研究外衣下的巨大商业行为：县监狱是工厂，常春藤大学是赞助人，药厂和化妆品公司以及中央情报局和美国军队是顾客，囚犯的皮肤是商品，未告知同意的囚犯被当作了造钱的工具。大量的金钱流向了阿尔伯特·克利格曼和宾夕法尼亚大学。"

　　监狱囚徒人体实验曝光之后，英美国家对监狱囚犯的医学实验加强了防范和保护措施。不过，科学家也说，虽然囚犯人体实验充斥历史，违反了医学伦理，但是，囚犯实验的作用也不可小觑。《美国科学家》期刊 2014 年 7 月 2 日发文《应该在罪犯身上做医疗实验吗？》，作者称，如果保护得当，囚犯自愿实验也有不可替代的地位。有时候，强制性还有特殊的实验效果。在此前提下，美国和其他国家颁行了实施细则，严格管制囚犯参与实验的人数。作者结论是：我们对过去罪犯实验感到恐怖，以至于走向了负面，我们的反应过度了。我们应该学会平衡，这种平衡是：一方面，加强囚犯参与研究的能力；另一方面，我们这样做的时候，要进行更加严格的伦理审查。

CIA 与 MK-Ultra 项目

1953—1964 年，美国中央情报局（CIA）未经同意在美国和加拿大人身上做了大量的生物和化学实验，取名 "MK-Ultra" 项目。官方的实验材料并没有整体保留下来，有传言称是 1973 年 CIA 主任霍尔默斯（Richard Helms）命令销毁，如今留下来的证据只是 1977 年发现的片段，以及当时单独异地贮存的残留。1976—1977 年间，美国参议院主导了调查团，组建联合委员会对 MK-Ultra 项目举行听证会。听证会内容被全面记录，后公开发表，如今在线可查。①

按照听证会的报告，项目的目的是提升秘密使用生物和化学物质的能力。项目的动机是防御性的，针对的是冷战时代已经掌握相

---

① RCC1.951024.010 Fact Sheet: 1953 C.E. Wilson Human Use Policy. The CIA's Secret Quest for Mind Control: Torture, LSD and a "Poisoner in Chief", https://www.npr.org/2019/09/09/758989641/the-cias-secret-quest-for-mind-control-torture-lsd-and-a-poisoner-in-chief，访问日期：2022 年 7 月 8 日。

关技术的俄罗斯和中国。项目开始于 1953 年，到 1955 年，项目扩展到广泛的领域：酒精的麻醉效果、催眠、饥饿酷刑和强制的审讯（或称"洗脑"）、消除记忆、持久的休克和混乱、瘫痪和极度贫血后的身体残疾。

参议院肯尼迪主导了听证会，他专门提及了生产和使用致幻剂（LSD）。他说，CIA 进行了广泛的测试和实验，包括在不知情的公民身上秘密使用药品实验，受体涉及各个社会阶层，有钱人和穷人，美国人和外国人。有好几种实验是在不知情的受体上使用致幻剂。有时候，使用时没有专门的医疗人员负责用药和观察效果，随机的使用让受体病上几个小时或者几天，或者住院治疗。有些测试是致命的，有两人死于实验。其中一个受体名叫奥尔森，他自己就是美国军队里的研究人员，为 CIA 开发攻击性的生物武器。1953年，10 位科学家参加了一个在马里兰举行的会议，会议中饮用了含致幻剂的饮料。多数受试者没有出现症状，但是奥尔森没有那么幸运，出现了妄想和精神分裂的症状。奥尔森的上级和 CIA 安排他去纽约治疗，他与 CIA 的官员住在酒店房间里。11 月 28 日凌晨 2:30，奥尔森从十层高的房间窗口跳了下去，当场毙命。奥尔森的家属状告军队，法庭驳回了起诉，但是给了家属经济补偿。[①]

听证会报告表明，86 所大学或研究所、12 所医院、185 位非政府研究人员和助手参与了实验，CIA 或明或暗地提供了研究资金。大量的医生、毒物分析学家和其他心理麻醉专家受金钱引诱

---

① Alexander Cockburn and Jeffrey St. Clair, *Whiteout: The CIA, Drugs and the Press*, Verso Books, 1999.

而参与了实验。典型的是英国著名的心理学家卡梅龙（Donald E. Cameron）医生，在加拿大蒙特利尔麦吉尔大学艾伦纪念医学院对 53 人进行了"主动激发心理"的"心灵控制"致幻剂实验。给病人注射大计量的致幻剂，入眠长达数周，使用电击治疗，全程记录在案。为了形成新的行为模式，卡梅龙强制病人反复收听录音信息，每次 16 个小时，称为"心理驱动"。1957—1961 年，花费达 50 多万美元。工作卓有成效，但他一直都不知道经费来自 CIA。卡梅龙医生后来担任过多项职务，曾经是加美两国的精神病学协会主席、美国精神病理学协会主席、生物精神病学协会主席和世界精神病学协会主席。在纽伦堡审判中，他曾经被选去为纳粹头子赫斯（Rudolf Hess）诊断。不过，如今，他因为"洗脑"和"心灵控制"实验，被称为"疯子科学家"。

奥尔森家属虽然提起了诉讼，但是问题没在法庭解决。不过，可查的判例，还有两起正式针对 CIA 的诉讼。其一是 CIA 诉西姆斯案件，其二是美国诉斯丹利案。

西姆斯案件中，约翰·西姆斯（John C. Sims）是一位律师，西德尼·沃尔夫（Sidney M. Wolfe）是公民公共健康研究集团公司的主任。1977 年 8 月 22 日，他们提出申请，要求 CIA 提供 MK-Ultra 的参与者和机构的名称信息。此时，参议院听证会已经召开，项目资料已经销毁，但是 CIA 发现了 8000 余页的文件，文件主要内容是经费财务记录。西姆斯称，按照《信息自由法》，CIA 应该公开参与者的姓名和机构名称。但是，CIA 不同意，理由之一是《信息自由法》规定有例外的豁免条款，理由之二是《国家安全法》授权 CIA 主任"保护情报来源"的保密特权，认定参与此项目的机构和研究人员的名字不能披露。西姆斯两人向哥伦比亚地区法院提起诉讼。一审法院支持了西姆斯，下令公开研究者姓名和机构名称。CIA 上诉，上诉法院认为一审法院对"情报来源"一词理解不准确，发回重审。再审中，地区法院判定 CIA 公开 47 个研究者姓名和机构名称，但是认定项目研究具有情报来源的性质。双方当事人都再次上诉。上诉法院支持一审法院对"情报来源"的理解，撤销一审法院公开名称的命令。最后，此案上诉到了联邦最高法院。最高法院对于上诉法院的判决部分支持、部分撤销。法院详细地解释了"情报来源"的含义，对《信息自由法》中信息公开豁免和《国家安全法》中 CIA 保密的权限进行了详细的解释。最高法院的最后结论是，支持 CIA 主任保守秘密的做法，认定 MK-Ultra 项目研究者姓名是受到保护的情报来源。同时，最高法院也称，《信息自由法》也并不要求 CIA 主任公开研究者的名字，因为公开会导致不可接受的风险。[①]

　　斯丹利案中，原告曾经在军队做军士长在服役期间的 1958 年，他自愿报名做反生化武器的服装和设备受试者。他离开服役地，去了专门的军事实验室基地。 在实验室的一个月时间里，四次被偷偷地使用了致幻剂，军事当局实际上是在考察此药的效果。服用此药后，军士长出现幻觉，语无伦次和丧失记忆，不能履行此后的军事任务，经常半夜醒来，暴力殴打他的妻子和孩子，清醒后却不记

---

① 　*CIA v. Sims*, 471 U.S. 159 (1985).

得发生了什么。1969 年,他退伍。不久后,因为致幻剂改变了人格,导致婚姻破裂。1975 年,军队给他来了一封信,请求与他合作,继续研究参与 1958 年项目的致幻剂的长期效果。到这个时候,原告才知道,参与实验的时候,军队给他吃了致幻剂。他状告政府,寻求赔偿,称军队实施、监督和监视药物测试存在过失。

一审法院支持了被告,二审支持了原告,最后于 1987 年,官司打到美国联邦最高法院。联邦最高法院多数大法官支持了被告,否定原告有提起民事赔偿的诉讼权利。原告提起诉讼的难点,就是事件发生在军队,平民法院系统是否能介入军队的事务,在法律上是个难题。军队和官员执行公务涉及国家安全,军队是否具有对平民法律甚至宪法的豁免权,大法官们存在着分歧。多数法官认为,原告人体实验发生在服役期间,服役期间上级对下级的命令,不受到普通法律的约束,即使侵犯了下级的民事权利,下级也不能提起赔偿之诉。不过,少数法官也出具了法律异议书。这样的法律异议书,虽然不具有法律效力,但是可以当作以后同类案件的参考。在法律异议书中,大法官提出了问题:军队官员可以不遵守宪法吗?军队具有绝对的豁免权吗?

异议大法官们说,军队地位特殊,为了国家利益,不受到常规法律的约束。但是,这不是允许军队未经过当事人同意就给他做药物实验的特权,禁止未经同意的人体实验,来自纽伦堡审判,而纽伦堡审判本身就是军事法庭的产物。而且,本案原告被服用致幻剂,下命令的人并不是他的直接上级,而是另外的地点,也就是实验室。按照军事法,只有最高的军事长官和直接下命令的官员才有豁免权，而且这种豁免权是有限的豁免，而非绝对的豁免。基于这些原因，异议意见的大法官们建议赋予原告提起民事赔偿的诉讼权利。法院称，自愿参与化学武器实验的服役人员，虽然实际上被做了致幻剂实验，但是也无权按照《联邦侵权法》提起民事诉讼。[①]

1992 年，加拿大政府开始为 77 位受害者的家庭提供补偿，有些受害者家庭并未得到赔偿。他们对 CIA 提起了集体诉讼，9 个家庭索赔 100 万美元，政府最后支付了每家 8 万美元。卡梅龙医生曾经的一个病人于 1957 年因躁郁症住进了医院，后来成为了医生的活体实验受体。2017 年，受害人的女儿得到了加拿大政府 10 万美元赔偿，同时签署了不公开协议。[②]

---

① *United States v. Stanley*, 483 U.S. 669 ,1987.

② Taylor C. Noakes, "Montreal MKULTRA Experiments", The Canadian Encyclopedia, December 14, 2021.

深睡治疗实验和民事诉讼

深睡治疗是对精神疾病的一个有争议的治疗方法，医护人员给病人服用大剂量的巴比妥酸盐，病人处于昏迷状态达14天。昏迷中，病人接受电击治疗，不使用肌肉松弛剂和麻醉剂。许多病人在无意识状态下呕吐。治疗方法的发明人是哈利·柏利医生，他游历欧洲与北美，受到精神和心灵控制法的影响，在澳大利亚开创了深睡治疗术，并在悉尼切姆斯福德私立医院实施。柏利医生的说法是，药物可以让病人大脑放假，如同拔掉电视机的插头。药品具有美好的效果，能够作用于病人的大脑。

1963年到1979年，总计有1127位病人接受了治疗。高死亡率带来了恐慌，实验历经16年，导致了24人死亡。质疑声不断，但是电击治疗一直在使用。媒体的报道导致官方的介入，当预感要面临调查时，柏利医生于1985年自杀身亡。1988年，切姆斯福德皇家委员会成立并启动调查程序，委员会首席约翰·斯拉特利称医院的治疗是非常危险的实验。加德纳、赫尔荣和基尔三位医生和两位护士面临职业处分，医生面临虐待病人和伪造病历的刑事指控。刑事起诉此后没有再提及，但是调查委员会终止了医院的实验，新南威尔士禁止了深睡治疗。由于切姆斯福德是私立医院，当时也没有精神病治疗的伦理规则，皇家委员会没有建议政府赔偿，受害人于是走上了民事索赔的道路。①

巴里·哈特是法律斗士，他亲历了整个诉讼程序。哈特曾经是体育馆的业主、模特和演员。一次失败的美容手术让他焦虑和抑郁。1973 年，他去了切姆斯福德私立医院，在等医生的过程中，护士给他一颗药片安定他的焦虑情绪。他失去了知觉，两周后他醒来，发现自己赤裸地躺在医院里。医院给他进行了深睡治疗实验。他觉得自己大脑受到了损伤，控告医院未经过他同意就对他进行治疗，他状告医院存在医疗过失和非法拘禁。

1976 年，哈特状告切姆斯福德的医生赫尔荣，但是，当时创伤后应激障碍尚未被认定为一种心理疾病。1980 年法院下了判决，仅判定了最低限度的侵权赔偿：6000 澳元的非法拘禁赔偿，18000 澳元的殴击和威胁赔偿，36000 澳元的一般损害赔偿。除去交纳的律师费，哈特只剩下 45000 澳元，正好是失业救济的数额。双方当事人都不服判决，分别上诉。

哈特在上诉状中称，一审判定的赔偿不充分。1981 年底，哈特得到通知，说法律援助不能为他的上诉提供资金，而被告的上诉

---

① https://piac.asn.au/legal-help/public-interest-cases/deep-sleep-tragedy，访问日期：2022 年 7 月 8 日。

则有医疗保护联盟提供的保险资金支持。1984 年，哈特找到地方议员罗根，议员将他的事提交议会。随后，新闻媒体跟进，切姆斯福德病人受虐的故事公布于众。1985 年，受害人组建了诉讼团，密集的报道催生了上述的切姆斯福德皇家委员会。但是，集体诉讼进展并不顺利。1980 年和 1982 年，一家公益诉讼机构代表哈特等人对医生提起了纪律惩戒诉讼程序，当时，皇家调查委员会负责处理医生的争议事件。但是，委员会的结论是，处理医生要等到刑事程序完结和调查结束之后。1983 年，哈特再次敦促公益组织启动惩戒医生程序，委员会不为所动。

1984 年，公益组织在新南威尔士州最高法院提起了训令程序。调查委员会建议申诉人转向惩戒法庭，由他们来决定是否吊销医生的资格。1986 年 6 月，听证会终于召开，在此期间，柏利医生自杀。卫生部门偏向于保护医生，提出终止对医生的处理。但是，惩戒法庭否决了卫生部门的建议。

惩戒法庭判定后，医生提出了上诉，上诉法院支持了医生。上诉法院强调持续的诉讼给医生带来的磨难，也批评了政府的长期拖延，同时也指出哈特依赖政府并非他们拖延的理由。实验和调查相距近 10 年，时过境迁。上诉法院支持了医生，永久性地延迟纪律惩戒程序。再后来，向联邦高等法院的特别申请失败，切姆斯福德悲剧所涉惩戒程序受阻。①

---

① New South Wales Medical Defence Union Ltd v Crawford & Bailey (as executrix of the Estate of Bailey) (Chelmsford case) [1995] 184. CLR 399.

　　哈特开始持续的上诉之路，他认定自己受到了永久性的伤害。不幸的是，创伤后应激障碍在 1980 年没有被认可为一种疾病，此病被认可要等到 1993 年。每次上诉，法院认为哈特的诉讼请求已经过了时效，上诉已经没有实质性的意义。1996 年 6 月 6 日，新南威尔士高等法院驳回了哈特的上诉。同时，哈特在新南威尔士最高法院状告他的律师卡西曼和帕特纳，称他们没有成功让他获得创伤后应激障碍应该得到的赔偿。2007 年 3 月 21 日，霍尔法官下达判决书，支持被告。哈特负债累累，他的律师不再为他出庭。2007 年 10 月 16 日和 29 日，在精神护理下的哈特只得自己去法庭解释他延迟的原因。2008 年 2 月 4 日，哈特再次上诉，2009 年 7 月 9 日，上诉法院驳回上诉，称已经过了时效。判决再次被哈特上诉，大法官韩德利接受了申请，2010 年 2 月 5 日，法官给出了判决，哈特再次败诉。

　　哈特的司法诉讼旷日持久，并没有得到赔偿。但是，深睡治疗是否可行及其法律上的界限，澳大利亚医学界和政府基本上达成了共识。2011 年在新南威尔士，警察和紧急服务部长代表卫生部长回答议会提出的问题，对使用电击治疗的方法做了说明。他说，以电击治疗的方式达到长时间的镇定，仅用于特别偶然的场合。在两种条件同时出现的时候，才可以采用电击方式：其一，病人精神疾病达到极端危急的程度；其二，其他的治疗方式不能安全地解决这个危急问题。镇定的主要目的是保持病人和职员安全，不让病人受到严重的侵犯并控制病人的焦虑不安。电击治疗的主要目的是治疗潜在的精神疾病。深睡治疗的三个案件都有明确的结论，条件成

熟时需要有适宜程序和临床管理的设计。新南威尔士精神健康审
查法庭有权力批准或者禁止实施电击治疗。[①]

---

① Steve Cannane, Fair Game: *The Incredible Untold Story of Scientology in Australia*, Silvertail Books, 2016. 此书导致的名誉损害案，见 Herron v Harper Collins Publishers Australia Pty Ltd, 400 ALR 56, 2022。

329 研究

20世纪初，葛兰素史克公司开发出一种抗抑郁新药帕罗西汀。医生和制药商做了药物实验，称为"329研究"。研究报告称，经比较帕罗西汀和丙咪嗪及一般安慰剂，新药可以治疗儿童和青少年的抑郁症，同时具备安全性和有效性。在参与药品实验的275位患有严重抑郁症的青少年受试者中，随机和双盲实验方法下，93人服用帕罗西汀，95人服用丙咪嗪，87人服用一般安慰剂。实验经过了8周，结论是帕罗西汀在三个备选的抑郁量表中改善作用显著，临床整体改善得分为1或2。比较而言，丙咪嗪则与一般安慰剂差别不显著。作者的结论是，帕罗西汀对于青少年的严重抑郁症一般都有显著的耐受性和有效性。

研究报告于2001年7月发表在《美国儿童和青少年精神病学期刊》（JAACAP）。作者署名是布朗大学马丁·科勒教授等22位学者。但是，报告实际上是制药商委托的公关公司运作、一个名为萨莉·拉邓的研究人员的操刀之作。329研究报告发表后，论文引用超过 600 次。

帕罗西汀成为葛兰素史克销售量最好的药，荣升美国抗抑郁药的第一号。到 2001 年底，销售额为 3.4 亿美元。后续十年，开具给儿童和青少年的处方药数量一直在上升。但是，记者和学者提出了疑问。他们发现了报告中存在的问题，称 329 研究的数据分类和解释有不合常理之处，他们进而对报告作者、单位和期刊提出了疑问。关于药品的副作用，报告没有提供具体的数据。研究者提出的数据则是，帕罗西汀组里有 11 个病人、丙咪嗪组有 5 人、一般安慰剂组里有 2 人出现了严重的副作用。帕罗西汀组的 11 人中，副作用是抑郁、精神分裂、自杀、敌视或狂躁。研究者呼吁，要注意抗抑郁药品中弱效或无效的证据，以及帕罗西汀可能导致严重精神病的副作用。药品实验一直存在着缺陷，核心的问题是安全性和有效性测试的过程由制药商控制，外界没有获取的途径。这样，制药商只夸大正面的效果，医疗界和科学界不能审查药品实验的过程和数据。法律不要求制药商公开药品实验的完整数据，制药商操纵和妄解数据就不可避免。

2003 年和 2004 年，美国食品药品监督管理局（FDA）发布警告：服用抗抑郁药品的一些儿童和青少年的自杀倾向增强。2004 年底，FDA 下命令药品制造商要在药品标签上标明，警告服用该药品有一定风险会导致自杀的想法。2007 年，FDA 将警告扩展到 25 岁以下的人群。澳大利亚阿德莱德大学的朱蕾蒂尼教授领衔一个小组重新检查原始数据，发现 329 研究报告包含了许多抄写错误和其他问题，比如，违反公司自己数据分析的流程。原始研究报告说，93 名参与者中有 5 名儿童自杀，但是朱蕾蒂尼说实际数字至少有 12 例。小组呼吁原刊发论文的《美国儿童和青少年精神病学期刊》撤回论文。审查小组发表了调查报告，葛兰素史克公司也发表了公告，称公司愿意提供原始实验的细节数据以帮助审查小组进行再分析。同时，公司也称，十多年前公司就在药品标签上标明了服药的风险。

　　葛兰素史克公司因帕罗西汀陷入了一系列的法律纠纷。2001年，谢尔服用帕罗西汀两天后，枪杀了妻子、女儿和孙女，然后自杀，陪审团判定赔偿谢尔的亲属 650 万美元。2004 年，纽约总检察官艾利尔特·斯皮泽对葛兰素史克公司提起了消费欺诈之诉，称药品效果与宣传不符。同年，政府与药厂达成和解，和解金为 2500 万美元，而且，和解协议要求葛兰素史克公布研究数据。2007 年，一个叫作消费者看护的公共市民组织提起了标的为 6380 万美元的集体诉讼，称葛兰素史克误导父母、失于警告低于 18 岁的儿童服用帕罗西汀的风险。2008 年，葛兰素史克在另外一起集体诉讼中达成和解，同意支付 4000 万美元，分配给健康保险公司，为药品购买保险。2010 年，23 岁的崔莎服用帕罗西汀两天后自杀，家属提起了诉讼，一审判定制药商胜诉。原告上诉，第七巡回法院改判，支持原告。上诉法院说，药品制造商没有尽到充分的告知义务，没有清晰告知服药者药品会增强自杀倾向，没有达到 FDA 对于药品标示的要求。2012 年，美国司法部对葛兰素史克提起系列诉讼。首先，在地区法院依《虚假申请法案》，司法部提起损害赔偿之诉和民事惩罚之诉。其次，因为葛兰素史克申请美国联邦健康项目进入医保目录，司法部提起欺诈与虚假陈述之诉。2012 年，公司认罪，答应支付 3 亿美元赔偿，创下公司历史上的最高罚金。[①]

帕罗西汀导致自杀现象带来的诉讼，并没有让葛兰素史克公司意识到危险，他们仍然选择不警告公众存在这种风险。2002 年，开给儿童和青少年治疗情绪失常的帕罗西汀处方达 200 万份，给葛兰素史克带来 550 万美元的收益。2013 年，美国帕罗西汀处方数反而上升了 3%。

2013 年，葛兰素史克公布了 329 研究的原始数据。一个名为"修复那些被隐藏和被放弃的药品实验"的组织发起了重新分析帕罗西汀的倡议，一个独立的国际研究者团队组建，致力于让研究者发表那些被放弃或者被错误报道的药品实验资料。他们的结论是，帕罗西汀和丙咪嗪的效果在临床上和统计学上与一般安慰剂无重大差别。不仅如此，帕罗西汀还有更严重的副作用，那就是容易增强自杀倾向和诱导自杀行为。如今，有关帕罗西汀的医学纷争仍然在继续，学者呼吁《美国儿童和青少年精神病学期刊》撤销 329 研究报告，但是，期刊辩称研究报告也提及了药品的副作用，拒绝撤稿。科勒教授联合原作者中的另外八人继续捍卫自己的实验结果和报告。[②]

---

① https://www.madinamerica.com/2015/09/the-troubled-life-of-study-329-consequences-of-failure-to-retract，访问日期：2022 年 7 月 7 日。

② Joanna Le noury et al., "Restoring Study 329: Efficacy and Harms of Paroxetine and Imipramine in Treatment of Major Depression in Adolescence", *BMJ*. 2015: 351: h4320. Published online 2015 Sep. 16.

医患关系的医学伦理

细胞与细胞系的产权分歧

医生未告知自己所从事的带有商业性质的医学生物实验，即使让病人签署了一般性的告知通知书，医生或者医院是否能将病人的身体组织进行商业性的开发？进行商业性开发后，病人能对医生用于实验的来自自己身体的组织主张财产权吗？离开了病人身体的组织，还是病人的财产吗？病人的身体细胞与医生开发出的细胞系性质上有差别吗？这是一个世界性的难题。事件的起因是一个1990年发生在美国的案件。

案件的事实大致如此：约翰·摩尔先生是阿拉斯加的一名石油管道勘查员，1976年去加州大学洛杉矶分校医院看病，抽血、抽骨髓及其他物质。医生诊断为"毛细胞白血病"。医生认为这个病人的细胞具有典型性，它是独特的血细胞，能生产出一种激发白血球的蛋白，可以帮助抵抗传染。如果研究开发，前途看好。主治医生大卫·格尔顿是本案的主要被告。他对病人说，如果将脾脏切除，可以减缓病情的恶化程度。病人听从了医生的建议，同意切除脾脏，签订了书面的同意书。

　　但是，医生做了另外的安排，他与助手在切除手术之前就安排了实验室。助手是医院聘用的研究员，病人切除脾脏后，他们两人就把病人的脾脏放到了自己的研究室。医生没有告诉病人他们要做科学研究，也没说此研究中包含的商业利益。

　　医生在给医院的报告中提到，他的这个实验与病人没有关系。病人切除手术之后的七年里，定期到医院检查，医生还是同一个，每次检查的时候，都从病人身上提取血液、血清、皮肤、骨髓、精液。切除手术后的第三年，医生和研究员成功确立细胞株。

　　按照学术期刊论文估计，此细胞株开发出来的淋巴球激活素市场价值达到 30 亿美元。1984 年，医生、研究员和医院申请了专利，医生和研究员是发明人，医院是专利受让人。在医院帮助下，医生与遗传学协会合作开发，协会给医生带薪的顾问职位，医生持有协会 75000 股普通股，另外按照协会的利润比例分成，三年给予33 万美元的报酬及其他福利。研究员则得到机会，花 70% 的时间在医院继续研究此课题。接着，制药商也加入，许诺给医生追加 11万美元。这个时候，病人知道了细胞株来自他的身体，于是提起了诉讼。

　　原告在洛杉矶县高等法院提起了诉讼，列举了五个被告：医生、研究员、医院、遗传学协会和制药商。原告提出了 13 条民事指控，其中包括：财产侵占；违反信赖关系；违反告知义务；隐私权；欺骗和欺诈；不当得利；不实陈述；等等。一审法院拒绝了原告病人的诉讼请求，病人上诉。1988 年，上诉法院支持了病人，认为病人对自己的身体组织具有财产权。判决导致了争议，医生和医疗界哗然，医生上诉到加州最高法院。1990年，加州最高法院支持了医生，认为病人对切除了的身体组织不享有财产权。摩尔先生与医院达成了和解，得到了一定的补偿，获得补偿数可以支付律师费用。1991年，美国联邦最高法院拒绝了原告获得商业利润的要求。1994年，摩尔先生向布鲁塞尔人权法院打响维护"病人权利"的战役，直到2001年去世。

案件前后经过了州三级法院，还指向了联邦最高法院和国际人权法院。原告病人来来回回不断改变诉讼请求，两种诉讼请求一直被提起。是追究被告违反信赖义务和告知义务呢，还是追究被告财产侵占？原告希望让被告承担财产侵占的责任，因为最终的产品都来自自己的细胞，每一颗药剂都有他的财产成分在里面。病人称，医生在整个研究开发过程中，都没告诉他利用了他的细胞。但是五个被告都否认自己承担法律责任，每一方理由不一样。医生说，我是在从事科学研究，虽然没有告诉病人，但是科学研究对病人最终是有益处的。研究员说，自己只是医院的雇员，要承担责任是雇主医院的事。遗传学协会和制药商说，我们根本不知道医生是这样做出成果来的。

州最高法院做了详细的分析，分两大问题和两类被告。首先，对于医生违反信赖义务和未尽告知义务，法院说，医生此项过失是成立的。因为医生有两处失误：一是进行科学研究之前没有告诉病人用他的身体材料；二是此项研究有医生个人的商业利益，医生个人的商业利益与病人有关联，他有义务公告和告诉病人并取得病人的同意授权。医生都没有做到，因此此两项指控成立。

其次，财产侵占。五被告侵犯了病人的财产权吗？病人的细胞属于病人，每个人对自己的身体完整具有人身权。细胞离开了身体，它属于谁？同类的问题是，医学上的切除物，以及流产后的婴儿、尸体，等等，所有权归谁？

细胞与细胞株有怎样的区别？细胞株还属于细胞的生理主人吗？法官说，这些问题法律都没有规定。按照现有的法律，只涉及医院在处理医疗废弃物的时候要如何安全和无害化，没有涉及人体废弃器官的物权归属。这样，就得看科学的说法。遗传学以及基因研究，都对人类做出了贡献。淋巴球长在这个病人身上与长在任何一个人身上都是一样的。从细胞到细胞株，不是原材料的自然生成，而是科技人员的技术专利。这也是专利法的根本目标所在。

最后，法官分析了公共政策，在判定医生违反信赖义务和告知义务，与判定被告侵占病人"财产"之间，法律上所导致的结果是不一样的。判定前者，只涉及被告的过失，是被告违反职业道德，适当补偿病人就可以了。判定后者，则涉及"侵占"的严格责任，只要经手的任何人都要对病人承担赔偿责任而且是持久的责任。法官说，两者判定发生冲突的时候，我们就需要做出选择。为了科学研究，为了开发新的药品是有利于全人类的事业。因此，法院判定医生承担违反信赖义务和不告知义务的责任，不承担财产侵占的责任。

在涉及研究员和医院的地方，法官说，这两被告与病人之间不存在信赖的义务，要让他们承担责任的话，会涉及医院"雇主"的责任和研究员"合谋"的责任,这称为第二层次的责任,但是病人没有提出指控,因此没有必要追究。在遗传学协会和制药商问题上,他们不承担信赖义务和不告知义务,只有可能承担财产侵占的责任。但是,如上分析的缘故,为了保护医疗和制造业,不宜判定财产侵占的严格责任,这两被告不承担责任。

　　这个案件是一个具有标志性的案件,病人打出的口号是"病人的权利",医院和医生的口号是"研究者的权利和人类未来的利益",法官支持了医院和医学科研人员,认定细胞和组织离开了病人,不再为病人所有,细胞系里的化学公式和生物学原理不再属于病人,而且,如果支持病人对自己的组织或者 DNA 有财产权,要求医学研究带来的商业利益,那么医学研究人员将不再有研究的动力,最后对全人类不利。不过,法院的判决永远不会是唯一的答案和唯一的声音。即使是州最高法院,大法官内部也有不同的声音,也有法官支持摩尔先生,捍卫病人对自己身体的财产权。[①]

_____

① *John Moore v. The Regents of the University of California* et, 51 Cal. 3d 120; 271 Cal. Rptr. 146; 1990 Cal.

蛇 蝎 药 师

罗伯特·科特利出身于一个基督教复兴运动巡回牧师家庭，跟随父亲来往于美国中西部地区，从堪萨斯到阿肯色州，从亚拉巴马到内布拉斯加，再到得克萨斯。生活不易，他选择了药学。1975年，从密苏里-堪萨斯城市大学药学院毕业后，他到堪萨斯市医学研究中心附近的药剂店里打工。药店老板退休，把药店转让给了他，命运由此转折。到2001年的时候，他有几百万美元的股票，价值百万的财产，外加他的药店。出事前，他称他的纳税额为60万美元。他担任堪萨斯市上帝会的执事。出手阔绰，曾经捐献所在教会百万美元修建基础设施。

他结婚三次。1992年与第一任妻子离婚，他获得两个女儿的监护权。第二段婚姻仅持续了四五天，后宣布无效。1994年，第三次结婚，生了一对双胞胎。出事的时候，与他的第三任妻子和孩子住在堪萨斯北高地的大房子里。他们经常去科罗拉多和加勒比海胜地游览，但很少与邻居交流。他给出的药对毫不知情和严重的病人没有多少帮助，因为他稀释了贵重的药剂，以此牟利。患有肺癌、乳腺癌、宫颈癌的病人只得到了医生开出药剂量的一部分。比如，科特利稀释后的药品只是标准剂量的24%，他以1021美金的价格卖出，成本价只是242美元，他获利780美元。日复一日，年复一年，他成了有钱人。1990年起，他开始从灰色市场上购买药品，在他的药店里当处方药出售。他稀释药品始于1992年。从灰色市场上购药和稀释药品，都是非法行为。稀释药品，涉及的病人达到4200位。一位去世癌症病人的女儿将科特利称为"穿着白大褂对你微笑装作帮助你的真魔鬼"。

2001年8月，科特利被逮捕，开始了一系列的刑事审判程序。科特利申请保释，2002年1月，治安法官拉尔森判定驳回。法官列举了11项事实，证明科特利有逃跑的嫌疑和转移财产的风险。其中一项是，科特利自首前，将8万美元交给他的父亲，让他父亲将现金转给他的妻子。事后，他妻子向法庭认罪，称隐瞒了接受现金的事实，被法庭判决缓刑。第一次开庭前，科特利的律师称，他的当事人不会当庭认罪，但是会配合调查。美国律师协会的发言人则说："我们每个美国公民都有这样的期待的权利，当我们从药店里拿到药品时，我们拿到的是医生开出的药品和剂量。"起诉书指出，科特利是堪萨斯的执业药剂师，他拥有和经营位于约翰逊郡74号大街西8901号的药店，堪萨斯药店也可以向医生和医院分销药品。

2002年12月5日，密苏里西区地区法院作出了判决，科特利被判处30年的监禁，在联邦监狱服刑。法官说，30年的刑期是按照美国量刑指南的上限判决的，如此判决，是因为被告的行为严重危害了公共健康，他 160 次的稀释药品行为剥夺了 34 位患者可能存活或者延长生命的机会。而且，他的行为造成了独特的和实质性的心理伤害。癌症病人遭受了高程度的焦虑和紧张。法官事后评论道："你的罪行震撼了国人的良知，改变了国人对药剂师的思考方式、对处方药的思考方式，对我们盲目相信的这些制度的思考方式。"一审判决后，科特利的保险公司答应给受害人支付 3500 万美元，两家制药商支付 7100 万美元的和解金。科特利的两家药店被吊销执照，强制变卖。财产变卖后成立了两个补偿基金，大约 1000 位受害者每人收到 1 万美元的赔偿。[①]

　　科特利不服一审判决的刑期判定，提起上诉。2004 年 4 月，第八巡回法院维持一审判决。二审法院认定的事实如下：科特利是一名药剂师，将稀释后的治癌化疗药卖给医生，用在癌症病人身上。药品销售代表，发现科特利购买自己药品的数量与医生用在病人身上的药品数量不符合。医药代表告诉了医生，医生拿药品紫杉醇到实验室里检测，发现紫杉醇的含量只是规定标准剂量的 32%。医生通知了食品药品监督管理局和联邦调查局。联邦调查局钓鱼执法，让医生继续从科特利那里再购买紫杉醇和吉西他滨，然后进行检测。他们发现科特利出售的药剂，药品含量只是所需含量的 17% 和 50%。联邦探员让医生继续从科特利那里下订单，以虚构的病人名字购买顺铂、枢复宁、吉西他滨、紫杉醇和卡铂。实验室检测标明，这些药品的药剂含量，是医生订购的 0% 到 65%。当局

---

　　①　*United States v. Courtney*, 240 F. Supp. 2d 1038 (W.D. Mo. 2002).

搜查了科特利的药店，科特利被捕并被提起刑事诉讼。

他承认指控的八项篡改产品的罪名，导致他人身体严重损害，违反了《美国法典》第18条第1365（a）（3）节，还承认12项药品掺假或贴标的罪名，违反《美国法典》第21条第331（k）节。除了书面认罪协议，科特利还承认了如下的事实：在篡改产品罪方面，给2位病人稀释过的紫杉醇，导致他们严重的身体伤害。给6位病人稀释过的吉西他滨，导致他们身体严重伤害。在掺假或贴标方面，科特利给医生提供了6剂紫杉醇和吉西他滨，每一剂他都稀释过，但是贴标称未经稀释。除上述列举的20项罪名指控外，科特利还承认，他给另外8位病人提供过50剂稀释过的吉西他滨和紫杉醇，给另外26位病人102剂稀释过的吉西他滨和紫杉醇。科特利也承认偷盗过吉西他滨和紫杉醇，稀释过顺铂和卡铂，导致国家公共医疗费用的损害。[①]

此后，科特利申请第八巡回法院再次听审，维持了原判。2005年，科特利向美国联邦法院申请提审令，最高法院也确认了上诉法院的判决。除了联邦刑事审判外，科特利还遭遇大约300宗民事诉讼，病人和家属指控他欺诈和不当死亡的侵权行为。其中的一个诉讼的情况是，海耶斯是一个癌症病人，她从科特利那里购买了稀释过的抗肿瘤药。2001年，她在州法院状告科特利。2002年，陪审团判定了科特利赔偿原告海耶斯20亿美元，法官减至3.15亿美元。

---

①　*United States of America, Appellee, v. Robert Ray Courtney, Appellant.* 362 F.3d 497 (2004).

4 岁儿童滥用精神类药物致死案

麦克和卡罗林与三个孩子生活在一起，两个大的孩子分别为 11 岁和 6 岁，最小的孩子叫丽贝卡，4 岁。他们居住在政府提供的公共房屋里，与他们一起居住的还有卡罗林的兄弟一家三口。麦克性格粗鲁，喜欢车超过喜欢孩子。麦克和卡罗林主要靠残疾人救济金生活，夫妻二人和两个大孩子都从社会保险那里获得低保收入。他们于 2005 年 3 月为最小的孩子丽贝卡申请了残疾人救济金，但是申请被驳回。儿童申请残疾人救济金，部分参考孩子服用的药物。为了获得这个孩子的救济金，他们渲染孩子存在行为异常。丽贝卡被诊断为躁郁症和注意力不集中，医疗中心的儿童精神病学医生藤香代子开了三种药：双丙戊酸钠、思瑞康和可乐定。

卡罗林给孩子们吃可乐定，让他们安静下来，让他们"消失"。6 岁和 4 岁的孩子，医生的遗嘱是服用半片剂量，但是卡罗林从来都直接给孩子们吃整颗药。卡罗林随时带着大量的可乐定片，她也知道超过剂量服用药品是致命的，藤香代子警告过卡罗林可乐定的危险性，特别是增加丽贝卡剂量的危险性。

　　丽贝卡死亡前的一周，她超量服药趋于严重。有一次从前一天的下午 5 点到第二天上午 7:30 或 8:00，一直处于镇定状态。麦克一直要求给孩子吃药，每当孩子闹着他时，他就让卡罗林给他们吃可乐定闭嘴。孩子学校的护士、老师和其他人员一直觉得丽贝卡药量太大，护士还曾经联系过藤香代子医生。

　　2006 年 12 月，丽贝卡开始出现显著痛苦的病情。她每天两次呕吐、抱怨说胃疼。卡罗林的兄弟和女友建议卡罗林带孩子去急诊看医生，麦克和卡罗林没有理睬。周日丽贝卡咳嗽了一整天，周一上午，夫妻两人仍不带孩子去医院，而是带她去社会保险办公室询问救济金的结果。这一天，丽贝卡呕吐、咳嗽，在公寓周围茫然行走，拒绝吃饭。周二，丽贝卡病得更为严重，麦克夫妻还是不带孩子去医院，而继续去了社会保险办公室。晚上，他们把孩子放到孩子的房间，锁上了自己的房门。丽贝卡不断敲击父母的房门求救，麦克每次都骂骂咧咧地让她回自己房间并用力关上房门。整个晚上，丽贝卡都试图进入父母的房间，半夜 1 点，卡罗林的兄弟听见丽贝卡呻吟、喘息和咳嗽。他擦干净了孩子脸上的呕吐物、敲开麦克夫妇的卧室，让他们叫救护车，说丽贝卡快要死了。这个事后，麦克才打开了房门，把丽贝卡带进了他们的卧室。躺在床边的丽贝卡持续咳嗽，麦克恼怒不已，他让卡罗林再给丽贝卡吃可乐定，让她入睡不再打扰房子里的人。当他们第二天上午醒来时，发现丽贝卡已经死亡。

　　死亡的原因是可乐定、双丙戊酸钠、右美沙芬和扑尔敏合并用药导致的中毒。医疗检查官认为，现场从丽贝卡嘴里和鼻子里流淌出来的红色泡沫流体，是过量服用药物和肺部水肿的证据。麦克和卡罗林于 2007 年 2 月 6 日被收监，两个孩子转给社会服务部收养。麦克夫妇被提起刑事诉讼，大陪审团认定后提出两被告有罪的指示，案件进入正式刑事审判程序。

检察官以一级谋杀罪提起公诉，谋杀是蓄意非法地剥夺他人的生命。法庭上控辩双方就罪名为一级谋杀、二级谋杀还是过失致人死亡展开了讨论，上诉和发回重审多次。麦克夫妇是否有谋杀女儿的故意，特别是他们在主观上是否有恶意，是法庭上争论的焦点。按照美国法律，被告人的恶意，是谋杀罪的一个要素，要证明存在恶意，必须满足三个面向的要求：其一，被告人想要杀死受害人；其二，被告人想要造成受害人严重的身体伤害；其三，一个理智的谨慎之人在被告人情形之下，根据普通的经验深思熟虑后都能判断行为会导致死亡。这里，可能性既简单明了又强烈有力。法院认为，根据已有的证据和法律的规定，被告人麦克夫妇足以构成一级谋杀。法官说，证据足以确立被告人谋杀丽贝卡的可能性原因，他们故意地、蓄谋地、极端残暴地谋杀了受害人。2010 年 2 月 9 日，卡罗林被陪审团判定二级谋杀，判处终身监禁，15 年后可以假释；2010 年 9 月 27 日，麦克被判定一级谋杀，终身监禁且不得假释。[1]2018 年，麦克在监狱里变性成女人，提出要更改自己的名字，被否决后提起平等保护之诉。

---

[1] *Commonwealth v. Carolyn Riley,* 84 Mass. App. Ct. 272, January 11, 2013—September 20, 2013.

丽贝卡的父母进入了刑事审判，诊断和开药的藤香代子医生却并未被提起刑事起诉。不仅如此，法院还以豁免医生罪责的条件请藤香代子出庭充当卡罗林刑案的专家证人。但是，在社会舆论和医疗界，医生是否应该接受法律审判，是否应该承担法律责任，引起了广泛的讨论。一位参加过卡罗林审判的陪审团成员直接说："我们每个陪审团成员都非常气愤，藤香代子医生也应该坐在被告席上。"藤香代子在很短的时间里就下诊断说丽贝卡患有躁郁症，不监督孩子母亲给孩子服药，都让陪审团成员吃惊。但是，医生的辩护律师则说，陪审团只看到诊断和治疗的一小部分内容。丽贝卡的亲属也状告医生的医疗过失，医疗注册委员会的网站上也出现指责医生的声音。网站还列举了纪律调查的日期，从 2007 年 2 月到 2009 年 9 月，藤香代子医生自愿暂停医疗行为。最后，委员会的结论是：医生的行为在通常的医疗标准范围之内，藤香代子医生不受到纪律惩戒。委员会关闭对藤香代子医生的投诉通道，但是一旦新信息明朗，委员会保留重开调查的权利。[①] 在医学界，一个四岁的儿童，是否能被诊断为躁郁症，儿童精神病学界说法不一。2013 年，藤香代子继续以儿童精神病学家的身份从事医疗工作。[②]

①　http://archive.boston.com/lifestyle/health/articles/2011/01/25/tufts_settles_suit_against_doctor_in_girls_death_for_25m/，访问日期：2022 年 7 月 22 日。

②　https://www.cbsnews.com/news/what-killed-rebecca-riley/，访问日期：2022 年 7 月 22 日。

人体实验与金钱瓜葛 [1]

　　2003 年，马金森从密歇根大学获得英文学士后到加州洛杉矶当编剧，那年他 26 岁。那年 7 月，他母亲维斯来看他，发现他儿子行为有些怪异。比如，他在床边竖起一圈木柱，称为"星界"，他觉得外星人在他的地毯上烧了个洞。2003 年 11 月 12 日回到明尼苏达后，马金森称自己参与了一个撒旦仪式，他被要求去杀人，包括杀掉他的母亲。维斯叫来了警察，警察把他带到了圣保罗地区医疗中心。医疗人员认为马金森有心理疾病，对自己和他人都有危险。因为缺少床位，马金森被转院到锦绣大学医疗中心医院，奥尔森医生负责照看他。奥尔森医生是一个精神病学家，是明尼苏达大学精神病学系的副教授。

　　奥尔森于 2003 年 11 月 14 日在马金森身上使用反精神类药物。

---

　　① Office of the legislative auditor, "A Clinical Drug Study at the University of Minnesota Department of Psychiatry: The Dan Markingson Case", *Special Review*, March 19 (2015).

次日，奥尔森写信支持锦绣医院的法庭请求，将马金森送往阿诺克都市地区治疗中心，这是一家长期的州精神病医院。三天后，法官签署了递交令，将马金森限制在锦绣医院六个月待进一步观察、评估和诊断。

在锦绣医院治疗马金森的同时，奥尔森还主持由阿斯利康药厂资助的一项药品临床研究。明尼苏达大学是美国和加拿大26个点中的一个，药物研究为期三年，名称缩写为CAFÉ。美国食品药品监督管理局已经批准了该药，但是需要临床人体实验。2003年11月19日，奥尔森与马金森母子讨论病情，想让马金森参与到药品实验中去。实验助理肯尼拿了马金森的病历，取得他的知情同意书。这样，奥尔森医生有双重角色，一是马金森的治疗医生，二是马金森药品实验的主要调查员。马金森成为药品实验对象后，奥尔森解除了禁令，进入州立精神病团体之家治疗，后期看护仍由奥尔森负责，否则就重新回到医院治疗。

母亲维斯与治疗团队发生尖锐的对立，频繁告知奥尔森医生说马金森病情恶化需要帮助，而奥尔森团队则说马金森状况很好。在马金森死亡的前一个月，医疗观察称马金森病情趋于严重，但是，奥尔森团队却正讨论将马金森转移到奥尔森在明尼苏达的公寓。奥尔森建议郡法院签发新的递交令，延长他的限制令，使病人不回到加州。

2004年5月8日早上，马金森进入团体之家的浴室，用刀割开了自己的脖子和腹部。验尸官报告说，马金森身体里没有药物；四年后，一家私人实验室出具的毒理学测试表明，马金森死亡的时候，他的身体里有 CAFÉ 实验的药物成分。

2007 年 1 月，维斯提起诉讼，状告四被告：明尼苏达大学医院及制度审查委员会、奥尔森医生及精神病学系主任舒尔茨、药品制造商阿斯利康，案由是医疗过失、过失和产品责任。

在审前动议中，大学医院及制度审查委员会称，他们对马金森的死亡不承担任何责任，因为大学有"成文法的豁免权"，或称"自由裁量豁免权"。霍拉汗法官认可了医院的说法，而且，法官还驳回了维斯对于制药商的起诉。

法官也驳回了一项维斯状告奥尔森和舒尔茨的诉讼请求，理由是他们有马金森的知情同意书。法官说，维斯没有提供证据来证明马金森没有法律上的行为能力来签署同意书。马金森签署了文件，文件说他参与研究是出于自愿，知悉研究者所有的利益冲突，承担与研究相关的风险。

不过，法官支持维斯以医疗过失的名义状告奥尔森医生。奥尔森医生没有能够给马金森提供合适的看护和治疗。但是，议题未进入审判，因为奥尔森医生与维斯达成和解，支付维斯 75000 美元。同时，明尼苏达大学向法院提出动议，要求维斯支付医院花掉的法庭费用 57000 美元。大学也提出条件：如果维斯不去上诉，那么大学可以放弃索要这些法庭费用。

马金森的案件引起了社会广泛的争议，争议的核心是：将精神病人招募到工业资助的药物实验中，如何看待医学的伦理？大学接受药厂资助将自己的病人纳入商业性质的药品实验，是否有伦理上的危机？事发后，大学自己组织的审查委员会的自我审查是否合适，是否应该由一个外部且独立的机构审查？马金森是受到法官限制令的病人，强制状态下的病人是否能够成为药品实验的志愿者？对大学的批评愈演愈烈，要求独立机构重新审查的呼声也愈加强烈。除了马金森家属的呼吁外，医疗从业人员、生物伦理学家、法学教授、明尼苏达大学的教师，都加入了讨论。明尼苏达州前州长给明尼苏达州议会公开致信，要求进一步审查。最后，明尼苏达州立法听证会办公室在参众两院主席的要求下，展开马金森案件的审查。

立法听证会认定如下事实：1. 奥尔森医生招募马金森的时候，马金森受到法院的限制令，不得已加入药品实验。2009 年，立法机关已经制定法律限制这种行为。2. 阿斯利康提供资助让奥尔森测试实验药品，奥尔森的目标是 30 个人，难以凑齐这个人数后，将马金森招募进药品实验。3. 马金森母亲一直为儿子参与药品实验的事担心，研究小组没有充分关怀母亲的诉求。4. 奥尔森说每个实验参与者都配有一名中保人，但是马金森在签署自愿参与书的时候没有中保人。5. 明尼苏达大学制度审查委员会在审查此案时，只咨询了奥尔森医生，没有审查医疗记录，也没有采集其他人的信息及马金森自杀的信息。6. 奥尔森医生雇佣了一个缺乏资质的研究协调员监督马金森，她失于监督也是马金森自杀的原因之一。7. 明尼苏达医疗实践委员会审查过奥尔森，但是，专家顾问与此事件存在着利害关系，最后他们之间达成了妥协。8. 大学的领导层对于马金森案件的回复是驳回进一步审查要求，无视严重的伦理危机。9. 最近一个外部专家小组审查了大学里的人体实验人权保护项目，发现了严重和麻烦的问题。

　　立法听证会最后的结论是：认为马金森自杀与他参与大学临床药物实验并不存在联系。一个患有严重精神病的人自杀，可以有许多相关因素。但是，马金森案件引发了严重的伦理问题和许多的利益冲突，大学的领导层不愿意承认这一点。他们反复称符合最高的伦理标准，驳回重新审查的要求，对前期的审查作出误导性的陈述。这种侮辱性和不准确的回复严重损害了明尼苏达大学的信誉和名誉。

强制囚犯进食的医师伦理

威廉·科尔曼是英国人，在美国康涅狄格一所大学里做体育教练。其妻子控告他婚内性侵犯和人身限制，2005 年，陪审团判定罪名成立，他被判处 15 年监禁，八年后可以执行假释，最早的假释时间是 2012 年 12 月 30 日。科尔曼被监禁在麦克唐纳沃尔克矫正所，称自己无辜，是他妻子为了争夺两个孩子的抚养权而陷害他。他提出上诉，2007 年 9 月 4 日，上诉法院维持原判。科尔曼于 2007 年 9 月 16 日开始绝食抗议，拒绝食用固体食物。

2008 年 1 月 9 日，科尔曼所在的监狱向康涅狄格高等法院哈特福德地区法院提交申请，试图获得一份临时和永久的司法令，允许监狱给被告强制进食。2008 年 1 月 14 日和 23 日，法院举行证据听证会，对临时司法令的申请给出答复。法院听取了双方律师的口头辩论，因为情况紧急，法院给出了口头的命令。法院发布了临时司法令，授权监狱给被告人科尔曼进行静脉注射营养或者鼻饲喂养及其他必要的健康看护措施。必要的时候，甚至可以采用合理的武力方式强制进食。

　　听证会的时候，被告人47岁，5.1英尺高，体重不足100磅，比入狱的时候体重下降了150磅。他有两个孩子，一个9岁，一个11岁。双方当事人同意被告人心理健全，注册法医学精神病医师杜凯特医生确认了这一诊断。杜凯特担任监狱精神病学主任一年半，此前，她担任得克萨斯监狱心理健康室主任，任职六年，还担任过康涅狄格大学囚犯健康看护中心心理健康服务主任，任职一年半。她还是拥有一般精神病学和成瘾精神病学的专业认可证书。

　　杜凯特医生见过被告人两次，为他做过精神评估。她认定被告人的认知能力未受损害，智商超过平均水平。他对她说，他强烈相信自己被误判了，认定前妻在儿子们面前贬低他，构成了虐待儿童。这就是他绝食抗议的理由。她证实，被告人没有纵轴1的症状，也就是没有主要功能的急性障碍，但是有纵轴2的症状，也就是自恋型人格障碍。人格障碍让他不能感受到其行为对他人造成的影响，导致他只从自己的角度看问题，总想给人留下正面的、肯定的形象。她证实，他的这种人格障碍导致他决定绝食。

　　杜凯特医生有六次处理和终结绝食抗议的经历，她建议的方法是先让囚犯镇定下来，将管子通过鼻腔插入胃中，将流质营养物直接灌到胃里。这个过程在医学上不难，程序开始后不久，囚犯就能够正常饮食。

　　按照杜凯特医生的经验，此类事件会给其他囚犯带来严重有害的效果。囚犯都会从监狱寻求医疗看护，如果一个囚犯自杀而不受到监狱方的干预，其他囚犯会感到震惊和不适。绝食抗议会危害在押犯的安全。在这样的情况下，被告人如果住在全日制医院里，就会直接导致心理有疾病的囚犯转到其他机构，远离熟悉他们的治疗团队，结果是这个囚犯占用了别人的空间为自己绝食抗议。

布兰切特医生是内科医生，是监狱的临床主任。他检查了被告人的身体，从 9 月末就一直监视他的状况。他每周三次检查被告人的病历，见面两次。被告人只吃流食，比如水、水果汁、牛奶。虽然被告人有充分的水合物，但是摄取的卡路里不足。被告人已经肌肉退化和贫血，但是饮用牛奶缓解了衰竭的速度。布兰切特称，自 1 月 14 日起被告人的绝食行为在一个月里导致了严重的身体伤害，被告人处于极度危急的状态。危险包括由于电解质不平衡导致的心律不齐，直接威胁了生命。

副监狱长墨菲则证明绝食抗议对囚犯人群的影响，他在这所监狱里工作了 26 年半。他说，他一直关注被告人的绝食，但是没有采取任何惩戒的措施。多年的工作经历，让他坚定相信，监狱里没有秘密，囚犯指望着监狱干预从而保护囚犯以免自残。被告人绝食抗议后的死亡，会导致动乱，包括游行和身体的暴力。而且，如果被告人绝食抗议继续下去，就会出现模仿者，这就存在扰乱监狱秩序的风险。

法官说，申请签署一个临时禁止令，法院必须确信：没有禁止令，是否就会发生不可弥补和迫在眉睫的伤害？官方为应付可能出现困境，是否有充分的救济手段？利益平衡机制是否能够保证发布禁止令？法官说，官方明显并无充分的救济手段预防囚犯的死亡。不能等到被告人生命危急的时候，官方才去发布禁止令。没有禁止令，囚犯和监狱的安全都会遭受不可挽回的伤害和迫在眉睫的伤害。最后，利益平衡的机制也呼吁一个禁止令，监狱一直在应对被告人的绝食抗议，既没有拖拉，又没有超前。在申请永久性禁止令之前，在明确所有情况之前，发布一个临时禁止令是合适的。

法官说，美国不同的州对强制囚犯进食有不同的规定。美国联邦最高法院的说法是，每个有行为能力的人都有权拒绝救命的医疗措施。这被称为捍卫身体的完整性，因此医疗措施需要当事人事先的知情同意，这被美国侵权法坚定地确立下来。不过，虽然囚犯同样具有宪法规定的权利，但是他们行使的权利毕竟受到许多的限制。监狱有责任维护监狱内部的秩序和纪律，防止非法的进入和逃跑，保证囚犯关押在监狱里。因此，美国大多数的州和联邦法院都支持州拥有干涉的权利，在囚犯个人自决及隐私权与国家保全生命及维护秩序之间，法院还是支持了后者。允许州干涉权，基于五个参考因素：监狱制度的有序管理和安全、防止囚犯操纵监狱和司法制度、保全生命、保护无辜的依靠者和维护医疗职业者的伦理整体性。法官说，美国只有三个州支持了囚犯，认为州没有权利强制囚犯进食。这三个州是佐治亚、加利福尼亚和佛罗里达。

法官分析本案的情况，他说有充分的和有说服力的证据证明，允许被告人绝食而亡会伤害监狱的管理秩序和安全，导致其他囚犯的恼怒，需要更多的资源去应对可能发生的不安、游行示威和暴力。绝食自杀与保全他的生命背道而驰。他想利用绝食来重启对他的审判、证明无辜，这是一种操纵司法的行为。他的死将会剥夺无辜的需要他财力供养的孩子的经济来源。基于这些考虑，发布临时禁

止令的条件都已经满足,法院同意给监狱颁发禁止令。^①

这个案件以法院支持监狱有权利强制囚犯进食告终。但是,新闻界、医学伦理界和国际人权组织一直对康涅狄格州的判决持批判的态度。有医学界的人士呼吁取消两名监狱医生的行医资格,因为他们违反了医师伦理,违背了病人知情同意权的基本伦理要求。国际人权组织则称,1975 年《东京宣言》明确规定,医护人员不得从事非人道的、有损人格的虐待和残酷性的治疗和惩罚,美国法官的做法有悖于《国际人权公约》。

---

① *Lantz v. Coleman*, 978 A.2d 164 (2009).

病人的最佳利益

　　2016 年 8 月 4 日，查理出生于英国，天生患有罕见基因疾病，线粒体 DNA 耗竭综合征。这种疾病导致脑损伤，没有外在辅助设备的帮助，病人不能成活。查理在英国伦敦的大欧姆德街医院接受治疗。美国有医生研究此病，开发了一种称为核苷绕行治疗的方法，治疗尚在实验之中。研究者平野医生称可以帮助查理，但是一直没有实地见过病人。查理的父母募捐到 130 万英镑的善款，想把查理送到美国救治。但是，查理的医生不同意转移到美国的做法，因为按照英国医生的判断，查理的病已经无法医治，他的心、肝和肾都已经感染。他们认为，美国医生的实验对查理不能提供帮助，而且会导致更深的痛苦。双方将争端交给了法院。查理所在的医院向法院申请终止维持查理生命的供氧设备，移送到临终关怀机构保守看护，查理父母则申请否决医院的决定，许可送查理去美国就医。这个 11 月大的孩子的悲剧，吸引着世界的目光。

　　案件经过了英国司法系统的三级，失利后查理父母上诉到了欧洲人权法院。案件的争议在于医疗保障的基金、医疗干预、国家干预的角色和儿童的权利。按照英国的法律，当父母和医生对于儿童治疗发生分歧的时候，通常由法院干预并作出判决。此类的案件，儿童的权利优先于父母的权利，医疗诊断和治疗的决定都要以儿童的最高利益为出发点。

以时间为序列，查理的医疗与诉讼过程如下：2017年4月11日，英国高等法院的法官告知查理的父母，查理的生命维持机器将被关闭。法官说，继续维持查理的生命是残酷的行为。5月25日，查理父母提起上诉，但是上诉支持高等法院的判决。5月31日，英国最高法院同意审查该案，给了查理最后的一个缓冲的机会。但是，最高法院最终还是判定，查理的生命维护设备必须被移除。6月27日，欧洲人权法院称他们不干预此案，也就是说，查理的生命维护设备将会在6月30日移除。6月30日，查理父母苦苦哀求后，医院同意再给他们一点时间，让他们与小查理说再见。7月10日，案件重返高等法院，查理家要求让晚期病人小查理远赴美国治疗，49万人签名请愿要求让查理成行。7月17日，美国医生平野教授飞抵英国，与英国同行见面，平野医生相信他能帮助查理。7月18日，平野医生与大欧姆德街医院的医生见面，见面后达成的认定书交给了弗朗西斯法官，此法官要在7月25日作出最终判决。7月19日，56岁的平野医生没能说服英国顾问，美国国会要赋予查理美国公民权。7月20日，大欧姆德街医院的律师公布了小查理最新的核磁共振扫描结果，结果不尽如人意，查理父母情绪大爆发。7月22日，大欧姆德街医院职员收到了死亡威胁，医院叫来了警察。

7月24日，查理父母撤回了赴美治疗的申请，承认11个月大的查理肌肉和组织受到不可逆转的损伤，他将活不到一岁的生日。7月25日，查理父母请求带查理回家等待死亡，医院说查理的供氧设备无法通过医院的前门。7月26日，法官给查理父母最后期限，7月27日晚上12点之前与医院达成临终关怀协议，失败后将查理送往临终安养院度过最后的日子。7月27日晚上12点，双方达成协议，是否达成一致意见不详。弗朗西斯法官批准了计划：移送到临终医院后观察查理不可避免的死亡。7月28日，查理的母亲披露，查理没能战胜病魔，在他一岁生日前一周死亡。"我们美丽的小男孩走了，我们为查理感到自豪。"7月30日，查理与他最喜欢的两只可爱的玩具小猴一同安葬。

法律诉讼方面，在一审高等法院，法官承认，父母对未成年子女的医疗享有同意的权利，但是，决定权则在于法院。法院要以儿童最佳利益为中心进行独立的和客观的判断。判定的出发点和前提是生命的神圣性，"最佳利益"意味着医疗、情感和所有其他的福利事项。法官说，检查过查理的所有医生意见一致，核苷绕行治疗对查理无效，甚至会导致查理的痛苦。法官认定的事实是：其一，查理已经患上了结构性的脑损伤，几乎不可逆转；其二，不能肯定查理是否能感受到痛苦，但是查理可能在不太低的水准上正在忍受痛苦；其三，提供新的治疗方法的美国临床医生也承认，大脑恢复的机会微乎其微；其四，新的治疗方法不仅无效，而且还会带给查理疼痛、痛苦和苦难。法官的结论是，孩子的最佳利益，是让他平静地逝去，不让他感受到痛苦。在二审上诉法院，查理父母区分了两类案件类型，一是儿童最佳利益原则，二是严重伤害原则，本案应该适用后者。法官出于人权的考虑接受了父母的上诉，但是在实质审查中，上诉法官仍然支持了一审法官的判决。在最高法院，查理父母重申了作为父母的权利，法官依然支持医院和医生的判断。判定要以"儿童最佳利益"为最高原则，而非父母所援引"严重伤害原则"来判断。给儿童带来痛苦的治疗，不符合儿童的最佳利益。最高法院参照英国国内成文法、《欧洲人权公约》、英国的判例法和联合国《儿童权利公约》，认定如果没有现实可能的改进，而去延长查理的痛苦，这是对查理的严重伤害。最高法院说，如果再延长查理生命维护设备，即使是短期的延长，最高法院的三位大法官也都会感到是在同谋违反查理的最佳利益。[①]

　　当欧洲人权法院判决查理父母不得干涉他们孩子的治疗后，美国总统特朗普参与了争论。总统说，他乐意帮助小查理，有一家美国医院提供实验药品到英国去救查理。梵蒂冈教皇也宣布，他愿意赋予查理一个梵蒂冈的护照，这样他就可以到意大利的医院就诊。世界上极有权势的两人的介入，使得查理的案件成为全世界热议的话题。

---

　　① Gard and Others v the United Kingdom, App no. 39793/17 (Commission Decision [2017] ECHR 605, 27 June 2017).

残疾儿童的医疗救治之澳大利亚法

澳大利亚在处理移除生命维持设备和拒绝治疗方面，基本上走的是英国的道路。在涉及司法审判的地方，澳大利亚也遵循英国法的原则和规则。但是，澳大利亚残疾儿童医疗同意决定权，也有一个发展过程。我们可以从早期的澳大利亚案件中，发现法律规定的发展历程。以三宗案件为例，我们考察澳大利亚先天残疾儿童医疗救治的法律特点。①

案例一 1986年，一天生残疾儿童出生，患有脊柱裂。孩子的父亲向法院提出申请，称孩子被剥夺了进食的权利，快饿死了。没有调查，也没有证据，法官直接发出了司法令：喂养孩子，直到案件彻查完毕。文森特法官直接命令医院采取合理和必要的步骤以达到好的医疗效果。法官在司法令中说，不管儿童如何残疾，任何父母、医生和法院都没有权力去决定剥夺他的生命。法律不允许

---

① Max Charlesworth, "Disabled Newborn Infant and the Quality of Life", *J. of Contemporary Health Law & Policy* (1985-2015), Vol. 9, Issue 1 (1993).

涉及生命质量的决定，也不能任意评估他人的价值。后世的评论家认为该案脱离了英国法律的传统。没有听取各方的意见和各自的证据，法官是一个理想主义者，以人的生命不可侵犯的名义，直接决定了未成年儿童的治疗同意权。

案例二　1989年，澳大利亚皇家医院里产下一新生儿，取名叫爱丽丝，天生患有脊柱裂。爱丽丝的脊柱严重变形，并伴有脑损伤和癫痫。洛克兰医生与新生儿的父母讨论治疗方案，告诉他们孩子的严重情况，建议保守治疗。医生的同事麦克唐纳医生也同意洛克兰医生的判断。这样，爱丽丝就可以搂抱着喂养，免去痛苦。爱丽丝的父母咨询家人和天主教的牧师，他们都赞同医生的做法。爱丽丝因此没有接受外科手术，12天后死亡。

当时，爱丽丝的祖母听说不给孙女做手术后，跑到维多利亚州生命权激进分子协会咨询此事。激进分子在爱丽丝出生第7天那天跑到医院，要与爱丽丝的父母商议收养爱丽丝。离开后，他们去了警察局，向警察举报医院给婴儿下药，婴儿在那里挨饿。警察出动，启动调查程序。麦克唐纳医生和爱丽丝父母遭到谋杀婴儿的刑事指控。两年后，经过五个月的听证，验尸官认定爱丽丝死于自然的原因，对生命权利极端分子的做法予以谴责。他说，医生和爱丽丝父母所做的决定、所采取的小心步骤，都是合法的，在伦理上和道德上站得住脚，实践证明全都合理合适。

这个案件是澳大利亚关于残疾儿童医治同意权里程碑式的案件。未成年病人无法表达自己的意愿，其他可能的决定人全部出场：父母、监护人、医生、医院、人权公益组织、法院。在这个案件中，父母和医生是一个战线的，决定放弃治疗；人权公益组织是另外一方，以警察介入的方式，希望给予治疗。双方的分歧导致了刑事诉讼，验尸官和法院出场，最后的结果是医生和父母的谋杀罪不成立，医生也没有受到民事和行政的处分。这个案件中，医院伦理审查委员会和政府的角色作用不明显，父母与医生之间的冲突没有出现，这有待于以后的发展。各医院成立伦理审查委员会，是此案 15 年后开始兴起的。政府要求医院治疗，法院维持医生和父母的决定，行政与司法的冲突更多发生在美国。

此案的最后了结，要等 21 年后。2010 年，澳大利亚皇家医院生物伦理中心组织了一场研讨会，主题是"应对紧急看护中的伦理困境"。在征得爱丽丝父母同意的情况下，两位医生做了公开的演讲，对此案有了最后的总结。当年的麦克唐纳医生已经做了管理工作，她说，当年爱丽丝死后他回到医院，"发现自己难以下此决定。从内心里讲，我希望父母请我做侵入式的治疗，因为这对我而言很简单，我不用涉及拒绝治疗的事件中去，即使拒绝治疗是为了孩子的最佳利益"。会后，洛克兰医生说，拒绝给婴儿紧急看护治疗，是他日常工作的一部分。在医院儿童病房，每两周就要发生一起。每年大约 600 名孩子进入儿童病室，40 名死亡，死亡孩子中的一半就是采取拒绝治疗的办法。作出决定是艰难的，不管怎么做，病情严重的孩子都会死亡。即使他们经救治后存活了，他们活得也很艰难，既不能感受到周围的世界，也遭受着持续的痛苦和焦虑紧张，得不到缓解。①

---

① https://peoplepill.com/people/baby-m-2/，访问日期：2022 年 7 月 22 日。

　　案例三　1990年，一个13岁女孩患有智力和身体的残疾。她父母寻求法律的帮助，想在女儿身上做节育手术。父母讲，女孩不能照顾自己，也不能理解性、怀孕和做母亲的性质和意义。为了孩子的最佳利益，父母建议她做子宫切除术和卵巢切除术，这样可以防止她怀孕，也可以防止经期和经期带来的精神和行为的问题，还可以防止激素波动以及伴随的紧张焦虑和行为问题。

　　本案通常被认为是澳大利亚伤残儿童医疗领域最重要的案件。案件先是到了澳大利亚家庭法院，后上诉到了澳大利亚联邦最高法院，也就是澳大利亚高等法院。高等法院说，本案的一个焦点，就是在司法系统内部，哪个法院具有司法管辖权？本案中，当事人是向家庭法院提起的司法救济申请。但是，为13岁女儿做绝育手术，家庭法院有管辖权吗？高等法院的看法是，家庭法院有权确定谁行使儿童治疗的同意权。家庭法院的权限可以扩展到亲权以外的领域，家庭法院也可以推翻父母对子女的决定。

　　但是，家庭法院如此判定的时候，谁有权决定一个13岁的智障孩子是否接受节育手术？此案确立了澳大利亚法律的"儿童的最佳利益"原则，也确立了，只有当孩子患有非常严重的疾病、有不可逆转的结果时，法院才可以否决父母的决定。

　　具体地，高等法院在判决书中判定：第一，任何身体的接触或者威胁都是非法行为，每个人都权选择自己的生活。第二，未成年人由于无行为能力，不能行使同意权时，父母的同意能够成立并有效。当儿童长大有能力行使知情同意权的时候，父母的同意权消失。第三，为了确保儿童利益的最佳保护，相关的判决不一定要与父母治疗同意权一致。第四，在错误决定的后果特别严重的情况下，问题复杂、父母或者监护人之间有利益冲突，那么法院有权作出决定。

　　高等法院区分了治疗性的手术和非治疗性的手术，在一份异议书的判词旁语中，有法官称，父母对于男孩包皮切除这类非治疗性的手术，可以行使同意权。当父母为未成年儿童作出知情同意的时候，不得违反孩子的最佳利益。就本案件直接的法律议题，父母能决定为一个 13 岁的智障女儿做节育手术吗？法官的看法是，节育手术属于个人非常重要的事项，父母不能行使手术同意权。①

---

①　Laura Elliott, "Victims of Violence: The Forced Sterlisation of Women and Girls with Disabilities in Australia", 6 *Laws* 1 (2017).

双性人手术

　　沃灵生于 1959 年 4 月 17 日，天生性别模糊，泌尿器官异常。但是，出生后被认定为男性，且被当作男孩抚养。在青春期，沃灵表现出了男性的毛发特征，长了胡须。1976 年 2 月 25 日，沃灵 14 岁，做了一次阑尾切除手术，手术过程中发现了内脏器官的异常。1976 年 4 月 8 日，进一步的检查发现沃灵长有女性的生殖器官，包括卵巢和输卵管。外表医学证据显示他有男性的生殖特征，但是，没有发现睾丸组织。医疗结论是，沃灵同时具有男人和女人的器官。

　　沃灵被告知，他身上有女性生殖器官。尽管仍然被认定为男性，但是，他有 60% 女性的特征。沃灵的姐姐在与医院教授交流的过程中说，沃灵得知诊断后情绪不稳定，有重度自杀倾向。

　　1976 年 12 月 12 日，沃灵做了染色体测试，发现其染色体是正常女性类型。这一发现没有告诉沃灵。医疗人员进一步对沃灵检查，比如心理分析和性意识和性倾向，决定于 1977 年 8 月 12 日对沃灵进行手术。这一手术导致了后来的争议。

　　手术的进行是基于这样的认识：沃灵同时具备了男性和女性的性器官。医疗报告上写的是"睾丸切除术"（Testovarektomie），后来法院描述为移除同时包含男性和女性腺性组织的器官。但是，在手术过程中，没有发现男性的结构，这与前期诊断有出入。医生发现和移除的是正常的女性结构，包括青春期前子宫、正常大小的卵巢和盲端（blindly ending）阴道。术后报告称，沃灵也许患有肾上腺生殖综合征或肾上腺肿瘤，这就可以解释，他具有女性的染色体，但是又具有男性的特征。

　　2006 年，沃灵调查他的医疗记录，发现了 1977 年 8 月 12 日手术的真实性质和内容，也发现了他被隐瞒了染色体的类型。沃灵在科隆地方法院状告医生，为遭受到的痛苦和苦难寻求民事的经济赔偿。法律上需要判定的是，被告在失于适当告知原告手术的真实性质和内容的情况下，被移除女性器官，是否构成对原告未尽到知情同意的义务？

　　原告说，他从来没有同意发生的手术，也对此不全面理解。他也没有被告知，手术导致全部成形的、纯粹女性腹部内部结构的移除。原告称，移除女性结构导致他以错误的性别在生活。他说，手术剥夺了他获得其他治疗的机会，让他能以真实的性别身份开创新生活。原告争辩说，他当时被告知的是要移除一个肿瘤或者衰败的组织。他所接受的治疗导致了严重的后遗症。

　　被告医生否认这些指控。他说他相信原告得到了充分和告知，而且原告也表示了同意。作为一个外科医生，被告说他做手术是在术前其他医护人员的诊断基础上进行的，而且，在手术的过程中，一名资深的医生现场指导了被告如何移除这些器官。

被告还说，原告一直以男性的身份生活，没有证据表明他天生有女性身体。被告声称，移除的器官是那些深度衰退的器官，移除还有治疗学上的理由，比如原告的心理不稳定，这才是没有告诉原告全部状况的原因。

法院认定，原告没有适当地得到 1977 年手术的完全告知，特别是手术的性质、内容和程度。法院的看法是，被告没有证据证明有充分的理由不向原告披露其状况细节。被告说，没有披露是为了不使原告困惑，法院不支持这样的说法。在没有告诉原告他的染色体类型的情况下就进行了外科手术干涉，法院认定情况属实。

法院也认定，手术前，原告没有被告知他有 46 条 XX 染色体，手术的性质是将一个染色体和器官均为女性的原告变性为男性。这不是针对双性人进行的手术，而是在单一性别的身体里的器官移除手术。在这一点上，被告有义务通知原告，他的医疗诊断发生了根本的变化。法院主张，原告有权利得到关于他的所有信息，在移除原告女性器官之前，被告应该尽到充分的告知义务。

对于被告称是根据先前医疗报告做手术的抗辩理由，法院认为，被告应该理解和评估后期检查发现的结果。被告不能装无辜地推断，他所实施的手术受到手术前协议的制约。

法院道，尽管被告不直接负责总体医疗治疗计划，也不是最先失于告知原告他的染色体组成，但是作为外科医生，他应该理解和充分审查所有的信息，并知道他披露这些信息的责任。以他的专业技能和手术中的角色，被告不能免除责任。

2008 年，科隆地方法院判定支持原告。2009 年，法院第二次开庭，决定赔偿的数额。这一年，沃灵已经 50 岁。原告要求赔偿至少 10 万欧元，以补偿自己的身体和心理的创伤。法院支持了原告，认定被告存在三项过错。被告不服，准备提起上诉，但是最后，被告放弃了上诉，支付了 10 万欧元。①

此案在德国的历史上，是第一次一名外科医生在民事诉讼中因为对双性人实施手术被判定承担责任。判决结果得到了德国各级司法机关的支持。德国因此也成为世界上第一个因为双性人手术医生被判定承担民事责任的国家。此案中原告的胜诉，是双性人的胜利，也是双性人支持者的胜利。他们欢呼雀跃，把沃灵的案件上升到了个人自决和人权的高度。双性人应该自己决定自己的性别和生活方式，未经过本人同意，未给予充分的告知，不能决定对双性人进行手术。

2010 年，沃灵撰写了一本自传，取名为《我曾经做过男人和女人——我的双性人生活》。2011 年 12 月 12 日，她在德国人权研究所举办读书会，人权研究所打出的广告是：克里斯蒂安是出生在莱茵河下游地区的一个女孩。46 岁之前，她都以托马斯的男性身份生活着。直到 2008 年，她起诉了曾经的医生。在没有得到知情同

---

① Landgericht [LG] Köln [Regional Court of Cologne] Feb. 6, 2008, 25 O 179/07 11-12th.

意情况下，在她 18 岁那年，医生手术移除了她的女性器官。她的自传表明，双性人一直遭受着歧视和暴力。她的经历捍卫了双性人的人身安全、自由个性发展和自决权。[①]

　　① Ariana aboulafia, "Just What the Doctor Ordered?: An Analysis of Unnecessary Surgeries on Intersex Children from a Human Rights Perspective", 30 *U. Fla. J. L. & Pub. Pol'y* 321 (2020).

儿童双性人手术的争议

　　哥伦比亚的 8 岁儿童 NN，父亲死亡，母亲是唯一的监护人。NN 出生的时候，接生婆说孩子是女儿，NN 就一直被当作女儿抚养。3 岁的时候，儿科医生发现 NN 是一个假双性的男性，也就是说，NN 难以合成睾丸酮，具有模糊的生殖器官，包括 3 厘米阴茎、1 个阴囊、阴唇皱和内性腺。随后，一个医疗小组建议做一个外生殖器官整形手术，包括阴蒂成型术、阴道重塑和性腺移除。小组发现，NN 的阴茎不可能大到阴茎的平均尺寸且发挥作用，建议在青春期前做手术。但是，医疗小组又拒绝实施手术，因为宪法法院有先例，称父母的手术许可不能替代孩子自己的许可，孩子到法定年龄之前，也不能做这样的决定。NN 的母亲向法院提交申请，因为孩子年纪小，不能为自己作出决定，所以母亲代替孩子作出手术同意的决定。母亲说，如果医疗小组等待孩子有行为能力作出决定，那就太晚了，将会影响孩子心理、身体和社会化的正常发展。[①]

---

　　① 　Sentencia SU 337/99, Constitutional Court of Colombia (12 May 1999).

第一审法院判定，原告母亲的同意不能取代未成年孩子的同意。母亲不服，认为一审判决违反了平等治疗、个人发展的自由和儿童的保护。案件提交到了哥伦比亚宪法法院。法院要解决的问题是，要求儿童双性人整形手术经过深思熟虑的同意，是否违反平等治疗权、个人发展权和儿童保护原则？

法院说，如何处理双性人的问题，尚无成熟的法理学，只有针对同性恋和变性法律的处理办法。但是，法院说，双性人手术中同意权很重要，因为大约有 7000 到 10000 的人生来就是性别不明确的。法院估计，哥伦比亚大约有 15000 到 37000 的双性人。

因为缺少信息，法院向科学界和医疗界寻求答案，希望找到双性人的性质和发生几率以及医疗救治的观点。反馈的答案显示了问题的复杂性，通常有两种对立的涉及医疗、心理、法律和道德的看法。其一，呼吁手术的一派主要来自多数医生和学者，他们认为手术越早越好。他们说，性别模糊对儿童和家长都是件痛苦和心烦的事，孩子性别不明导致同龄人和父母的排斥。他们还称，儿童的性别认同期始于 2 岁，巩固于 5 岁，因此，早点做手术和设定性别特别重要。即使是前几个月不做手术，也最好在孩子青春期前做手术。其二，赞成双性人个人同意的一派，是少数医生和医学学者以及北美双性人协会等社会组织。他们说，生殖器官整形手术是侵入式、不可逆转、痛苦的、影响个人自治的活动。双性人协会证明，手术影响性生活，有时会导致性损害。由于移除了敏感组织，性感觉经常会消失，而且，生殖器官还不能修复。缺乏医学的标准、父母同意的不完善、侵入式整形手术的不成熟，都会否定手术前的父母同意。

法院说，根据《公民权利和政治权利国际公约》第 7 条的规定，"同意"是医疗自治的中心，因为个人作为道德主体需要决定他们如何处理自己的健康。同意是个人发展宪法权的一部分。在一个多元的现代社会里，个人的信仰和经验形成个人的医疗决定，病人的决定必须受到尊重，因为我们确信要过有尊严和有意义的生活。但是，当个人同意与宪法价值冲突的时候，个人的同意也不是绝对的权利，这就需要个案分别决定。如果病人不能提供同意，或者拒绝同意导致他人的健康风险，那么同意权就要授予病人之外的其他人。

国际公约和宪法对双性人同意的问题存在着冲突，分别支持争议的对立方。父母或者监护人无权危及孩子的生命，孩子也并不总是能意识到自己的最佳利益。因此，父母或者监护人经常部分地为孩子的医疗决定负责，但是父母的权力又不是绝对的。宪法强调个人的尊严和个性的发展，国家和社会也有责任帮助和保护孩子们和谐、全面的发展。而且，家庭是社会的心脏，是多元主义的重要场所。个人自治、家庭中心和国家干预都要兼顾。外科手术干预无所谓好坏，重要的是比较之后决定如何治疗孩子。多种考虑的因素需要一定的排序，法院的看法是，孩子的自治和自由发展最为重要；其次，家庭和社会环境也同样重要。因此，为了孩子的最佳利益，父母的同意权有时候也可以取代孩子的同意权。但是，父母的同意权需要通告、合格和坚持。法院说，手术的紧迫性随着年纪的增长而实质性降低。心理学家的说法是，5 岁前，儿童不仅有了性别认同,而且有了身体的意识,还能理解不同性别的角色以及表达他们的意愿。因此,法院认定,同意权的替代只能在 5 岁前。

本案中,NN 小朋友已 8 岁,法院认为手术紧迫性已经降低。孩子已有了性别认同感,在心理或社会化上也不存在问题。8 岁的孩子已经有了自治的感觉,自我发展的权利应该得到保护。从宪法意义上讲,如果一个孩子对她 / 他的身体和性别的认定有了全面的认知、社会和情感的理解力,那么同意权就是不可替代的。对 5 岁及以上的孩子进行手术,必须推迟到孩子能够行使同意权的时候。

法院认为,在双性人手术的案件中,泌尿专家、内分泌专家、遗传学家、妇科专家和精神病学专家组成的医疗小组要确定孩子性别认同、医疗和非医疗干涉认识等各方面的身体和心理特征,列举出各种方法的可能利益和伤害。

法院最后说,NN 是个大孩子,法院否决立即手术,这不是对她生命权的严重损害。因此,母亲不能授权手术或者荷尔蒙治疗。NN 已 8 岁,只有得到了她的知情同意,才能进行侵入式的医疗手术。法院要求组建一个医疗小组帮助母亲和孩子完全知晓医疗以及选择权。如果医疗小组发现 NN 能完全自主表达知情同意,那么在到达法定年龄之前可以给她做手术。否则,就要等她心智成熟之后决定。①

---

① Sentencia SU-337/99, https://www.corteconstitucional.gov.co/relatoria/1999/SU337-99.htm,访问日期:2022 年 7 月 22 日。

未成年人知情同意权的行为能力

在英国法上，18岁是未成年和成年的一个界线。英国1989年的《儿童法》第105节专门做了规定，这个标准同样适用于医疗保障领域。一个年满18岁的人是具有自治能力的成年人。18岁以下，根据他们的年龄，享有不同程度的知情同意权。

英国西诺福克的一个医生未经过父母的同意给一个16岁的女孩开了避孕处方药，女孩的母亲维多利亚·吉利科很不满医生的做法。吉利科有10个孩子，其中5个是女孩，年龄分别从1岁到16岁。医生所在的地方卫生局询问英国卫生和社会保障部。卫生和社会保障部的答复是，只要医生诚实行医，保护她不受到行为带来的伤害，那么医生的行为不能算违法。尽管医生不应该在未征得父母同意的情况下给16岁的孩子避孕的建议和治疗，尽管医生应该劝告女孩告知父母，尽管医生与16岁的女孩之间也有保守病人秘密的义务，但是，如果医生判断有必要，即使没有得到父母的同意，没有与父母协商，也可以开处方避孕药。

　　吉利科认为，卫生与社会保障部的答复侵犯了父母的权利，也会导致非法的危害。1983年，她提起了诉讼，向地方卫生局和英国卫生部发难，发誓要废除卫生部的规章。1984年，一审法院法官沃尔夫驳回吉利科的诉讼请求，法院认定，医生给她女儿开避孕药并不违法，没有鼓励她女儿实行非法性行为。医生如此情形下开的处方药，也没有违反父母的亲权。36岁的吉利科得到判决书后泪流满面，在她丈夫的怀抱里叫喊"我的天，这太荒谬了"，"医生在鼓励孩子们率性而为"。吉利科的法律顾问认为，给孩子避孕建议和药物，非常接近于帮助和教唆非法性行为的犯罪。但是法官说，给孩子药片并非犯罪，反而是缓解了犯罪的后果。她发起了全英国的请愿活动，称自己得到了25万到50万人的签名。

　　吉利科是罗马天主教徒，她说她收到了上千封支持信，有25000个成员的国家家庭主妇协会支持她的行动。吉利科上诉，1985年二审判决，法官支持了吉利科，撤销了一审判决。法院认为，16岁以下的孩子不能有效地行使同意权。卫生与社会保障部不服二审判决，上诉到了英国当时的最高审判机关院。这个案件，确立了未成年人知情同意权的标准。这个标准，就称为"吉利科测试标准"。法院判定，16岁以下的儿童如果有充分的理解力和智力全面懂得医疗的意义，包括治疗的目的、性质、可能的效果和风险、成功几率和其他可能的选择，那么就可以作出知情同意的决定。如果一个孩子通过了吉利科测试标准，她或者他就被认为具有"吉利科能力"同意医学治疗或者医学干预。同意必须是自愿，不受到他人的影响或者压力。医学干预的程度和心智状况的能力因人而异，个别区分。没有通过吉利科测试的孩子，父母的同意则是进行医学治疗的必要条件。

在上议院的审判中，法庭由五位勋爵组成。法官 3∶2 作出了判决，法官们集中讨论医疗建议和同意权，而不是父母的亲权。法官不太支持亲权就是未成年人最佳利益的保护者。多数法官认为，明显不过的是，英国的法律认可父母的权利和义务，他们有权决定孩子是否接受医疗建议，同意或者拒绝医学的治疗。但是，医疗机构的政策也可以是合法的。法院能够矫正政府部门非法的建议。一个医生可以给 16 岁以下的女孩提供医疗建议，只要她能够理解，不被劝告去告诉她的父母。她也可以不管这些建议发生性行为。当她的健康处于危险的时候，她才是切身利益关联者。父母控制子女的权利随着子女年龄的增长而降低。

首席弗雷泽勋爵在此案最后针对怀孕和性健康提出过特别的指导性意见，称为"弗雷泽指南"。这些建议包括：其一，他或者她充分成熟，有智力理解医学治疗的性质和含义；其二，他或者她不能被劝说去告诉其父母，或者让医生告诉其父母；其三，他或者她很可能开始或者继续以怀孕或者避孕的方式进行性行为；其四，除非他或者她结束建议或者治疗，他或者她的身体与心理健康会受到损害；其五，建议或者治疗是为了年轻人最佳的利益。法院说，健康工作者应该鼓励年轻人告诉父母，征求他们的同意。但是，如果得不到父母的许可，健康工作者仍可以给孩子们建议或者治疗。如果条件不成熟，或者孩子是在压力下作出的同意决定，或者被利用了，那么健康工作者就可以不遵守保密协议。

　　这样，按照吉利科能力测试和弗雷泽指南，13 岁以下儿童没有父母的参与不得作出知情同意的决定。在性健康方面，13 岁以下的孩子在法律上无权利同意性行为；一旦发现，必须采取行动，这里无须顾及吉利科测试。16—17 岁的孩子在法律上推定为成年人，有同意医学治疗的能力。但是，不同于成年人，他们拒绝治疗的决定在某些情况下会被父母、亲属或者法院的意见推翻。孩子最佳利益的原则决定了，当拒绝治疗会导致死亡、严重或者不可逆转的心理或者身体伤害时，我们必须承担起责任。13—16 岁的孩子，则涉及披露病史和设立安全阀门的问题。如果不具备吉利科能力，医疗人员有义务提高安全保护级别。如果具备了吉利科能力，但是病情需要保护他们不受到伤害，为了公共利益，医疗人员也应该提升安全保护级别。在这两种情况下，医疗人员都应该通知父母孩子们所采取的行动，除非这样做给他们的安全带来附带的风险。①

　　吉利科能力的测试标准，发端于英国上议院，在英格兰和威尔士有约束力，而后又被澳大利亚、加拿大和新西兰批准。苏格兰和北爱尔兰也有近似的规定。英国上议院的后续判例，进一步发展了弗雷泽指南，将此规则扩展到了性传播和感染以及终止妊娠领域。在这场法律诉讼中，吉利科成了一个社会活动家。她自己也经历了两场诉讼。1996 年，布鲁克咨询中心说她要对如今青少年的怀孕率升高负责。2000 年，她状告中心，法官判她败诉，付出了 4298

---

　　① Gillick v West Norfolk and Wisbech AHA [1986] AC 112.

英镑的诉讼费用。2002年，吉利科就职于英国自愿怀孕咨询委员会，这个委员会是欧洲最高级别的关涉青少年怀孕的机构。那一年，吉利科从青少年性健康慈善机构那里得到了道歉，并获得5000英镑的赔偿。

连体婴儿分离手术

　　一对父母为科索沃难民，居住在马耳他。父亲 44 岁，母亲 34 岁，结婚 2 年，无子女。生活不易，父亲无业，失业达 8 年之久。母亲能找到工作，但是因为怀孕终止了工作。收入微薄，勉强度日。怀孕四个月后，超声波扫描发现母亲怀有双胞胎，而且是连体。医生曾经在英国曼彻斯特圣玛丽医院实习过，建议他们去英国治疗。

　　马耳他与英国有协议，可以送一定数量的病人去英国就诊，但是，夫妻俩是难民身份，不能享受这个待遇。由于本地医院无法治疗连体婴儿，地方政府出钱让母亲去英国，父亲也想办法跟随。在谢菲尔德再次磁共振扫描后，父母的个人陈述称：医生认定婴儿过小，难以存活，其中小的那个难以活着出生。在其家乡，终止妊娠是违法行为。到英国后，夫妇二人得知特殊情况下，可以终止妊娠。但是，他们是罗马天主教徒，强烈相信每个人都有生命的权利。上帝让母亲怀上了双胞胎，上帝的旨意让双胞胎一直活着、继续前行，以及在第一个 7 天里保持发育。妇产医生的说法是：为了尊重夫妻俩的意愿，尽量不予人工干涉。到妊娠第 42 周的时候，才给母亲剖腹产。2000 年 8 月 8 日，双胞胎出生，联合重量为 6 公斤，出生后立即被送进急救室。大一点的婴儿化名为朱迪，有啼哭充满活力，呼吸进食正常；小一点的婴儿化名为玛丽，情况较糟，上氧气面罩，通气僵硬，听不到空气进入，无胸动或呼吸的声音。一小时后无进展，胎儿扫描显示，玛丽胸部有大量积水，估计是在肺部。心脏超大，不能自主呼吸。

双胞胎外表上盆骨连体，各有四肢。内在里，每个婴儿有自己的大脑、肺、肝和肾，唯一共有的器官是大膀胱，主要处于朱迪腹部，但是通过两个独立的尿道自由贯通。医生给出的关键解剖学事实是：朱迪的主动脉供养着玛丽的主动脉，动脉循环从朱迪流向玛丽。静脉则从玛丽返回朱迪。

朱迪出生 9 天后的医生诊断是，她有解剖学意义上正常的大脑、心、肺和肝。肠、脊椎、肾，也都属正常。下肢大致正常。神经方面，她有多种神经反应，属于正常。智力方面，她有正常的大脑和智力，能指望正常工作。三周后，她有正常的反应和正常的发育，唯一不足的是她要供养她的妹妹玛丽。朱迪心脏保持稳定，显示能与环境合拍。

但是，玛丽的情况不乐观。在三个关键期，她的情况严重不正常。首先，她有一个发育不善的原始大脑。发展迟缓，认知困难，可能会发展为脑积水，导致损害，最后有可能心脏病和癫痫并发。其次，她的心脏超大，功能虚弱，泵送无力。再次，肺部组织缺少功能机理，不能自主呼吸。心、肺和大脑的残缺，使得玛丽不能独立存活，只能借朱迪的供养维持。

基于连体双胞胎的情况，医生给出了三个方案。其一，永久性连体。不做手术，维持现状。有可能恢复正常的朱迪携带着不正常的玛丽。朱迪不能行走和正坐。高强度的心脏输出，可能导致她在几周或者几月内死亡。如果供血不足，那么重要器官和肾脏将无力工作，大脑缺血缺氧会导致两个婴儿均告死亡。其二，有选择性的分离手术。让玛丽死亡，就会使朱迪获得独立的、长久的和良好的生活机会。她能无须辅助，相对正常地独立行走。分离手术可以使朱迪参与与她年龄和发育匹配的正常生活。其三，半紧急／紧急分离手术。如果玛丽突发状况而死亡，那么紧急手术会给朱迪带来灾难，威胁她的生存。与选择性手术比较而言，选择性手术的死亡率为 6%，紧急手术的致死率为 60%。对于玛丽来说，分离手术意味着死亡。比较而言，医生更倾向于选择性手术。

关于连体双胞胎所涉及的法律和伦理困境，已经有大量的文献。本案中，父母不愿意做分离手术，医生和医疗机构则倾向做分离手术。医院向法院申请执行令，希望通过法院裁决给连体婴儿做分离手术。

父母提供的陈请书说，他们首先感谢医护人员提供的治疗，也感谢英国政府的帮助，但是，不能接受死亡一个孩子来挽救另外一个孩子。他们说这是上帝的意志，每个人都有生命的权利，不能杀一个女儿来救另外一个女儿。另外，如果手术后朱迪活下来，她也需要特殊的看护和治疗。朱迪要去英国接受治疗，他们二人无力承担，也不知道政府是否愿意支付费用。父母难以下此决心。

不过，父母愿意接受英国法院的司法管辖权，同意法院对此作出裁决。

高等法院于8月18日按照1989年《儿童法》发布传票，称：如果未成年人不能给出有效的同意，而且父母又拒绝给出同意书，那么为了孩子的最佳利益，第一，实施不分离朱迪和玛丽的手术；第二，实施紧急的分离手术；第三，实施选择性的分离手术，都是合法的。

约翰逊法官一审独立裁决，他认定朱迪应当过一种"相对正常的生活"。手术意味着朱迪的生和玛丽的死，但是，朱迪值得拥有同类儿童品质的生活。他将孩子的福利当作最高准则。他尊重孩子的父母，但是，此种情况下，孩子的生命更加重要，这是一个自由社会追求的目标。就朱迪和玛丽而言，法官说他应该做出平衡。是让朱迪过上正常的生活，还是延长玛丽几个月的生命，他得进行利益的权衡。玛丽是值得同情的，但是，同情不能改变她的结局。即使不做分离手术，她也只能存活几个月。法官说，在听证会上他咨询过医疗顾问和儿科医生，他们的说法是，玛丽不能哭，她没有肺去哭泣。

法官说，分离手术是一种积极的作为。积极作为导致玛丽的死亡，法律上无法避免非法的嫌疑。医生的解释是，朱迪可以被看作玛丽的生命维持机，分离手术实质上是切断了玛丽的生命维持机。但是，法官不同意这样的观点。他宁愿将玛丽的死亡看作中断和撤回从朱迪那里吸取的血液供应。这样理解的话，手术不再是积极的作为，因此合法。法官作出了同意分离手术的判定。

父母不同意初审法官的判决理由，提起了上诉。上诉法官分别从医疗法、家庭法和人权法角度做出了分析。主审法官沃德称，按照医疗法，基本的原则是未经过本人同意在他或者她身上手术，是违法行为，这既是刑法上的伤害，也是侵权法上的人身侵害。每个成年人都有健全的脑子，有权决定对他自己的身体做出决策。对于无行为能力的成年人，则适用普通法上的紧急避险原则。紧急避险可以使非法行为合法化。对于未成年儿童，则适用代理人同意的原则。按照1989年《儿童法》，父母已婚的，父母行使代理权；父母未婚的，母亲行使代理权。

如果父母代理权与未成年孩子最佳利益不符，那么就要寻找新的处理方法。按照普通法，法律从来不将父母的权利视为至高无上，或者超越必要的审查和控制。对父母代理权的否决权，由法院掌握。任何有利害关系的人有不同的意见，可以提交法院，由法院决定。

按照家庭法，父母监护权是第一位的。但是，为了未成年孩子的最佳利益，也允许法院行使否决权。其中，孩子的福利是法院需要考量的最重要因素。上诉审中，提出的问题是：其一，朱迪与玛丽的分离，是朱迪的最佳利益吗？其二，玛丽与朱迪的分离，是玛丽的最佳利益吗？其三，如果利益发生冲突，法院就要平衡双方的利益，允许一方的利益优先于另外一方的利益。其四，如果优先利益是做分离手术，那么如何手术才合法。

预设的问题是，连体的两人，其中的每个人都是人吗？法官说，对此并无一致的意见。但是，所有当事人，以及相关医学人士比如产科医生、妇科医生、放射科医生、心脏病学家等都认定两人的个体性，"尽管双胞胎有共同的一些组织，但是他们各有独立的心脏、大脑，因此医学上讲，他们是独立的个体"。

对于朱迪来说，分离手术无疑是符合其最佳利益的，因为生命可以从几个月延长到正常的生命期望值。即使手术可能带来脑损伤，也有生命的危险，但是，她可以有一个完整的膀胱，最坏的结果只是戴一个结肠造口袋。手术成功，她还能有正常的性功能。生命的价值和生命的神圣性，都让分离手术给朱迪带来最佳利益。

对于玛丽来说，是否有最佳利益是个难题。上诉法官说，分离手术会导致玛丽的死亡，不可能促进玛丽的最佳利益。除非适用安乐死的分析，一个晚期病人生不如死的时候，结束她的生命也许是最佳选择。即使是按照罗马天主教的道德神学，过度治疗会导致身体痛苦、精神折磨、社会隔离和财力支出，因此拒绝治疗也具有正当性。治疗的价值与生命的价值不等同，生命无价，治疗则可以取舍。法官说，虽然手术对玛丽不利，这情形叫人绝望，但是，她的生命仍然不可减损、充满了尊严。

最后，法官把朱迪和玛丽的利益进行了平衡。法官说，手术能给朱迪带来全新的生命，同时给玛丽带来了死亡，但是，法官还是将天平倾斜给了朱迪。他说他不是平衡生命的质量，而是更看重生命的潜在价值。玛丽靠朱迪生存，她实质是在吞噬朱迪的生命之血。朱迪活，玛丽才能活。玛丽的寄生生活是朱迪死亡的原因。法官假设，如果朱迪能说话，她肯定会说："停下来，玛丽，你在谋杀我。"玛丽将无言以对。法官说，在我的公平和正义的天平上，结论是医生能够帮助朱迪，帮助不了玛丽。法官的结论是，同意医院进行分离手术。①

---

① In Re a (Children) (Conjoined Twins: Surgical Separation) [2001] Fam 147.

智障男子节育术

　　某男，28 岁。唐氏综合征患者，智力评估处于显著和严重大脑损伤的边界线上。他与 63 岁的母亲生活在一起，自他出生的那天开始，母亲就细心照顾。后来，母亲自己的身体欠佳，要去医院做后背和臀部的手术。为了儿子未来能继续得到精心的照看，她想把儿子送到地方日托中心。母亲担心，当儿子去了中心，如果不给他做节育手术的话，他可能会与女子发生性关系，让女子怀孕。母亲很反感生而不养不负责任的男人。因为儿子不能理解自己行为的结果，她因此强烈感受到手术是必要的。如果不做，母亲就会很焦虑。

　　母亲 1999 年 7 月 30 日向英国高等法院申请，要求对儿子进行节育手术。母亲的意思是，按照英国上议院的先例，如果儿子不能够表达自己同意的意愿，为了他的最佳利益，母亲希望儿子接受节育手术。做此类手术，需要征得官方法定代理律师的同意。但是，母亲的请求遭到了反对。此案是英国第一例请求法院出具在男子身上做节育手术同意书的案件。

法官根据双方提出的观点和证据，认定该男子不能理解性行为和怀孕之间的关系。男子从过去到将来都不能理解节育手术的目的，也不具有同意或者拒绝同意的能力。但是，他有性意识，并处于活跃期。看见裸体女子画像的时候，他会手淫。他有时候还与性女郎发生一些情感故事。他有生殖能力，生理上可以成为父亲。

法官对事实的描述是，该男子每周三次去日托中心。他去文字中心和残疾人俱乐部，曾经做过一些活。能学但跟不上节奏，他需要不断提醒。他看不到危险、不能预测到结果。他没有金钱和时间的观念。他可以短暂外出，能去商店。他因友善和易诱导而显得很脆弱。他愿意陪伴他人，喜欢靠近女人并亲吻她们。母亲保护着他，矫正他的不良行为。他母亲不愿意儿子在家里有偶发的性行为，不过，有稳定的关系也许会例外对待。

母亲的申请还附带了一位精神病医生的证据。这位坎贝尔医生是著名的精神咨询师，他提供了两份报告并给出了口头证言。医生说，他见过男子两次，分别在1993年和1998年。他确信男子无表达同意的能力，支持对男子实施节育手术，因为他没有能力采取避孕措施。他认定男子享受与女子交流的过程，低程度的监管会导致他与女子发生关系，甚至让女子怀孕。医生说，限制该男子与女性的交往是不理智的，因此，节育手术可以给男子带来更多的自由。申请方的证据还来自两位泌尿学家。他们都说，节育手术不难，一般的麻醉就可以。法官觉得，只要法院发出同意书，手术就能成功。手术没有太多的风险，也不会带来副作用。

　　本案的官方代理律师叫荷兰德，是唐氏综合征协会的咨询精神病医师。他于 1998 年见过本案的男子。他不同意坎贝尔医生的意见。他说男子生活中的男女都受到监护，发生性关系的几率很小。他说，做节育手术并非符合男子的最佳利益。要说有担心的，也不是怀孕，而是性关系可能导致的性病，这个医生称，要多关注男子的情绪和情感。

　　法官的意见是，是否同意节育手术，关键之处还是要看节育手术是否合乎男子的最佳利益。做不到这点的话，法院将会拒绝同意手术。法官综合双方的观点和证据，称给男子做节育手术并不能给他带来多少好处。节育不会避免性关系带来的性病风险，高级别的监护使得发生性关系的几率很低。

　　母亲方提起了上诉。代理律师认为，目前是男子人生中的转折点，节育手术能给他带来更多的自由和丰富的人生。要尊重男子与女性交往的权利和性权利，如果不做手术导致女子怀孕的话，会带来更严重的伤害。官方新法定代理人也提出了相反的意见。他还是认为，为男子做节育手术并不促进他的最佳利益。代理人强调了两点：其一，节育手术，毕竟也是侵入式的手术。从历史上看，为不能表达自己意愿的人做节育手术，都会带来当事人心灵的创伤，与《欧洲人权公约》违背。其二，给男人做节育手术不同于给女人做节育手术，相对而言，怀孕对女人的伤害大于对男人的伤害。与其给男子做手术，不如把更多的关注投射到相对的女子身上。

　　上诉法院的三位法官都出具了自己的判决意见，一致同意驳回上诉，不支持对该男子做节育手术。主审女法官姐姆引用了一个英国上议院的先例：一个 36 岁的女子，患有精神病在医院住院，与同院男子有了稳定的两性关系。女子的母亲担心女儿怀孕带来更大的伤害，于是向法院提起申请，要对女子实施节育手术。法官最后支持了母亲，同意在女子身上实施节育手术。本案法官说，先例与本案可以类比的是，首先，为了病人的最佳利益，当病人无法表达自己同意的时候，医院可以实施手术。其次，医生可以判定，为了保全生命、促进健康、防止身心退化，可以为病人的最佳利益做手术。但是，决定手术的权利在法院，法官判定手术的合法性。法官说，最佳利益的判定，要考虑到病人医疗、情感和所有其他的福利。但是，先例不适用于本案的地方在于，先例里的病人是女子，本案的病人是男子。节育手术对女人和对男人的意义是不一样的，因为性关系和怀孕对女人的风险肯定不同于男人，毕竟男人的生理结构不同。此类手术，对女人的重要性大大高于对男人的重要性。第二位法官谢曼同意两位法官的意见，也同意驳回上诉。第三位法官索贝则补充说，在判定男子最佳利益的时候，应该列出一个对照表。动手术对他的增益和减损各是什么，然后确定是否同意在本案男子身上做节育手术。①

---

　　① Re A (medical treatment: male sterilisation) Court of Appeal (Civil Division) [2000] 1 FLR 549, [2000] 1 FCR 193.

尸检器官切片的所有权和处置权

　　1999 年，著名儿童心脏问题专家罗伯特·安德森教授在为皇家布里斯托医院提供专家证词的时候，无意中发现了一个秘密。医院未经父母同意，从患病儿童身上提取组织，或者死后尸检时提取尸体组织。全英国范围内，医院都有病理学家切除和保留病人身体组织的行为。2000 年，病理学服务领域开展了一场组织和器官的审查。器官和组织摘取和扣留引起社会舆论关注，最后引发了全英国组织团体主导下的三场诉讼。

　　三宗案件都是死后尸检，医院从儿童身上提取器官组织，后长期保留在医院，最后医院处置了这些组织。三宗诉讼的权利人都是死亡孩子的父母，器官组织的提取和保留，都未征得父母的同意。权利申请人的诉讼请求不一，主要涉及精神损害，同时涉及非法占有、侮辱尸体、过失，并请求惩罚性赔偿。

　　其一，哈里斯夫妇案。妻子生于 1969 年 8 月 16 日，丈夫稍微年长。1995 年，哈里斯夫人怀孕，胎儿取名为洛希娜。怀孕 10 周后,妻子被诊断患有糖尿病。20 周,夫妻得知他们的胎儿可能患有一种罕见病:关节弯曲。医生建议终止妊娠。他们拒绝建议,并于 1995 年 10 月 6 日怀孕 28 周时紧急住进了西多色特郡总医院,接受剖腹产。胎儿出生时,重 686 克,患有多重严重的身体异常。1995 年 10 月 9 日,洛希娜死亡。死后尸检,对她的大脑、心脏、肺和脊柱予以切除,保留在南安普顿医院。10 月 16 日洛希娜火化,移除的组织并未还回到身体里。2001 年 5 月 31 日,南安普顿医院给哈里斯夫妻寄去一信,这个时候,哈里斯夫妇才得知,洛希娜在尸检时被移除了器官组织,并保留在了医院。随后,他们被告知,器官已经被处置。哈里斯夫妇称,他们未同意移除和扣留女儿的这些器官,即使当初被征求尸检意见时他们也给出了特殊的指令:所有的器官需恢复原状,让洛希娜能完整地安葬或者火化。

其二,卡彭特夫妇案。妻子生于 1959 年,1980 年结婚。1985 年产下一男孩,取名叫丹尼尔。丹尼尔是她的第一个孩子,怀孕时正常,出生后一年里非常健康。1986 年圣诞节,他开始哭泣。到 1987 年 1 月,健康状况恶化,2 月初,他被诊断出患有脑瘤。1987 年 2 月 3 日,南安普顿医院进行了肿瘤切除手术。手术后,丹尼尔健康改善了几日,随后恶化,1987 年 2 月 8 日死亡。丹尼尔是术后死亡,因此验尸官要进行尸检。卡彭特夫妇并不愿意尸检,妻子还与尸检官通过电话,讨论这个议题。尸检在南安普顿医院进行,1987 年 2 月 17 日,丹尼尔在祖父家附近安葬。2001 年 3 月 5 日,卡彭特夫妇收到一封信,得知尸检官曾经切除过丹尼尔的大脑组织,并保存在医院。丹尼尔的大脑于 1987 年 8 月 11 日火化,但是医院保留了大量大脑及脑干组织样本的蜡块和幻灯片。这些样本最后归还给了卡彭特夫妇，2001年11月16日与丹尼尔的残骸相会。卡彭特夫妇称，直到2001年3月，他们夫妻二人从来都不知道丹尼尔的大脑在尸检中被切除。

其三，绍特夫妇案。绍特夫人生于1966年12月24日，1992年年初怀孕。10月9日近40周时自动生产。接生婆在家给她检查，未测出胎儿心动。绍特夫人住进了牛津的约翰耶克莱夫医院，接受检查，做了超声波扫描。结果显示，没有胎儿心跳，绍特夫人被告知是死胎。1992年10月10日中午12点30分，绍特夫人产下一死婴，名字叫劳拉。绍特夫人在医院的丧失亲人室待了四天。在这个期间，劳拉的尸体存放在停尸房，绍特夫妇随时可以探视。1992年10月12日，绍特夫人本来不愿意接受尸检，但最后还是经过了尸检程序。尸检中，劳拉的大脑被切除，存放在医院。2001年11月2日，绍特夫人收到信件，才得知劳拉的大脑被切除，存放在医院。绍特夫人称，当初同意尸检的时候，要求过当劳拉被安葬的时候，所有被尸检所取出的身体器官都得放回原处。她从来都没有同意和意识到劳拉的大脑被医院扣留了。

尸检分为两种，一是医院的尸检，哈里斯案和绍特案属于此类；二是验尸官的尸检，卡彭特案属于此类。按照英国1961年《人体组织法》，医院的尸检需要得到家属的同意，家属不反对是尸检的先决条件。尸检通常于死后几天里在医院或者附近有医疗设备的机构进行。按照英国1987年的《出生和死亡条例》，以及1988年《验尸官法》，成人或者婴儿在医院死亡后，必须通知验尸官。验尸官是独立的司法官，他自行决定是否验尸。验尸官雇佣病理师尸检，给予其报酬。

根据双方当事人提供的证词，法官对事实的认定是：在哈里斯案中，如果哈里斯夫妇事先被告知洛希娜的器官要存放在医院几个月的时间，他们就不会拒绝同意尸检。通过尸检得到病因对他们太重要了，他们不会拒绝同意。但是，根据哈里斯夫人强烈的情感，她的同意是有条件的，那就是葬礼推迟，或者，归还器官随后埋葬。接到医院存放并处置孩子器官通知后，哈里斯夫妇是否遭受到精神损害？法官审查了几位精神病大夫的报告，认定哈里斯夫人遭遇的精神不适由多种原因造成，得知器官组织被存放和处置，只是恶化了病情。诉讼结束后，她的状况可以立刻得到改善。法官说，如果哈里斯夫人真的存在精神损害，法官愿意判定 4500 英镑的人身损害和精神损害赔偿。但是，法官说，哈里斯夫妇并未受到严重的精神损害。同样，在卡彭特和绍特的案件中，法官也认定卡彭特夫妇和绍特夫妇同意了尸检，只是在细节上和前提上各有不同的要求。在精神损害上，两对夫妻都因为孩子的死亡遭受到了精神的创伤，事后得知医院留存和处置器官组织加剧了心里的不安。法官说，如果认定两位夫人的精神损害成立，她愿意判定 3500 英镑和 2750 英镑的损害赔偿。不过，法官判定卡彭特夫人精神损害不成立，绍特夫人精神损害成立。

在侵权形式方面，其一，申请人提出了"非法干预尸体"之诉，三申请人提请法官确立非法干预尸体之诉，此诉讼在苏格兰、加拿大和美国已经确立，但是英国普通法里不承认此项诉讼。要构成此侵权行为，申请人首先有占有死去孩子尸体的权利和义务，其次被告没有合法的权利干涉尸体的留存和处置。法官说，按照普通法的先例，死亡人的尸体里不存在任何财产权。即使法律要做出改变，那也不是法官能做的事，那需要议会的立法行为。不过，法官支持父母对于死去孩子埋葬的义务。这是基督教赋予教徒的义务，父母不能出售尸体，不得随意扔进洞穴，不得扔进河里。但是，法官说，埋葬的义务也并非不受限制。1961 年法案就规定，人死于医院，医院有法定的权利最先占有尸体。如果得到同意实施尸检，那么医院继续有权占有尸体。在检尸官尸检情形下，检尸官有法律上的权利授权病理师占有尸体，直到尸检官弄清死亡的原因。

法官说，法律在特定的情况下，也承认尸体里的财产权性质，可以成为法律上所有权和占有权的对象。当尸体成为某种技艺适用对象的时候，比如解剖和保存技术，那么就有了"尸体无财产权"规则的例外，尸体具有了财产的性质。比如本案中，对孩子的器官的解剖和固定，都需要大量的技巧，随后制造的蜡块和幻灯，都是经过科学训练专家技巧技艺的成就。此种情况下，征得同意实施尸检，移除器官，都是合法的行为，父母占有尸体和埋葬尸体的权利并不产生。法官支持了医院被告，不支持"非法干预尸体"之诉的成立。

其二，注意义务和过失。在哈里斯和绍特案件里，申请人称医院尸检应该对尸体的家属承担注意的义务，如果违反此项义务，医院要承担对家属的过失责任。法官认定，即使得到了家属的同意，尸检医生依然要对尸体家属承担注意义务，这是基于医患关系的应有之义。医院是否违反了这种义务，则要从行为的目的、正当公平和合理尺度上考察。法官说，要从注意义务、违反义务和损害的可预见性各方面考察具体的情况。法官认可医生告知同意的程度和范围，相信医生会以病人的最佳利益行事、告知尸检的相关信息，告知的范围既不会事无巨细，也要避免对尸体家属造成不安。

最后，法官判定，哈里斯夫妇有权处置洛希娜的尸体，尸体一旦火化，骨灰一旦掩埋，权利就解除。夫妻两人对洛希娜的器官不具有占有的权利。尸检过程及事后造成的蜡块和幻灯片，医院合法具有器官的占有权。哈里斯夫妇是精神损害的第一顺序受害人，但是，医院对于他们的精神损害不能合理预见，因此精神损害的因果关系无法确立起来。医院不承担过失责任，而且，过失侵权不适用惩罚性赔偿。

绍特夫妇同意劳拉尸检的时候，没有明确表达约定条款。法官推断，如果绍特得到明确的信息，劳拉的器官被移除和留存，他们肯定会选择推迟葬礼。法官因此认定，绍特夫妇因为器官的留存而遭受了可计量的精神损害。绍特夫妇对劳拉的尸体有安葬权，但医院提取劳拉的大脑等器官，不构成非法干预尸体。但是，医院和医生对她失于尽到注意义务，要对她承担精神损害的责任。法官判定2750英镑的赔偿，但是不适用惩罚性赔偿。

卡彭特夫妇所经过的是验尸官的尸检，他们同样对丹尼尔的尸体具有处置的义务。尸检医生是在验尸官指导下工作，验尸官有合法的权利。医生因为验尸官而合法获得丹尼尔大脑的占有权。卡彭特夫妇不能得到法院判定的赔偿。①

---

① In The High Court of Justice Queens Bench Division Royal Courts of Justice Strand, London, WC2A 2LL 26 March 2004.

连环杀手病历泄露案

　　伊恩·布拉迪和米拉·海德里是苏格兰著名的鸳鸯连环杀手，1963—1965年期间，谋杀了至少5名10—17岁的青少年。米拉被媒体描写为"英国历史上最邪恶的女人"，阿特金森法官则称伊恩是"超越想象的邪恶之人"。伊恩是英国历史上被监禁时间最长的罪犯。

　　伊恩出生于苏格兰格拉斯哥，母亲是茶室女招待，父亲身份不明。伊恩出生前其父亲去世，生活所迫，母亲将伊恩留给当地人照看。12岁时，伊恩随母亲及继父迁往曼彻斯特。伊恩喜欢虐待和杀戮动物，继而发展成攻击儿童。后来，伊恩对"二战"和纳粹发生浓厚兴趣，学习德语。喜爱的书籍有希特勒的《我的奋斗》、陀思妥耶夫斯基的《罪与罚》和萨德的《杰斯汀娜》。13—16岁期间，他曾非法闯入他人住宅和小偷小摸，入少年管教所两次。1957年，他在商场工作，认识了灵魂伴侣米拉。

　　米拉的童年经历比伊恩正常一些。工人家庭出身，父亲酗酒，酒后虐待米拉。父亲还教米拉如何打架，支持她打架。米拉8岁的时候，被一男孩欺负，抓伤了面颊。父亲叫她还击，她把男孩叫到室外，把他打倒在地。妹妹出生后，米拉与外祖母生活在一起。经常逃学，但是成绩很好。喜欢运动，擅长游泳，女性特征不明显，外号"四方肥臀"。1961年，米拉18岁，在商场当打字员，认识了伊恩，她比伊恩小4岁。她对伊恩一见钟情，陷入爱河，伊恩一年后才接纳米拉。他们一起看电影、喝德国红酒。伊恩给米拉讲授希特勒和纳粹，谈论萨德并让其接受强奸和谋杀并无过错的观念。为了讨好伊恩，米拉开始穿短裙长靴，染发，不再去教堂。

1963年7月开始，两人开始实施周密的谋杀计划。先是由米拉诱拐青少年，伊恩性虐强奸后，或者勒死或者用刀割断受害者的喉咙，然后埋在偏僻的叫作摩尔的沼泽地。后来认定的受害人有五名，年龄从10岁到17岁。1965年10月6日，两人实施奸杀儿童的时候，米拉的妹夫正好碰上了。两人没要妹夫的命，要求他帮助清理场地。妹夫随后向警察局报案。两人被捕，1965年4月27日受审。刑事审判只指控已认定的三宗谋杀案。在他们被逮捕的前几周，英国刚废除死刑，因此，两人被法庭判处终身监禁。1985年，伊恩在监狱里称还另外谋杀了两人，调查重新启动。1987年7月1日，发现一具尸体，另外一具尸体一直未被发现。

2002年，米拉死于支气管肺炎，终年60岁；2017年，伊恩死于胸肺病，终年79岁。伊恩被认为是英国历史上在监狱里服刑时间最长的罪犯。即使在监禁期间，两人也不甘寂寞。米拉一直提出申诉，称自己已经没有危险性了，要求假释和减刑，但是未获成功。

伊恩明知道自己不能获得自由，1985 年，伊恩被认定患有精神疾病，从监狱转到森严壁垒的阿斯沃斯精神病院。此精神病院，就是本文所涉案件的原告申请人。1999 年，伊恩大闹精神病院，指控调整病室不合法。他宣告绝食，并联系新闻媒体发布自己的所作所为。2001 年，伊恩与出版社签订出版合同，出版《双面神之门》，拿到稿费 12000 英镑。

1999 年 9 月 30 日，伊恩转到另外一个病房。他提出抗议，向警察申诉，并向国家卫生机构宣布要绝食。医院决定对他强制进食。伊恩同时也展开媒体攻势，反复给英国广播公司（BBC）写信，通过律师对外发布消息，倾诉他受到的不公平对待，描述绝食的细节。医院为他的事也开了 12 次新闻发布会。2000 年 2 月 2 日，伊恩得到法律审查的机会。听证会上，法官判定医院强制进食是合法的，在本案中，并不必须得到伊恩个人的同意。

1999 年 12 月 2 日，《明镜日报》刊登了调查员署名为琼斯的文章。文章包含了伊恩病历的原始记录，描述伊恩绝食时期医生的查房和观察文字。医院依据 1977 年《国家健康服务法》和 1983 年《精神卫生法》对报纸提起了诉讼。2000 年 4 月 19 日，法官判定，《明镜日报》两个工作日内作出声明：其一，解释如何获得或者掌控哪些伊恩的病历资料，是原件、复印件，还是摘要？其二，提供资料的医院雇员的身份信息：姓名、地址、电话、传真。报纸不服，12 月 18 日提出上诉，上诉被驳回。报纸最后上诉到英国上议院，琼斯先生的证词说，他也不知道信息的最初来源，但是他确信来自医院的工作人员。他是通过中间人得到的信息，通常给付中间人一定的信息来源费用，这一次，他给了中间人1500英镑。被告方的理由是：其一，伊恩自己也对外提供绝食和强制进食的信息，报纸的报道只不过加强了相关的资讯，不属于泄露病人的隐私；其二，言论自由是新闻报道的本质所在，受到宪法的保护。

　　法官依次分析了案件所涉及的法律问题。首先，法官认定了保守病人秘密的重要性。医患关系是基于相互信任而产生的一种信赖关系，医生有保护病人隐私的法律义务，医院有保守病历信息不被泄露的责任。没有医患之间的隐私保护义务，病人不会告诉医生生病的真实情况，医生无从医治。病人病历泄露会伤害医患关系的信任感，因此，医院的雇员被雇用的时候，都会签订病人隐私保护的合同。向第三方泄露病人的病历，对于雇员来说就是一种违反合同的行为，发表病历的第三方是一种侵权行为。

　　本案中，双方都不否认这种医患之间的信赖关系和隐私权。不同的意见是，被告方报社的说法是，伊恩自己也向媒体公开自己绝食的信息，因此，报纸发表伊恩绝食期间的信息不再是一种秘密，报社不是一个侵权者。法官不同意报社的说法，称伊恩自己泄露自己的信息，并不影响医院雇员对病历的秘密保护义务，也不能让报社豁免于对医院的法律义务。医院的雇员、病人医疗团队、医院管理人、医疗卫生职员、健康记录人员、药剂师，医生和医疗秘书、心理学家、社会工作者和安全职员，都需要保守秘密的信息。任何雇员将这些信息出售给中间人，都是一种不当行为，构成侵权。伊恩向媒体公开的信息，不能损害医院保守病历秘密的独立的利益。

　　其次，法官分析了言论自由与保守病人秘密之间的关系。法官也承认,《欧洲人权公约》规定了新闻自由的权利。1981年《藐视法庭法》第10条规定,法院不得要求新闻人员提供新闻的消息来源,除非是"为了正义,或者国家利益,或者避免犯罪或混乱"。1953年《欧洲人权公约》第10条规定:"1.每个人都有表达自由的权利,包括自由拥有观点、接受和传达信息和观点,不受公共权力的干涉。2.在一个民主的社会,为了国家安全、领土完整或者公共安全,防止无序或者犯罪,保护健康和道德,保护其他人的名誉,防止泄露隐私秘密,或者为了保护司法的权威和公正,表达自由才能够受到必要的限制。"法官引用先例说,在表达自由和公共利益之间,法官必须做出具体的权衡,来判定一个案件中哪个利益优先。

法官说,通常我们是要保护新闻表达自由的,不下命令公开新闻来源。但是,保护也不是没有资格限制的。本案的核心就在于,下达公开新闻来源的命令是否"必要和相称"。按照先例,一般原则是,限制表达自由的必要性必须是令人信服的。对新闻来源保守秘密的限制,要求法院进行最大程度的审查。依照《欧洲人权公约》第10条的规定,限制表达自由需要两个方面的条件:其一,满足社会的需要;其二,限制必须与立法目的相称。本案中,医院保守病人秘密的义务应该得到完整的保护。在精神病学领域,医患之间的信任关系更加重要,病人和治疗师之间比医学其他领域更需要双方的信任。所有的评估、诊断、治疗和风险分析依赖于对方提供的信息。如果报告一旦进入公众的视野,那么医生或者病人就被置于危险的境地。

本案原告医院对于病人的看护充满了困难和危险。病人病历的泄露，将会增加这种困难和危险。为了遏制未来同样或者相似的不当行为，有必要确认消息的来源并予以惩罚。因此，命令公开消息来源，既有必要也合乎相称原则。伊恩自己透露个人的医疗信息，并不减少医院的权利，医院有权阻止其雇员泄露病人的病历。伊恩的行为不损害医院病人病历的完整性。公开信息来源完全合乎病历的安全性，而且，本案中，泄露病历存在金钱的交易，这样的泄露就更加恶劣。

最后，法官支持了医院，撤销报社的上诉，要求报社公开信息提供者的身份信息。[①]

[①]　Ashworth Security Hospital (Respondents) v MGN Limite (Appellants) on 27 June 2002 [2002] UKHL 29.

医院的告知义务

2003 年，贝奇女士时年 55 岁，患有 I 型糖尿病。她自 35 岁开始患有此病，一直依赖胰岛素。6 月 30 日，她状告伦敦学院医院信托公司，因为她在该公司旗下的伦敦女王广场神经外科国家医院接受手术，遭受术后中风。诉讼理由是医院过失和未尽到充分的告知义务。

事情的经过如下：2003 年 6 月 18 日，贝奇女士醒来头疼，视力模糊，左眼至鼻子不适，不适持续了好多天。她曾经也有过视力问题。2001 年，因左眼患糖尿病并发症，她去做了一个激光治疗。次年，她去看过眼科医生，做了检查，偶尔还做过大脑的核磁共振，没发现异常。6 月 16 日，她看了她的全科医生，医生认为她患有鼻窦炎，建议她服用抗生素。

6 月 18 日，贝奇女士看全科医生，描绘了她的病况，医生为她安排了一个急诊，去瓦特福德总医院就诊。在瓦特福德总医院，她留院观察。留院期间的病历记载，她持续头疼，不适，恶心呕吐，右眼眶区肿胀，上睑下垂。体温曾经达到过 37.3—37.5℃。但是，在 18 日转到第三家医院也就是本案被告女王广场医院时，医生在转院单上写着无发烧状况。血糖测试表明，她控制得很不好。瓦特福德总医院的医生说，没有临床证据证明贝奇女士患有蛛网膜二次出血或者假性脑膜炎，但是建议她去看神经大夫，做一个 CT，看是否可以排除蛛网膜二次出血。

6 月 20 日周五，贝奇女士看乔范诺尼医生。这个医生同时是瓦特福德总医院和女王广场医院的签约医生。他对贝奇女士的诊断是，她可能患有瞳孔第三右神经麻痹症。医生很熟悉这个病症，曾经治疗过多个病人。通常，他给此类病人开处的诊断方式是急性核磁共振影像，因为这是一种非侵入式的诊断方式，只给出部分颅部影像，可以诊断包括贝奇女士高度怀疑的鼻窦炎。

根据乔范诺尼医生的建议，贝奇女士填了核磁共振申请表，表明贝奇女士患有痛感第三神经麻痹症，可能会导致背部感染性动脉瘤和深度鼻窦炎。但是，急性核磁共振扫描受到阻碍：其一，瓦特福德总医院的放射师称，医院的核磁共振没有急性的类型；其二，任何时候在相关医院里都没有空闲的时段让瓦特福德的病人去做核磁共振扫描。当天下午，乔范诺尼医生只好联系了女王广场国家医院的神经和神经外科，让贝奇女士转院到那里。

20 日周五晚上，贝奇女士到达女王医院，进入神经外科病房。周六大约午饭时间，贝奇女士做了导管造影检查。将一根导管从腹股沟插入，向上穿过血管系统到达脑部，然后扫描。用此方法来排除贝奇女士背部患感染性动脉瘤的可能性。但是，这种扫描具有风险，可能威胁病人的生命。参与的医生有安德鲁医生、奈尔医生、埃尔杰罗迪医生和神经科放射师布鲁先生，但是，后来多数医生们都不记得扫描的过程。

导管造影时的放射师杨医生在手术申请表上留有签字，他是外科科室里的资深负责人。临床摘要上记录称贝奇女士头疼、右边第三神经麻痹，"需要排除背部感染性动脉瘤。CT 扫描无出血"。没有提及不同的诊断和深度鼻窦炎。贝奇女士也签署了标准的治疗同意书。

告知同意书的名称是大脑造影手术，标准形式记载，"我已经向别人／父母解释了手术。特别地，我还解释了……"，但此处及"期望的好处"处，没有内容。在"严重或者频繁发生的风险"处，载有"渗血。肾脏损坏。1% 中风"。后来，布鲁先生的解释是，这个 1% 的中风率是经常使用的。排除极端情况，概率在 0.5%—2%。女王医院的概率事实上低于 1%。布鲁医生说，数字并不对每个病人裁剪，因为这本身就毫无意义。对于像贝奇这样 55 岁且患有糖尿病的人来说，中风的概率是不好预测的。因此，就给定了 1% 的概率。同意书还写道："我还讨论了手术可能涉及的事项，可替代适用的好处和风险［包括不治疗］，以及其他的问题。"同意书首先有埃尔杰罗迪医生的签名，后有贝奇女士的签名。

但是，事后贝奇女士说她不记得埃尔杰罗迪医生向她解释过手术过程，但是她记得护士对她说过 1% 的中风率。她可以肯定的是，当她被推进手术室的时候，她才第一次遇到布鲁先生和埃尔杰罗迪医生。她以前没有在病房里见过这两个人。她只记得在前厅等待进入手术室时，她躺在推车上，被要求签字。护士的名字叫温迪，也没与她有更多的深入讨论。与她不同，埃尔杰罗迪医生记得这个手术获得了签字。他的习惯是，到达医院后，花一个半小时去病房看望病人。埃尔杰罗迪医生和布鲁先生对法官说，事先获得病人的同意是合乎逻辑。这样可以避免遇到周末给医疗人员带来麻烦和成本，特别情形是病人被要求签署同意书而在最后关头没有签署同意书，事先签署好同意书是通常的惯例。除非特殊紧急情况下的紧急处理，但是，本案中没有紧急的情况。法官说，他倾向于接受埃尔杰罗迪医生的说法，因为本案中没有理由不遵循既定的标准程序。护士的转院通知上也记载有贝奇女士已经签署了同意书。法官说，贝奇女士周四转到瓦特福德，周五又转到女王医院，周六上午去做造影手术，加之她脑子迷糊伴随着头疼，病人记忆发生偏差也存在可能。

根据埃尔杰罗迪医生的证词，他说神经外科医生曾经与贝奇女士讨论过她的病史、状况和最可能的原因，说已经得到了她的同意。他的任务只是给她咨询，告诉她导管造影的风险。贝奇女士的证词也称她的态度是"医生知道得最多"。但是，她说，如果给她一个选择，在无中风风险的核磁共振和有风险的导管造影之间，她会选择核磁共振。在交叉质证过程中，贝奇女士说，如果埃尔杰罗迪医生解释两者方案，核磁共振和导管造影，她将不能理解。如果埃尔杰罗迪医生说导管造影是最好的办法，能排除动脉瘤，那么她会听从医生的，因为医生知道得最多。

周六中午贝奇女士做了脑造影手术，布鲁先生和埃尔杰罗迪医生在场。下午，贝奇女士就发生了中风。所有的专家都说源自导管造影：血栓和血凝的成形和移动，流向大脑后导致了中风。中风导致贝奇女士的精神创伤，拿她自己的话说是"彻底改变了她的生活"。她现在是一个残疾人，左半边身体虚弱，左手臂功能受损，不能负重，个人照护和穿衣都有困难，不能做家务。中风之前，她是一个热情的园艺师，现在不得不放弃这个爱好。她以前热爱运动和跳舞，现在已经不可能。她不能再回到她的秘书工作岗位上去，尽管看上去她可以坐在那里像个地方治安官。

法律议题上，法官先是分析医院的行为是否构成对于贝奇女士的过失。过失的标准是指被告的行为是否合乎一个理智之人的标准。在医疗职业活动中，则是要考察医疗人员的实践活动是否为那个专业技艺的医生的职业水准，英国法中称为"博勒姆测试"。如果医生达到了那个水平，医生就不构成过失。如果医生的行为不能被接受为合理的或者负责的，那么医生的行为就是过失。进一步，如果对于一个医疗问题，专家们的意见也不一致，那么就要考察医生们的观点是否能经得起逻辑的分析。这个时候，就要应用"利益-风险分析"模式，决定实施何种医疗方案，可以达到最大利益和最小风险。

法官说，每个医生的诊断都受到研究年限、从业经历、参考文献等多方面的限制，医学本来就不会有唯一正确的答案，都不会有绝对的正确和真理。法官认真甄别了双方专家证人的意见书。每个专家的看法都有其合理性。本案发生于 2003 年，从后来的标准上看，鉴于贝奇女士的年纪和病史，让她去做核磁共振比给她做大脑造影更合乎"利益风险标准"。但是，乔范诺尼医生对她的诊断没有错误，通过造影技术排除动脉瘤也是合适的，他也曾经建议核磁共振。另外，女王医院没有现存可用的核磁共振设备，只能做造影手术。所有这些，法官认为医生过失不成立。

接着，法官分析第二个法律议题：医院是否得到了病人的知情同意？法官说，医院无疑有义务向病人揭示医疗的风险。本案中，医院的确告知了贝奇女士造影术有 1% 的中风风险。但问题是，医生没有给出两种可用的选择。医院的告知的内容应该到达何种程度？法律规则是，如果存在实质性的风险，那么通常情况下，医生有责任通知病人那个实质性的风险；有了这个信息，病人才能够决定采取何种措施。在现代医学里，父权制已经不再适用，不能够全听医生自己的看法，而是尊重病人个人的意愿，病人有权利了解哪怕是小的、成熟的手术，有权知道手术后严重损害的结果。根本原则是病人的自治和事实尊重，因为风险一旦成为现实，损害的承担者是病人自己。

本案中，贝奇女士的情况特殊。她由一个神经学医生转诊到女王医院，但是，由于缺少病床，她住进了神经外科病房。乔范诺尼医生是一个神经学家，他推荐了核磁共振。周五晚上的入院文件同时推荐了核磁共振和导管造影，只是到最后才确定导管造影。在此背景下，两种选择可以供贝奇女士使用，她需要有比较风险的解释。但是，事实上，医院没有给她更多的选择。

法官最后的结论是，乔范诺尼教授对贝奇女士的诊断是正确的。他的计划是明智的。问题出现在瓦特福德总医院不能给贝奇女士提供核磁共振检查。乔范诺尼教授只好改用他法,将贝奇女士转院到女王医院。不幸的是,神经科没有床位,贝奇女士"落入神经外科之手"。要达到乔范诺尼教授排除动脉瘤嫌疑,替代性的办法就是导管造影。结果贝奇女士做了不必要的手术,导致了中风。女王医院的造影手术判断不存在着过失,它的过错是没有与贝奇女士讨论造影术与核磁共振的比较风险。从这个意义上说,被告没有尽到注意的义务,因此对贝奇女士负有责任。2008年9月29日,王室法庭柯南斯顿大法官作出判决,判定被告赔偿贝奇女士621000英镑。[①]

---

① Janet Birch v University College London Hospital NHS Foundation Trust [2008] EWHC 2237 (QB).

医疗过失的职业标准

　　此案为英国王室法院 1957 年的一宗案件，是确立医疗过失职业标准的标志性案件。医疗过失的标准，以原告姓名冠名，称为博勒姆测试标准。如果一个医生实践达到了当时医疗团体通常的水平，即使每个医生采取的诊断和治疗方式不同，那么也不能判定医生存在着过失。

　　原告是被告精神病院的一个自愿入院病人，1954 年 8 月 16 日再次到被告医院就诊。他在 8 月 19 日到 23 日期间患有抑郁，接受 ECT（电休克疗法）。治疗方式是在头部两侧安置电极，让电流通过大脑。电击大脑的结果之一是引发剧烈的痉挛运动，以设定的定量形式使病人肌肉收缩和痉挛。治疗过程前，如果给病人涂上松弛剂，那么肌肉收缩就会平缓一些，反应会减少到不可见的程度。但是，本案原告接受此疗法的时候，没有给他用松弛剂。不幸的是，电击治疗中，原告的髋臼或者骨盆被撞击，导致两侧骨盆骨折。

　　8 月 23 日，阿尔弗瑞医生实施的治疗，遵循了他通常的方式，接受了首席精神科医生巴斯特瑞乔的指导，实施了"未修改"的治疗，也就是没有事先使用松弛剂，也没有使用约束板。原告躺在沙发上，下巴有预防设施，双肩固定，嘴巴加塞。两边都有护士看护，防止原告滑落下来。

原告称，治疗前，被告未使用松弛剂，也没有实施麻醉或让原告服用阻止或者控制痉挛强度的药物。被告没有提供充分的护士护理，没有警告他治疗存在的风险，没有给予合适的人工控制。被告则否认指控。

支持原告的专家兰德尔提供了专家意见，他是一个精神科的大夫。他的观点是，电休克治疗前应该使用松弛剂和麻醉剂，由此降低骨折的风险。他说他在1953年前，只在少数案例中使用松弛剂，此后在所有案例中都使用。如果不用松弛剂的话，至少也会采用人工控制或限制。他也承认这是他个人的观点，还有许多的同行医生反对他的观点，不用松弛剂。支持被告的专家巴特瑞切也提供了自己的专家意见，他说他一向都不使用松弛剂。他认为电休克疗法带来的死亡风险很小。只有在特别极端情况下，他才会使用松弛剂或者人工控制。在治疗前的警告义务问题上，原被告双方的意见也完全不同，原告证人称不告知骨折的风险是不对的，被告证人称除非病人要求，否则没有义务警告病人。

主审法官是麦克内尔，他指导陪审团说，我的任务是给你们陪审团释明法律，你们的任务是确定案件的事实。如果要证明被告要承担过失的法律责任，就需要原告承担证明的义务。法官说，原告遭受的损害，按照医生的判断，发生的概率是五万分之一。电休克疗法的意外发生很少见。另外,电休克疗法在当下是一种新的科技。其技术尚未有统一的和公认的标准,医生在运用的时候手段各不相同,有的使用约束板,有的使用松弛剂,有的使用人工控制。

法律上讲,所谓"过失",是指被告没有做一个理智之人在当时情形下应该做的事,或者,做了一个理智之人当时情形之下不该做的事。这个理智之人,是一个普通之人。在职业活动之中,这个普通人乃是这个行业中有普通能力技艺的从业者,他无需具有最高的专业技巧。医疗过失,是医生的行为没有达到一个理智的、有能力的当下标准。如果医生的行为符合医生群体普遍认可的实践标准,那么就不是一种过失。技术随着时代在变,过失的标准也追随时代的发展。20 世纪的医生不能固执地按照 18 世纪的标准给别人动手术:不上麻药,不消毒。原告受损发生在 1954 年,法庭审理发生在 1957 年,不能拿 1957 年的标准要求 1954 年的医疗实践。

本案中,原告称被告承担过失责任,主要依据这样几点:其一,被告没有警告原告治疗的风险,原告失去决定接受治疗或者放弃治疗的机会。其二,被告没有使用松弛剂来减少骨折的风险,被告因此构成过失。其三,即使不使用松弛剂,那也应该使用人工控制,不仅仅护肩、撑下巴和加靠垫。法官分别做出了分析。被告构成过失的标准,依然是上述"通常有能力的医师的水平"。

对于被告的警告义务,需要考察两点:首先,在实施电休克治疗之前,一个好的医疗实践要求有一个警告吗?其次,假定给出了警告,结果有何不同?根据原告的说法,兰德尔先生是最著名的精神科大夫,基于兰德尔先生的专家证词,通常对病人采取电击治疗的时候，都要告诉他治疗对于他的益处。在专家自己任职的医疗机构，必须给病人一份治疗同意书。医生会对病人说给他使用松弛技术，首先给他注射，让他睡觉。然后再打一针，让他的肌肉麻痹，不再动弹。医生会给病人解释，如果不给他松弛剂，他的身体会发生剧烈的晃动。但是，警告不会阻止病人接受电击治疗，抑郁的病人经常陷入自己身体健康的幻觉之中，什么都不会改变他们的态度。告诉病人骨折的风险，也不会实质性地影响他治疗的态度，以及改变对他疾病的态度。当问及其他有能力的医生是否持反对的意见，兰德尔医生说反对的看法是存在的，承认其他的医生会认为根本不需要给出警告。被告方的专家证人则说："我不警告任何技术的风险。我认为没有必要这样去做。如果病人问我风险的事，我会说风险非常小，小于任何外科手术。骨折的风险是万分之一。如果他们不问，我不会提及风险的事。"另外的医生还提出了其他的问题，比如，如果告知风险越多，赶走病人的概率就越高。如果病人过于紧张，医生就不会说太多。如果病人问，就告诉他真实的情况。如果因为恐惧而失去治疗的机会，那是得不偿失。在病人非常抑郁和有自杀倾向的情况下，告诉他们你所知道的情况，会使病人的情况更糟。介绍了专家证词后，法官指导陪审团说，面对一个抑郁病人，他唯一的希望就是得到电休克治疗，即便医生没有强调治疗过程中可能发生的危险，医生也不应该被指责。法官接着假定，即使应该警告，那么警告说风险的概率是万分之一，结果会有什么差别？法官说，即使如此，病人也同样会接受电休克治疗，不会因为小的风险不去治疗，让自己的身体维持现状。

　　对于使用松弛剂，原被告的意见也不一致。原告称，没有使用松弛剂就增加了受伤的风险。被告称，病人没有使用松弛剂而实际受到伤害，风险虽然存在，但是概率很小。医生说，病人也过于简单地描述了问题。如果要使用松弛剂，那么医生会在另外两种风险中做出抉择，也就是松弛剂避免损害和使用松弛剂带来的致死率。松弛剂与麻醉剂会同时使用，这个时候，医生就要做出医疗的判断。法官说，从专家们的意见上看，兰德尔医生支持使用松弛剂，而其他的专家都认为不必使用松弛剂。

　　最后，关于人工控制。原告说，即使不使用松弛剂，医生也该使用人工控制措施，保护病人不受到伤害。被告则不支持这样的看法，称自1951年以来，医疗的实践都主张不固定病人，而是让病人的四肢处于活动的状态，护士在旁边看护防止病人滑落，这样反而安全。被告说，医学上有一个学派认为，如果将病人固定，或者用固定板，或者护士骑在病人身上向下压着病人，那么事实上造成骨折的可能性更大。法官综合了专家的意见，多数医生都倾向于被告的说法。值得一提的是，法官援引了一个先例，引用了当值法官丹宁勋爵对医学特点的分析。丹宁勋爵说，用事后的结果反推事前行为，是人的本性。但是，我们不能把不幸当成过失。"医学给人类带来了巨大的收益，这些收益伴随着巨大的风险。每一个外科手术都有风险。我们不能不承担风险而只享受收益。每一个技术的进步也同样伴随着风险。医生与我们一样，要从经验中学习；经验经常用残酷的方式教导我们。有些事走偏了，有些事显现出不足，我们矫正就是。这就是现在正在发生的事。""如果我们对医生和医院的每一次失误都科以责任,那么医生就会为了保证自己的安全而不会过多促进病人的利益。主动性会受阻,信心会动摇。""我们必须坚持,在每一个点上都要对病人保持注意的义务,但是,我们不必将每一个不幸事件都认定为一种过失。"

案件的最后结果是,经过 40 分钟的讨论,陪审团给出了支持被告的裁决。[1]

---

① Bolam v Friern Hospital Management Committee, [1957] 1 W. L. R. 582.

宗教信仰与割礼手术

　　母亲信仰基督教，父亲信仰伊斯兰教，父母离异后孩子随母亲生活。父亲向法院提出申请，为了加强孩子与父亲的联系，以证明孩子生而为伊斯兰教徒，要给孩子做割礼，但母亲不同意。法院要解决的问题是，当父母就孩子的医疗手术意见冲突的时候，法官如何确定孩子的最佳利益？孩子该做还是不该做割礼手术呢？

　　父亲27岁，土耳其出生长大，保留了土耳其国籍，但在英国有永久居住权，有英国护照。他是一个穆斯林，但是较少积极遵守伊斯兰的教规。母亲29岁，英国人，与孩子父亲在婚姻存续期间短期生活在土耳其，离婚后一直生活在英国。理论上属于基督教徒，但也不是一个宗教的实践者。1992年，母亲去土耳其度假，两人相识。同年年底，母亲去土耳其，于1992年11月18日在土耳其与父亲结婚。两个人都是初次结婚。

　　父亲说，母亲在怀孕期间，曾经同意如果生个男孩，就按照伊斯兰的礼仪做割礼。1993年2月，父母从土耳其到了英国，1994

年 3 月孩子 J 出生。婚姻没能够持续下去，1996 年 9 月 29 日父母分居，当时孩子 2 岁半。5 岁的时候，孩子在当地小学就读，一直在世俗的家庭环境中成长。与伊斯兰的关系，只是与他父亲相关。母亲不是穆斯林，与穆斯林社区没有任何瓜葛。同样，父亲也似乎没有穆斯林的朋友或者与穆斯林圈子有联络。

孩子 5 岁的时候，父亲依据英国 1989 年《儿童法》向法院申请一个特别命令，给孩子做割礼。父亲说，母亲曾经答应过，但是现在反悔了。孩子的官方律师诉讼代理人也反对做割礼。一审法官沃尔认为，孩子虽然生为穆斯林，但是在世俗社会里长大。割礼是一种不可回复的外科手术，孩子也无做手术的医学根据。父母都对孩子享受亲权，但是，母亲与孩子朝夕相处。从孩子最佳利益上考察，不应该给他做割礼。

根据这些背景，法官首先分析了孩子的宗教信仰。他说，按照英国法，孩子与母亲生活在一起，以非常规基督教徒的方式养大，另外，他父亲又是一个非常规的穆斯林，因此，他虽有混合的宗教遗传，但本质上是世俗的人，他没有特定的宗教信仰。其次，法官也分析了割礼的法律性质。父母双方都有亲权去安排他们男孩子是否做割礼。但是，从医学的角度讲，法官征求了儿科医生的意见，参考了英国医师协会和美国医师学会的指南，称主流的医学观点是需要父母双方的同意，当父亲缺少亲权的时候，特别需要母亲方的同意。儿童医生的意见是，孩子没有做割礼的医学根据，因为孩子没有患任何需要做手术的疾病。因此，割礼手术不是必须的或建议的。而且，割礼手术并非不痛苦，而且还会有身体和心理潜在的风险，风险虽小，但是肯定存在。

法官说，在土耳其社会，穆斯林男孩子都要做割礼。但是，在本案中，孩子的生活环境会让他成为少数民族，他不能确信他的同伴有同样的经历。孩子的母亲是照看人，极难以用积极的观点告诉他割礼的前因后果，因为不像是在穆斯林家庭环境里那样，割礼是一种庆典，是一种收获。即使母亲术后照顾孩子，改变装束，孩子的割礼还会导致紧张和焦虑。父母之间的紧张关心，割礼之后孩子与同类之间的不同，都会增加孩子遭受负面心理的风险。

法官的结论是，父亲申请给孩子做割礼，主要的想法是加强父子之间的穆斯林身份关系。但是，他的割礼并非家庭庆典的一部分，他也不会在穆斯林家庭环境下被抚养成人。因此，法官拒绝了父亲的申请，列举了判决的若干考虑因素：其一，孩子会在英国世俗环境下抚养，接受割礼反而会使他成为一个另类。其二，孩子没有接受割礼的医学根据，而且，割礼是以一个明显不可逆的手术干预。手术会带来痛苦，风险虽小但是依然存在的身体和心理的创伤。其三，父母之间的隔阂使孩子成为一个脆弱者。母亲在其中更为紧张，因为她无法给出接受割礼的正面理由。而且，孩子到了能够理解的年纪，如果不能全面理解割礼手术的原因，他能够感受到痛苦和不适。其四，母亲享有亲权，负责孩子的日常照顾，是孩子一生中最重要的人。她反对割礼，且有合理的理由。法官最后的结论是，不认为现有的证据能够证明接受割礼符合孩子的最佳利益。

法官在判决书里，还专门提及了《欧洲人权公约》和联合国《儿童权利公约》。法官说，将父亲宗教宣示的权利与孩子的最佳利益及母亲的权利进行利益衡量，法官依然会驳回父亲的割礼申请。

父亲不服，提起了上诉。上诉法院民事庭由三位法官组成，巴特勒-斯露丝法官、施利曼法官和索普法官。三位法官一致同意驳回父亲的上诉。

索普法官针对上诉人律师的上诉理由，写了详细的判决理由。其一，上诉人称一审法官混淆了宗教信仰和宗教教养。孩子生而为穆斯林，父母婚姻持续的几年里孩子也受到了宗教的熏陶，父母的离异不能终止他的信仰。对此，索普法官说，这个理由只有理论上的正确性。重要的问题是，要把信仰与孩子的福利结合起来考察，一个人的宗教归宿感，需要长期的宗教教育，伴随着情感、智力、心理和精神归属。法院有权利聚焦于宗教的教养，而非宗教出生。其二，上诉人称一审法院偏袒了母亲而忽视了父亲，二审法官说所有事实表明不存在这样的问题，法官事实认定和自由裁量都不存在错误。其三，上诉人称反对割礼的考量，要么是暂时的，要么是推测的。法官反对说，上诉人的说法是无视了孩子发展的现实。恐惧、痛苦、绝望或背叛感都可能是暂时的，但是所带来的情感和心理创伤会伴随孩子的一生。其四，上诉人称一审法官确立了一个一般的标准，为以后同类的案件设定了法律障碍。二审法官不认可，称一审法官的判决仅仅强调了每个案件依照特定事实处理的原则，并非确立一般的标准。社会大众对于割礼的态度是存在极端分歧的，法院不会影响实际上的做法。二审法官说，同意一审法院的结论，那就是根据 1989 年的《儿童法》，没有得到另外一方父母的同意，父母单方不能安排割礼手术。基于上述理由，索普法官判决驳回上诉。

施利曼法官同意索普法官的判决。他在他的法律意见中说，法官面临的问题是，是否授权导致痛苦、包皮永久丧失、身体和心理上严重的小概率风险？法官说，孩子太小，不能够表达自己的意见和同意。法官继续分析了宗教信仰和宗教教养，但是反对上诉人指控一审法官偏袒母亲无视父亲。巴特勒-斯露丝法官也同意索普法官的判决，只对一个问题补充了自己的看法。她说，如果父母对男孩割礼的意见不一致，那么问题应该提交到法院来解决。父母意见不一，法院就应该出于孩子的最佳利益决定是否同意做割礼手术。同意驳回父亲的上诉。①

---

① Re J (child's religious upbringing and circumcision), Court of Appeal, Civil Division, Family Court Reports 307 [2000].

幼儿病人插管与医疗过失

1984年1月11日，两岁的帕翠克因为哮喘住进了被告医院，资深儿科大夫霍恩和科主任罗德嘉进行了诊断。15日，病人回家，这次治疗无异议。1月16日傍晚，帕翠克再次犯病，无法入睡、躁动不安、呼吸困难、气喘作响，又去了被告医院。罗德嘉医生做了诊断，关心幼儿的状态。晚上8:30，她安排护士一对一地照看幼儿。次日早上，医疗记录幼儿好转，左侧呼吸仍有困难。中午进食颇多。大约中午12:40，幼儿疾病第一次发作。护士叫来了护士长萨拉班克。护士长觉得病人状况太可怕了，脸色苍白。她呼叫霍恩医生的传呼机，没有直接联系罗德嘉主任。护士长请霍恩医生回医院给病人看病，称病人呼吸困难、脸色苍白。霍恩医生说尽快到，但是，霍恩医生和罗德嘉医生后来都没有赶到医院。护士长回到帕翠克身边时，却又吃惊地发现病人又恢复了常态，自由走动，脸色红润。她继续让护士看护他。

大约下午2点，病人第二次发作。护士叫来护士长，护士长发现情况如同第一次发作。她很担心，再次给霍恩医生打电话。霍恩医生说，她正在出门诊，想让罗德嘉医生替她一下。两人通话的时候，护士说小病人又恢复了。护士长向霍恩医生详细描述了病人的情况。第二次发作后，罗德嘉医生也没有诊治幼儿病人。她的理由是传呼机电池耗尽，没有能接受到信息。

大约下午 2:30，事件进入最后灾难阶段。帕翠克再次出现状况，脸色未变但些许躁动，开始哭泣。护士呼叫护士长，护士长呼叫两位医生的传呼机。在与医生通话过程中，病人的紧急蜂鸣器响起。护士长召唤心脏骤停医疗小组。病人崩溃，呼吸系统完全堵塞，不能呼吸。结果，病人心脏骤停。9 到 10 分钟后，病人活了过来，呼吸和心脏功能恢复。不过，病人大脑严重受损，不久后死亡。帕翠克的母亲对医院提起了医疗过失之诉。

初审法院哈奇森法官审理此案，他说霍恩医生在接到电话后没有治疗或者安排人治疗，违反了注意的义务。但是，要判定被告是否承担过失的责任，还得考察因果关系。也就是要考察，如果霍恩医生或者其他医生按照要求诊治了病人，那么病人的心脏骤停是否可以避免。到审判结束的时候，双方达成这样的共识：其一，插管输气能够保证，呼吸衰竭不会导致心脏骤停；其二，病人最后灾难性发作之前，应该实施插管。法官说，如果霍恩医生当时就插管，原告都会赢得诉讼，而不管有能力的实践者是否如此行为；如果霍恩医生不插管，那么只有当她违反了普遍接受的医疗实践的时候，原告才能赢得诉讼。法官说，他要确定的是医生是否必须插管，如果她没有插管，那么是否能被同行职业人所能接受。对于第一个问题，霍恩医生的证据称，当天下午 2 点她要是给病人诊治的话也不会安排插管。对于第二个问题，下午 2 点之后，医生是否应该给病人插管，专家们的意见不一致。法官考察了不下八位医疗专家提供的意见，五位专家支持原告，称第二次发作的时候，任何一个有能力的医生都会插管，其中，希夫医生提供的意见最有力。支持被告的三位专家则称，当时情形之下，插管并非合适。其中，丁韦德医生的意见令人印象深刻。哈奇森法官采纳了丁韦德的专家证词，他说，如果霍恩医生当时去救治了病人但没有插管，那她的治疗手段也达到了相当的技艺和能力水平。因此，哈奇森法官认定，被告违反注意义务的行为，不能证明是导致帕翠克死亡的原因。病人方上诉，上诉法院驳回了上诉。1997 年，案件最后到了英国最高审级上议院。

在上议院，大法官称，医疗过失的标准通常采用博勒姆测试标准，那就是特定领域里团体所认可的技艺适中者的水平。换言之，如果医疗职业者达到通常的职业水平，不能仅仅因为他的做法与持相反意见者不同，就判定他存在过失。而且，证明的责任落在原告身上，原告需要充分证明，是医生的缘故，导致了病人的死亡，换言之，医生的行为是病人死亡的原因。本案的特殊性在于，是医生的不作为导致了结果的发生。霍恩医生和罗德嘉医生是当值医生，相关的问题是，如果她们到诊，她们会插管吗？霍恩直接、罗德嘉间接地称，她们即使去诊治，也不会采用插管方式。一审法院认定两个医生未达到职业医生的标准，但是，上议院的法官并不认可。因为原告要胜诉，得证明医生的不作为是病人死亡的原因。这里存在两个问题：其一，如果霍恩医生赴诊，她原本应该做什么，或者原本授权做什么？其二，如果她没有插管，这是一种过失吗？博勒姆标准与第一问题无关，却是第二个问题的核心。

上议院的法官说，上诉法院的法官正确地适用这个方法。法官采纳了丁韦德医生的专家证词。他说，丁韦德医生展现了儿童呼吸科精深的知识，而且颇为公正。但是，丁韦德医生的意见被原告的专家提出了异议，称其证词是不合逻辑和不负责任的。上议院的法官重申了遵守博勒姆标准的重要性，称还得尊重"负责的、合理的和可敬的"专家意见。在专家意见不一致的情况下，就要适用风险-收益的权衡方式。在接受专家意见之前和形成自己观点之时，在评估风险-收益之后得出有正当理由的结论。这就意味着，法官有权利基于这样的基础审查专家的职业意见。许多的先例也印证了这一点。比如，一位病人产褥期发热，皮肤化脓，医生没有使用青霉素。许多医生证明在那样的情况下，不会使用青霉素。但是，法院判定被告过失。法官说，医疗实践中存在着空白，空白处法院应该仔细考察风险和收益。医生的行为要纳入同业医生背景下考察，但是，这也不是确凿无疑的。法院需要谨慎地考察病人面对的风险和医学给他们带来的机遇。尽管医生职业团体都不认可被告医生的行为，但也不能绝对地判定该医生存在过失。法官要审查，职业团体的意见是否合理或者有担当。在多数案件中，医生职业标准是合理的；在特定案件中，要预判医生的观点是否经受得起风险-收益的权衡；在极少数案件中，职业意见也经不起逻辑的分析。在最后一种情况下，法官有权认定专家的意见不合理或者不负责任。法官说，本案就属于这样一个极少数类型的案件。上诉法院法官没有支持多数医生的意见，而是采用了少数派支持被告医生的意见，也就是丁韦德医生的意见。上议院的法官支持了上诉法院法官的看法。

法官说，本案中，虽然病人两次病情严重发作，但是根据护士长和护士的描述，病人发病后马上就恢复了过来，变成一个活跃和好动的孩子。丁韦德医生的看法是，这些症状没有显示呼吸逐渐崩溃的迹象，只有小概率风险。插管不是常规的无风险的手术，而是"一个重大任务，一个侵入式的手术，伴随有一定的致死率和发病率。这是一种攻击"。它涉及麻醉和供氧，一个年幼的孩子并不能轻易忍受插管。在这样的情况下，不能说丁韦德医生的判断是不合逻辑的。

上议院的大法官最后总结说，对于帕翠克母亲来说，这是一个悲剧。每个人都同情她。但是，我还是支持一审法官和上诉法官的结论，驳回上诉。

此案件在英国医疗法律史上确立了博莱索（Bolitho）标准，是对 1957 年博勒姆标准的一种限制或者更正。在判定医生是否存在职业过失的时候，既要看多数专家的意见，法官也要对专家意见进行合理性审查。后世的学者将本案布朗维金森法官的判词意见总结为两条：其一，专家意见只有在进行逻辑分析成功之后，才能接受成为"合理的""负责任的"和"值得尊重的"；其二，即使是合理的、负责任的和值得尊重的专家意见，法官也有权利决定是否采用。[①]

---

① Bolitho v City and Hackney Health Authority [1997] UKHL 46; [1998] AC 232; [1997] 4 All ER 771; [1997] 3 WLR 1151.

医师对病人的风险警告义务

　　自 1988 年开始，切斯特小姐连续六年后背反复疼痛。瑞特医生给她进行了常规治疗。瑞特是著名的风湿学医生，主要给切斯特硬膜外麻醉和注射硬化剂。1992 年核磁共振扫描表明为椎间盘突出。1994 年，一次职业会议的出发前夜，切斯特再次感到腰部疼痛和无力，并且难以行走，控制膀胱能力降低。瑞特医生打了一针硬膜外麻醉，切斯特小姐可以坐着轮椅出行。旅行之后，她再次犯病。核磁共振显示，椎间盘突出已经到脊椎内。持续的保守治疗已经不起作用。瑞特医生把病人转诊给阿夫萨尔医生。他是著名的神经外科医生，对椎间盘手术很有经验。

　　接收了切斯特小姐这个病人之后，阿夫萨尔医生就有了法律和职业的义务。检查、评估和建议采取减缓病痛的时候，医生应该尽到合理注意的义务并维持职业技术的水平。如果建议手术且病人接受了建议，那么医生就要实施合理注意的措施。在手术和术后检查的时候，做到职业的水准。本案中，医生给出了手术的建议，病人也接受了建议。所有这些，阿夫萨尔医生都做得很得体。唯一不足的是，医生没有向病人警告手术的风险。此种手术有1%—2%的概率导致严重的损害，医学术语为马尾综合征。但如果手术达到专家的水平，风险可以避免。本案中，切斯特小姐神经严重受损，状告了阿夫萨尔医生。

在一审法院，双方提供的证词存在冲突，原告称医生存在医疗过失，没有被法官认可。被告称自己向病人告知过手术的风险，法官不支持，认定他没有给出手术前该给的风险提示。法官称，如果被告提前给出了手术风险提示，那么原告就不会做这个手术。但是，法官也不能推论：如果原告得到了风险提示，但是比较可能带来的利益的时候，她是否仍然接受建议去做这个手术？基于这样的证据，法官判定，原告在原告受到的损失和被告未尽风险告知之间，建立起了因果关系。被告要赔偿原告的损失。在上诉法院，法官没有给被上诉人机会，让他质疑此结论。上诉法院法官维持了一审法院的判决。此案件最终上诉到了上议院，五位勋爵大法官以3:2支持了病人切斯特小姐。

多数意见的法官认为，医生方的专家提出过支持医生的证词，称如果不能证明是医生的过错增加了病人的风险，那么让医生承担责任，就与侵权法的一般原则相冲突。要证明医生失于风险提示与病人损害之间有因果关系，病人就要证明她当初不会同意做手术，最终也没有去做手术。唯一的限定性条件是，病人方能够证明损害出现了加速发生的状态。这是一个是非分明的情况。专家证人说，病人受到的损害只是一个巧合，是一个倒霉的坏运，如同老天电击了一个人一样。

法官说，要厘清案件的性质，需要从四个方面的相关因素考量。首先，病患之间的权利和义务关系。每个成年人都对自己的身体具有完整的权利，为自己的生命做出医学的决定。未经过本人同意在病人身上动手术，是一种违法行为。病人是否同意，法院是最后的裁判者。在外科手术中，事先告知病人手术风险，提出警告，医生要履行知情同意义务。法官说，手术前告知病人风险，是1999年沃尔夫勋爵在皮尔斯案件中首先提出来的。沃尔夫勋爵在那个案件中说，如果存在显著的风险，会影响到病人的合理判断，决定采取何种医疗手段，那么按照法律的规定，医生通常有责任通告病人这个风险。本案法官因此说，外科医生有法律义务警告手术中涉及的可能的严重风险。唯一的限制条件是全然的例外情形，比如为了病人的最大利益，免除医生警告的义务。但是，在本案中，不存在这样例外的情形。现代法律中，医学家长主义不再盛行，病人有显而易见的权利得到外科医生的告知，即使是概率很小的但是确实严重伤害的风险。

其次，并非所有的权利都同等重要。但是，得到外科医生合适警告的这项病人权利，应该被当作无论何时都要得到切实保护的重要权利。再次，以责任的角度看，有必要准确确认风险中的受保护的法律利益。要求医生告知病人手术风险，主要是基于两个目的：避免病人身体受到伤害，对病人自治和尊严的适当尊重。在这里，法官引用了法学家德沃金的理论。德沃金在1993年出版的《生命的自主权：堕胎、安乐死与个人自由的论辩》中说：最合理的解释是要强调整体性而非特定人的福利；自治的价值来自一种保护的能力：表达个人特征的能力，其中包括价值、承诺、信念、重要的体验兴趣。确认个人的自治权利使自我创造成为可能。让我们过自主的生活，而非被人指引着生活。我们允许别人选择死亡，而非激进的截肢或者输血。最后，本案的显著特点是，假如不是医生失于警告病人，实际的伤害就不会发生。手术会导致严重结果，但风险却又是小概率。因此，可以说，外科医生未尽到告知义务的行为导致了病人的伤害，而这病人是有权事先得到警告的。

法官说，这些需要考虑的因素，要综合起来分析。这样有可能突破传统的因果关系框架。法官引用了澳大利亚的一个案例，一个医生手术之前没有告知病人潜在的风险，结果手术导致了病人受到损害。澳大利亚高等法院法官以 3：2 支持了病人。在审议此案的过程中，法官们形成了两派。一派支持维持侵权法因果关系的原则，医生仅仅没有警告病人小概率的严重损害风险，并非病人实际受到损害的原因，病人就不能得到赔偿。另外一派支持病人，企图超越原有的因果关系框架，以公共政策和矫正正义的缘由判定病人得到赔偿。法学教授在评论这个案件的时候，称即使缺乏因果关系的连接点，正义也应该得到实现。医生没有警告病人，病人如果得到事先的告知，也许就会选择其他的治疗方式，不再接受手术，由此避开风险。即使没有增加病人的风险，医生也违反了病人自我选择的权利。教授称赞高等法院法官基于道德责任给予了法律的制裁。法官说教授的说法是正确的，不能囿于传统的因果关系原则，公共政策和矫正正义有力地支持了病人的知情权。

　　法官继续说，英国现行的法律没有完全可以援用的先例。但是，有近似的判决。一批间皮瘤病人不知道从什么时候发病，也无从考察在哪家工厂患上疾病。他们把曾经工作过的工厂的雇主全告上了法庭。在平衡雇主各自责任的时候，他们无法证明是因为哪个特定的暴露或者积累而染上该病。基于每个雇主对实质性地增加了染病的风险负有责任，英国上议院修改了认定因果关系的既定方法，认为传统的"若非被告行为，原告就不会受伤"因果关系尺度不再适用，而是要采用不同的和不严格的尺度。基于"普通法和成文法的正义和政策"，霍夫曼法官支持了病人。此案件是因果关系的一种例外，但是也不失为现代司法的智慧。

　　最后，回到本案。外科医生没有警告病人的手术风险，病人因此不能掌握全部的资讯，法律意义上给出的知情同意权有瑕疵。她的自治权和尊严能够也应当得到证实，哪怕狭窄地和适当地偏离传统的因果关系原则。基于如上考虑，法官说他很高兴地得出这样的结论：权利申请人有权在法律上获胜。这个结果与法律的最基本的精神相符合，也就是矫正错误。同时，上议院今天的判决也回应了当下社会公众对法律的合理期待。连同另外两个法官的附议，斯蒂恩法官驳回了医生的上诉。

　　还有两个法官则持相反的意见，宾汉法官还是坚持传统因果关系原则。他说，医生没有预先提醒病人可能存在的风险，这并不是病人遭受实际损害的原因。侵权法中一直适用"若非"尺度，来判定被告行为与原告损害的因果关系。"若非你过失地延误送达了我的行李，我就不会推迟我的纽约之行，从而也不会登上泰坦尼克游轮。"这不是充分的条件，而是一个必要的条件。法官说，本案中的病人知情权是一项重要的权利，没有得到充分的尊重，而这是在当今法律和社会背景下医生一般都不会违反的。但是，法官并不认为法律应该过于强化这个权利。医生失于警告风险而病人的状况没有恶化，让他支付大量的损害赔偿，这也是不合适的。法官认为权利申请人没有履行证明的义务。因此，包括霍夫曼法官在内的两位法官支持医生。[①]

---

　① Chester (Respondent) v Afshar (Appellant) [2004] UKHL 41.

身体组织的财产性质

　　本案死者生于 1969 年 1 月 28 日，似乎未婚生有一子。孩子生于 1988 年。死者生前于 1991 年 10 月 5 日工作之际晕倒，被送进了北泰尼赛德总医院，后转院到了皮利斯顿医院。这两家医院都属于本案第一被告。脑电图报告显示她的问题是一般癫痫的初级阶段。没有照 CT，病人于 1991 年 10 月 10 日出院。出院后身体状况继续恶化，1991 年 12 月 12 日，病情加重，被送进了纽卡斯尔皇家维多利亚医院，做了 CT 扫描。这一次发现了两处脑瘤。她被送进了纽卡斯尔总医院，该医院属于本案第二被告所有。预计在 1991 年 12 月 15 日上午 10 点做手术，但是在手术要进行的四个半小时前，病人不幸死亡。

　　验尸官要求做尸检，以发现死因。佩里医生受命解剖，他是纽卡斯尔总医院的神经病理学家。佩里医生作为独立的医生受雇于验尸官实施解剖。尸检于 1991 年 12 月 16 日进行，佩里医生移除了大脑，在石蜡里固定保存。在给验尸官的报告中，他总结了死亡的原因:"死于 1a 大脑干脑疝,起因是 1b 多灶脑瘤(可能是终期脑出血导致的肿瘤孔——自然原因)。"提交尸检报告后,死者的尸体(缺脑部)还给了死者的家属,随后安葬。

佩里医生没有被验尸官要求实施脑瘤的病史检查。但是,佩里医生通常会做一个病史测试,这是常规的做法。本案中,测试实际上没做,医生也没有把病史检查的想法付诸行动。佩里医生把大脑送到纽卡斯尔总医院贮存。但是当原告方律师于 1993 年 9 月 29 日写信给医院神经病理学部索要脑瘤相关病史报告的时候,佩里医生于 1993 年 11 月 12 日回信告诉他们:在尸检的 12 月内验尸官没有要求尸检报告的其他附带报告,他们肯定已经处理掉了曾经有的任何材料。该律师于 1994 年 2 月 25 日再次写信,问石蜡标本是否还存在,佩里医生 1994 年 3 月 9 日回信确认他们部门没有解剖后的石蜡标本。希尔小姐出示了她的通讯录及宣誓书,评论说,原告方律师的要求不合乎规定,因为事实上就从来没有过脑瘤的历史检验报告,也没有那个时候的大脑。

死者的母亲是死者的遗产执行人,她和死者的儿子于 1994 年 10 月 5 日提起了诉讼。原告以过失为由状告第一被告,理由是,如果 1991 年 10 月或者 11 月常规 CT 能检测出脑瘤,脑瘤要是良性的话就可以存活下来;如果是恶性的话,她可能会死但是所遭受的痛苦将会因为放射治疗减轻。所以原告重要的任务是发现脑瘤是恶性的还是良性的。原告方律师霍恩先生说,将第二被告加入被告之列,是因为假定做过病史样本,可以从第二被告那里发现和制作样本。

　　初审法院驳回了原告的诉讼请求，原告上诉，上诉法院维持原审裁定。此案最后上诉到英国王室法院民事上诉庭。上诉法院三位法官审理了此案，吉布森法官出具了判决书。法官说，上诉人对于第二被告亦即被上诉人提出何种特定的权利请求，法官也难以分辨。原告的说法是，第二被告失于维持和保存可做进一步调查的死者的大脑或大脑切片。死者的大脑已经不复存在，这就剥夺了原告得到权威证据，用以证明大脑肿瘤是良性的还是恶性的。被告没有权利毁坏、丢失、改变或者不当干涉死者的大脑。原告依据法律举证责任规则"破坏证据的当事人承担举证责任"，原告称，应该由第二被告证明肿瘤是否为恶性的。如果第二被告肿瘤为良性，那么死者的生命可以通过早期的手术得以保全。原告提出的一般损害赔偿数为5000英镑加上利息。

　　1995年1月17日，第二被告提出反驳意见，第一被告没有参与庭前听证会。地区法院的看法是，尸体不存在财产价值，医院没有义务保存尸检后的尸体局部。法官驳回了原告的诉讼请求，上诉法院法官同意了地区法院的看法。

　　在王室法院民事上诉庭，原告律师霍恩先生提醒法官，此案虽然是简单且明白，英国法不承认尸体的财产价值。但是，本案的特殊性在于提出了一个新的法律问题。在人体组织方面，死者的个人代表不能提起一宗诉讼，也就是说本案的原告得不到法律的救济。在死者的母亲成为遗产执行人之前，死者的大脑肯定是已经被毁坏了。原告律师原本提出动产侵占之诉，但是此种诉讼提起的先决条件是侵占发生时实际占有和即刻占有已经发生。律师承认原告是死者的近亲属，这也就是此案提起的原因，也就是指控第二被告没有病史检验导致原告无法辨明死者肿瘤的良性或者恶性的特征。

王室法院民事上诉庭的法官说，英国法明确规定尸体不存在财产权，不过，也需要进一步进行阐明一些道理。首先，法定埋葬尸体的执行人有权保管或者占有尸体，直至下葬。本案中，1994年10月原告被任命之前，死者没有遗产执行人，这个时间离死者下葬已经很遥远了。没有执行人的义务，就不存在占有尸体的权利。即使说死者近亲属有占有尸体的权利，但是这种权利只及于埋葬等合适处置。

其次，一旦尸体进入人工处理过程或者类似程序，比如制作标本或者防腐处理，那么尸体就可以成为通常意义上的财产。骨架和尸体的研究和展览，可以形成侵占之诉的客体。英国有先例，原告购买了双头儿童、40年前的死婴标本，被警察扣留。他提起返还之诉，想要展览挣钱。他最后赢了诉讼。在澳大利亚，联邦高等法院的法官曾经指出，占有木乃伊、骨架或者头颅及人体任何部分，并非违法。他提及了科学机构制作和保有的解剖学和病理学的标本。一旦构成财产，人体或者人体组织一部分，就可以成为财产的客体。一旦合法占有尸体及尸体部分，权利不再仅仅局限于埋葬，权利人可以保持占有，至少可以对抗那些不拥有占有权的人。他说，有些劳作和技艺附加在标本上，标本具有了金钱的价值，这样返还之诉可以确立。

总结了澳大利亚的判例之后，本案法官总结说，不反对这样的说法，至少认为这样的说法是可以进行争辩的。根据本案的情况，当佩里医生制作了大脑标本后，他就造就了一种占有权。问题是，这个占有权属于原告吗？法官说，在他看来并非如此。佩里医生在验尸官雇佣下解剖发现死者死亡的原因，他受到1984年《验尸官法》第9条的约束，验尸官只是在解剖期间有权保存尸检物质。一旦查明死亡原因，尸体保存义务就不再存在。没有提及为了科学目的将尸体及组织制成标本的证据，因此，死者的尸体没有构成上述意义上的财产。

原告律师说，原告希望得到许多问题的答案，比如大脑为什么送到医院贮存室里保管，人体组织保管的程序和规则。但是，原告想知道答案，并不是她提起诉讼的理由。退一步，原告提出的诉讼是财产侵占之诉，而医院在处理大脑的时候，原告并没有成为法律意义上的占有权人。法官说，更合适的诉讼请求，不是财产，而是侵权行为中的过失。但是，医院贮存死者大脑，对原告不存在法律上的注意义务。过失之诉，原告也难以胜出。

最后，法官分析了拉丁文的一句法律格言：Maxim omnia praesumuntur contra spoliatorem。法官说，原告律师反复提到这个法律格言，有必要进行简要的说明。律师称这句格言的意思是，所有的事情都要朝着不利于毁坏物件之当事人的方向去推定。法官说，律师误读了这句法律格言。spoliatorem 是不当行为人的意思。在1772年的一个案件中，原告将一个珠宝交给了金匠的雇员，雇员拿走了珠宝，不归还给原告。被告被判定赔偿原告，赔偿数是该珠宝的最高估价。但是，法官说，本案中，这个格言对原告没有任何帮助，除非原告方能够证明第二被告是一个不当行为之人。本案的原告方没有做到这点，也不能做到这一点。

　　基于以上的分析，吉布森法官驳回了原告方的上诉。另外两个法官索普勋爵和巴特勒-斯露丝勋爵都表示同意。[①]

　　① 　Brenda Dobson & Andrew Steven Dobson v North Tyneside Health Authority & Newcastle Health Authority, [1996] EWCA Civ 1301.

急诊室的医生对来访病人的
诊断和治疗义务

　　1965 年 12 月 31 日晚上 9 点半，切尔西科技大学三个巡夜人员一起喝酒庆新年。1966 年 1 月 1 日早 4 点，其中一位巡夜人维托尔被人袭击，侵入者用铁条攻击了他的头部。警察把他送到了圣斯蒂芬医院，医院归切尔西后肯星顿医院管理委员会管理，也就是本案的被告。在医院，维托尔由护士接待、急救医生诊断。包扎后，医生护士建议他 9:45 后返回医院做 X 射线检查，以确认他的骨头没有受到损害。另外一个巡夜人巴特尔开车送维托尔回到学校。后来，巴特尔死去，他是本案的受害人。死后其妻子对医院提起了侵权之诉。

　　上午 5 点左右，三个巡夜人一起喝茶，有些茶来自烧瓶，有些用茶壶现做。喝茶后不久，巴特尔在房间里喊头疼。20 分钟后，三个人都发生呕吐。呕吐持续到早上 8 点，那时白天工作人员开始进入学院。三个人乘巴特尔的车到了圣斯蒂芬医院的急诊科。前台没有人，夜间无人值守岗位。白天的时候，前台会有值守人员参与急救活动。三人没有阻遏地进入了急诊室，科贝特护士在岗，三人要求看医生。他们告诉护士，他们自5点喝茶开始就一直呕吐。维托尔也告诉护士，他之前来过医院，后来回去工作后三人开始呕吐。

巴特尔不能说话、只能躺着。他们把无把手的椅子并到一起，脑袋枕在手上。每个人都能意识到他病了，他的两个同伴也不舒服。第三个巡夜人魏霍的医疗记录卡显示胃炎的诊断。当魏霍告诉护士茶后呕吐的时候，护士回答，"茶不会导致这样的不舒适"。她第一印象是三个男人喝酒过多，踌躇着不知如何处理。几分钟后，魏霍怒不可遏，他要求看医生。护士给急诊科的医生打电话："是那个谁吗？现在有三个人说茶后呕吐。"医生的回复是："好的，我现在正在呕吐，而且我还没有喝酒。告诉他们回家，上床睡觉，叫他们自己的医生。维托尔除外，因为他已经约好早上晚些时候要做X射线检查。"护士转告了三人，三人离开了医院。巴特尔驱车回到了学校。回到学校后，巴特尔进入了电话间，躺下，用坐垫枕头。大约下午1点，学校叫来了医生。但是一切都太晚，巴特尔被救护车送到了圣斯蒂芬医院，到达医院的时候，巴特尔已经死去。医院纪录显示的到达时间是"1966年1月1日下午2点"。先前已知疾病为"胃炎和恶心，几个小时的呕吐"。验尸官诊断是死因是砷中毒，是"未知的某人或者某些人的谋杀"。

巴特尔的妻子成为他的遗产执行人，她以自己和两个未成年孩子的名义对切尔西医院管理委员会提起了民事诉讼。因为被告没有给她丈夫检查或诊断，没有给他进行解毒治疗，构成一种过失，导致了她丈夫的死亡，她要求损害赔偿。被告否认存在过失，特别否认他们与死者之间存在任何因果关系。

原告被告双方都有公立法律顾问支持。原告方的顾问称，医院的急诊室就是为别人治疗意外伤害的，急诊室的医生应该为病人看病。医院对病人负有注意的义务。但是，本案中，医院没有提供任何医疗的救助，构成医疗过失。被告方的顾问则称，医院并非对每一个进入医院的病人都负有注意的义务，只对医院接纳的病人承担义务。许多医院都具有慈善的性质，如果不加区分地收治病人，医院会有财政上的压力。而且，就本案而言，即使是医院救助了受害人，受害人也难存活下来。

法官分析了医院对于受害人的注意义务。法官说，医院雇员是医院的一部分，雇员的过失，也需要医院承担责任。这如同铁路公司和轮船公司，旅客在运输过程中遭受的损害，交通公司需要承担责任。医生过失导致病人的损害，医院要承担责任。本案中，原告与被告的分歧在于，被告医院是否对三个来求救的病人有提供医疗服务的义务。法官引用了先例，先例规则是要看病人和医院的关系是否达到"紧密"的程度。测试的一个尺度是：如果不采取适当的注意，损害是否会发生。法官说，本案中医院和巡夜人的关系是一种密切和直接的联系。因此，医院对巡夜人负有注意的义务。在这个时候，医院的护士和急诊室的医生都有义务按照职业标准提供一般职业人员通常的注意义务。依此标准，科贝特护士履行了她的责任。现在的问题是，急诊室的医生是否履行了职责？法官说，要回答这个问题，就引申出两个问题：其一，急诊室的医生存在过失吗？

其二，这个过失导致了病人的死亡吗？

第一个问题又可以区分为四个小问题：其一，医生应该为死者看病吗？其二，医生检查了死者吗？其三，医生让死者收治入院了吗？其四，医生应该治疗死者吗？对于第一和第二个问题，法官分析说，一般规则是，急诊室的医生对所有来急诊室的病人都该诊断和治疗。但是，病人滥用急诊室的情况也经常发生。比如，病人已经找自己的医生看完病后，还想找第二个医生确认；再比如，护士都可以处理的小切口伤，病人却要叫医生，这就存在规则的例外。本案中，护士通知了医生，但是呕吐三个小时的病人，医生却让护士处理。医生存在着过失。第三个问题，法官说，根据当时的情况，医生应该收治病人。第四个问题，法官提出了别的理由。他说，没有人怀疑，砷中毒极难诊断。法官引用教授的数据，1955年和1965年6000死亡个案中仅有5人死于砷中毒。一年中，300万到400万的人只有6000人入院治疗，其中只有60人是砷中毒患者。诊断和治疗过程会是一个相对漫长的过程。从上述四个方面的分析，法官说，被告构成一种过失，而且违反了他们的职责，因为他们或者其雇员或代理并没有看护病人，也没有检查，也没有让他们入院治疗，更没有治疗受害人。

接着，法官分析了第二个大问题，受害人的死亡是由于被告过失行为造成的吗？这个问题上，被告的说法是，无论如何，受害人都会死。原告方的顾问提交的报告说，既然认定被告存在过失，那么举证责任发生倒置，需要被告来解释，不是因为他们的过失导致了受害人的死亡。法官说，他不接受这个顾问的说法，仍然坚持举

证责任在原告身上。法官说，我们可以看一下时间表。死者到达急
诊室的时间是上午 8 点 10 分。即使急诊室医生已经起床、穿好衣
服、看望三人，对他们进行检查、决定收治他们，死者在 11 点之前
也不可能躺在医院的病床上。法官说他认可一个医生的专家证词，
这个医生说中午 12 点以前，都不可能给他们静脉注射。另外一个
医生也说："如果中午 12 点之后这个人仍未得到治疗，那么存活的
机会就不太大。"

　　法官说，病人的死因后来确定是砷中毒。砷中毒有两种症状，
一是脱水，二是酶转化紊乱。如果主要情况是酶转化紊乱，那么就
必须做一个特殊的解毒治疗。但是，如同医生所说，在他死亡之前
做这个治疗，也看不到死者有存活的希望。"我感到，即使发现了
体液的流失，酶紊乱也会导致死亡。"法官说，医生的证词是非常温
和的。这是对当时情况的真实评估：死者死亡之前，也许都没有机
会给他实施解毒治疗。

　　通过上述的分析，法官判定：原告没有按照比例概率原则成功
证明被告的过失导致了死者的死亡。法官驳回了原告的诉讼请求。

　　这是英国 20 世纪 60 年代中期的案件，本案件中，医院没有承
担过失的损害赔偿责任。当代法律中，至少有两个方面发生了变
化，或者说，至少在当下的美国法中，情况发生了变化。其一，医
院不给病人治疗，原则上不能判定医生存在着过失，因为因果关系
建立不起来。病人死亡的原因是砷中毒，而不是医生的不作为。但
是，这样的法律后来被认为不合理，因为医生的不作为之漠视行为
也应该受到谴责。于是，在过失法领域，一个新的侵权形式得以确

立,那就是"机会的丧失":医生的不作为导致病人丧失了生存的机会,由此医院应该承担部分的赔偿责任。其二,急诊室里发生的事件,毕竟不是医院通常的医疗行为。医生看到病人的紧急状态而不主动施救,经济上的考量是可以理解的,但是医疗伦理上则是不可容忍的。这与医生的职业伦理相背离。因此,美国法曾经专门为急诊室立法。在紧急状态下,医院和医生要尽到必要的救助义务,即使病人没有医疗保险,急诊室还是要救治病人,至少等病情稳定后才可以让他们离开。①

---

① Barnett v Chelsea and Kensington Hospital Management Committee, [1966 B. No. 4886] [1969] 1 Q. B. 428.

亲子鉴定申请案

　　R 夫妻二人于 1975 年 5 月 10 日结婚, 当时 R 40 多岁已届中年。1975 年 7 月 30 日, R 夫人生下一子。22 年后的 1997 年 5 月 30 日, R 夫人经剖腹产手术再生下双胞胎女孩, 孩子早产 1 个月。本案亲子鉴定的对象, 就是对双胞胎姐妹, 亲子鉴定申请人则是 B 先生, 他依据 1969 年《家庭法》之 21 条的 2001 年修正案, 向法院申请亲子鉴定申请许可, 确立他与双胞胎之间的亲子关系。

　　R 夫人于 1993 年认识了 B 先生, 当时他已经 60 多岁。1995 年前后, 他们有了性关系。他们的关系于 1999 年一场激烈争吵后终结, 此前两人的关系性质和程度, 双方各执一词。B 先生与双胞胎女孩自 1997 年 5 月出生到 1999 年 2 月 B 先生与 R 夫人争吵之间的关系程度, 双方也说法不一。后来, 一审法院倾向于不认可 R 夫人的说法, 法院认可的事实是, 他们自 1995 年到 1999 年四年时间里, 性关系持续了四年。尽管他们否认, 但是, 一审法院还是认定 R 夫妻之间有了生理和情感的疏远, 时间上早于 R 夫人与 B 先生之间的性关系。

在 B 先生和双胞胎的关系上,一审法官采取了中间路线。一审法官认可:R 夫人曾经向 B 先生保证他是双胞胎的父亲。她于 1997 年和 1998 年间以双胞胎的名义给 B 先生寄过一张生日卡,争吵之前还寄过一张父亲节祝贺卡。她曾经带着双胞胎去 B 先生家及他处与 B 先生见面。另外一个方面,法官也认定,尽管妻子出轨,R 先生自双胞胎出生那天起就接受了她们,1998 年 R 夫人外出工作后,R 先生就一直是双胞胎的第一抚养人。即使他妻子 R 夫人与 B 先生保持关系,他从 1997 年 5 月到 1999 年 2 月也一直与双胞胎相处融洽。

B 先生在争吵后的反应就是向郡法院提出申请,要求法律上的探视权和亲权。1999 年 3 月 31 日,R 夫人在第一次会见中反对他的亲权要求。法院同意进行 DNA 测试,报告提请编档日期是 1999 年 6 月 30 日,后延迟到 1999 年 7 月 22 日。但是,R 夫人没有遵守司法令,其改变想法的时间不明。7 月 22 日的听证会延迟到 8 月 18 日,法院简单命令一个福利官员出具侵权责任和探视问题的报告:B 先生每隔一周的周六有一小时的探视权。R 夫人 9 月 4 日遵守了最后一个命令,此后没再遵守。

但是,福利官员观察到,10 月份有一段探视,12 月纪录在报告中。报告里说:"尽管 B 先生和 R 夫人解释有差别,但是,他们之间的关系持续了近三年。双方没有像夫妻一样生活在一起,因为今年年初分居,孩子与 B 先生之间没有探视。"对于 B 先生,福利官员的总结是:"R 夫人不接受 B 先生陷入父母关系中。她说她一直是孩子们的第一抚养人。他看到孩子们的时候，她也在场。他只在很短的时间里看护过孩子，也从来没有满足过孩子们的物质需求。"

1999 年 12 月底，双方又达成了进一步的同意。此时，采纳了福利官的建议：需要有一段时间的非直接探视，这样帮助双胞胎建立起父亲的意识。司法令规定每月通过卡片、信件和礼物交流，6 个月后再审查。

有趣的是，整个一年的诉讼过程中，R 夫人都瞒着她的丈夫。直到 2000 年她丈夫碰巧在她包里发现法院文件的时候，她的欺骗行为才被发现。案件先是到了郡法院，由摩根法官审理。案件原本定于 2001 年 3 月开庭，但是，后来延期，个中原因是英国正在修改 1969 年的《家庭法》，下一个月生效。此后又推迟到 9 月 13 日。

摩根法官命令 R 先生出具一份声明，提供亲权方面的相关细节信息。2001 年 3 月 3 日的声明中，R 先生提到："我不怀疑我是双胞胎的生理上的父亲。我不明白为什么申请人要提出这种申请。有时候，我意识到申请人与我妻子有两性关系。但是，这发生在怀孕的好几个月之前。"但是，在 9 月 13 日的庭审日，R 先生提出了新的声明。他强力声称，如果法院判定进行 DNA 测试，确立了 B 先生的亲权，那么他将不能继续充当双胞胎的第一抚养人。在这样的情况下，他说他就要抛弃 R 夫人和双胞胎。从他的声明中，可以看出，他无法容忍 B 先生是双胞胎的父亲，他还估计了自己是父亲的可能性比例。他说他 99% 地相信他是双胞胎的父亲，B 先生的可能性只有 1%。不过法官判定说，R 先生的估计不具有现实性，因为他已经知道他妻子在可能怀孕期间不久前，与 B 先生有过两次性行为。

审判日的最后一天，他接受了交叉询问。询问间，他说："即使 B 先生有 1% 的可能性是孩子们的父亲，那这也足以伤害所有人的生活，包括我的生活。但是，可以肯定的是我将无法处理这事，我会让家庭解体，因为我不会去照顾他人的孩子。"对 R 夫人的交叉询问，则有这样的纪录：如果 DNA 测试认定 B 先生是双胞胎的父亲，R 夫人的态度是"我觉得我不能应付"。

一审法官面对当事人之间相互冲突的说辞和证据，他倾向于 R 先生的说法。在适用法律方面，法官指向了 1969 年《家庭法》第 21 条，也就是说，如果判定可以做 DNA 测试，那么这应是双胞胎的最佳利益所在。法官引用了先例和联合国《儿童权利公约》第 7 条，结论是，为了双胞胎的利益要去获得科学真理的肯定性，但是，其他的事情也同等重要。他问自己，如果判定去做测试，那么会给 R 夫妻的婚姻带来什么结果？如果 R 先生是父亲，那就没有影响；如果 B 先生是父亲，那么就对 R 的家庭有灾难性的后果。R 先生将会被击垮。法官还担心当地的流言和挑战。一旦测试实施，事件将会是讨论热点，风险随之而来，那些孩子们都会知道。法官最后的选择是要进行平衡，平衡"科学真理的优势和不确定性，考虑社区确信的利益和 B 被确认为父亲后灾难性的负面效果"。在多项考虑后，法官的结论是：驳回 DNA 测试的申请。

申请人不服，上诉到最高法院民事上诉庭。上诉人的法律顾问批评法官的平衡论，称法官淡化了 B 先生成为父亲的可能性，没有尽到自己的责任。双胞胎父亲的事件，已经走进了公共事务的领域，法官低估了事件的性质，高估了 DNA 测试对 R 家庭的风险。也有政府法律顾问捍卫一审法官的判决，认为 R 家庭为孩子付出了五年的心血，一旦宣布 B 是亲生父亲，那就不是为了孩子的最佳利益，而是对他们残酷和灾难性的打击。

二审由三位法官参与，索普大法官主审。索普大法官说，如此敏感的案件，一审法官的确不易。但是，他认为一审法官的判定还是存在瑕疵。首先，此案中的事件不再是一个秘密，在 R 先生的工作地 B 先生可能是双胞胎父亲的流言已经散布开来。B 先生已经在自己家里向朋友承认是孩子的父亲。案件也到了地方法庭，诉讼了三年，尚未有结束的迹象。二审法院在听证会的时候，要求双方当事人列举各自的证人名单。申请人列了一堆，答辩人一个都没列。这也说明，同意测试也许可以防止流言的继续扩散，因为科学的肯定性可以破除流言和谣言，反而可以避免双胞胎将来可能面临的奚落或者无意之举带来的更坏结果。

其次，上诉法院法官认为，一审法官接受了 R 夫妇对于 B 先生为双胞胎亲父的 1% 可能性的估计比例，这一比例与法官先前的判定也不一致。此前，一审法官说，R 夫人与两个男人的性关系，不仅存在于可能怀孕期间，而且存续了好几个月。这样的判定意味着，B 先生有 50% 的概率是双胞胎的父亲。

再次，一审法官最为担心的是，如果许可测试，将会让 R 先生失去家庭。上诉审法官不以为然。一审法官的判断是基于 R 夫妇审判期间的婚姻基础，这样，失去父亲和第一抚养人，是对孩子的一种剥夺。法官的说法是："R夫妇的婚姻持续了26年。我不怀疑其婚姻有着坚实的基础，比R先生或者R夫人向法院认可的还要坚实。婚姻维持了下来，这时就会发现他们之间温馨和相爱的氛围。"上诉法院法官说，这过于简单化了。R夫人与B先生有染，她就是严重地欺骗了她的丈夫。即使是诉讼开始后，她还一直隐瞒她与B先生的诉讼以及B先生与孩子的探视见面。上诉法官说，R夫人是缺乏坦诚的。现实是，R先生还在探求真理的未尽道路上。他还得做出更多的调整，包括对B先生系双胞胎生父这样的事实抱有更现实的态度。如果婚姻要继续，R夫妇要做更多的调整。法官说，"难以接受的真实总比生活在不确定性中更容易"。

对于一审法官的平衡论，二审法官也持怀疑态度。他说，法院同意DNA测试对双胞胎的不利影响，在于她们可能的"私生子"身份。但是，法官说，自19世纪以来，法律上就不再有对私生子的歧视。现代法律，婚生子女和非婚生子女都具有合法的身份。因此，法官最后的结论是，上诉必须得到许可，测试申请发回高等法院再审。另外两个大法官凯和德比勋爵，都支持索普大法官的看法。①

---

① H & A (Children), Re [2002] EWCA Civ 383.

医生的保密义务与医院的雇主责任

　　哈特曼女士状告自己所在的医院，称工作带来的身心伤害应该由医院承担雇主责任。一审发生在 2002 年 6 月 27 日，当时哈特曼女士 60 岁。

　　据查，哈特曼女士一直有社交障碍病史。她童年不幸，继父性虐。1965 年，她 17 个月大的儿子患脑膜炎去世。她与第一任丈夫婚姻不幸，是家庭暴力的受害者。1976 年，她去看精神科专科大夫，大夫给她开抗抑郁症处方药和镇静剂。接下来的十年，她一直用药。1980 年代，她定期看她的全科医生，称自己抑郁、易怒、焦虑、头疼、失眠、紧张、高血压、情绪低落和疲乏。

　　1989 年 10 月，她在《果园视点》儿童之家做辅助护士，这是一份无需专业资格的职位。在成为永久职员之前，哈特曼女士为医院的儿童之家临时工作。儿童之家为有学习障碍的儿童提供看护和评估。成为正式职员之前，哈特曼女士接受过医院职业健康部门的筛查。在检查过程中，她透露 1988 年的经历，晚上吃安眠药，白天吃镇静剂。职业健康部门的医生认定她适合全职工作，通过了体检。她每周工作 37 个半小时，另加轮班和值班。

1991 年开始，她不再服用镇静剂，但是 1996 年 2 月 2 日她对全科医生说有时抑郁。她服用抗抑郁药，休息了几周，后恢复健康。1996 年 8 月 22 日，悲剧发生，儿童之家的一个孩子出门回家途中被车碾压死亡。哈特曼女士没有现场目击，但是事后到场，参与抢救，陪孩子去医院，在医院接待孩子的家属。1996 年 8 月 28 日，全科医生说她很是不安、高血压，一个月后恢复正常。事故后，儿童之家让职员放假两周，释放心情，但哈特曼女士没有接受。

1996 年和 1997 年之际，儿童之家的招募计划有变，工作压力增大，哈特曼女士的工作时间明显增加。早在 1992 年 5 月 24 日，执行经理就写信给上司，称儿童之家职员不足，面临压力。上司将担忧上报儿童之家的执行同事，害怕过长的工作时间会加剧职员的紧张情绪，不能保证职员和客户的安全工作环境。

1998 年 3 月，哈特曼女士患上了支气管炎，全科医生开出了假条。随后，她又出现了精神症状，包括心慌发作、睡眠紊乱。1999 年 3 月，职业健康医生同意哈特曼女士的病退申请。他的诊断是：抑郁、二级工作事故、焦虑和社会阻隔。1999 年 2 月 11 日，停发病假工资，但她无法回到工作状态。她在儿童之家的劳动关系于 1999 年 5 月 20 日终止。

哈特曼女士所在的"果园视点"儿童之家是艾塞克斯心理健康和社区看护信托医院的下设机构。哈特曼女士对医院提起了侵权之诉。一审法官判决哈特曼女士胜诉，判定被告赔偿原告损害赔偿及利息共计51620.3英镑。医院上诉，诉至英国上诉法院民事庭，菲利普、托基和贝克三位勋爵为主审法官。三位勋爵将六起因工作焦虑导致精神损害的类似案件一并裁决，由贝克勋爵出具判决书。

在该案件中，双方的专家都承认哈特曼女士的精神状态为情绪失序，因抑郁和焦虑而生的中等症状。至于原因，一审法院采纳了哈特曼女士方专家的意见。这个专家的说法是，如果不是工作上的事故和压力，她的状况不会变成慢性病，或者不会持续这么久。

二审法官说，此案中关键的问题是，医院是否已知哈特曼女士处于精神损伤的风险之中。医院方的律师提出过案件中的特殊点，他说，哈特曼女士的工作是看护，既需要理智又要激发情感。因此，对于雇员造成的工作上的过失，法律上需要雇主采取一个高的警觉标准。本案中，医院从她1988年的原始申请中就知道她有过高血压和焦虑，她当时在服用镇静剂等药物。律师说，谁都不会忽视这样的事实：医院的健康部门应该能更好地发现哈特曼女士的健康问题。他们知道职员面临的事故和后果，也知道职员一般不会采纳医生的建议。他们知道执行经理的反复担忧与上报超时工作、工作的压抑性质以及新的工作压力。但是，他们没有做出任何改进。律师设问："要是问我：现有迹象是否足以让一个理智的雇主意识到要做点啥，以改进工作环境，我的答案绝对是肯定的。"律师说，从哈特曼女士和她的证人提供的证据，可以认定她成功证明了自身受到了损害，工作至少是她受到损害的原因之一。

二审法官同意医院律师的看法，也就是看护工作需要雇员保持更高的警觉标准。有些职业本身就是危险的，紧张是一个主观的概念，因人而异，对于紧张的反应也是个体化的，从身体的不适到心理的疾病，每个人都不同。

二审法官总结了一审法官的看法，一审法官列举出三项理由，认为在1998年，医院就应该警觉起来，采取措施保护哈特曼女士不受到精神的伤害：其一，1989年哈特曼女士的原初申请；其二，1996年事故；其三，超时工作的投诉。二审法院法官就这三点作出自己的判断。

关于第一点，法官说，体检是由医院的职业健康部门进行的，但是哈特曼是儿童之家的临时雇用人员。体检表上的抬头有"如下信息仅限于职业健康部门使用"，接下来还有黑体字"私人和保密"字样。体检表内记载有她1988年患有高血压、1988年患有焦虑症与服用抗抑郁药。第2页上"评估"处有哈特曼女士与医生关于焦虑的讨论。最后有医生的结论"她似乎胜任工作"。但是，二审法官提出两点反对意见。其一，医院并非必然知晓哈特曼女士的身体状况。哈特曼女士对健康部门公开的疾病历史，由于医患隐私保护的医疗伦理，不一定会传到医院手里。独立的医疗机构的体检结果，只给雇主提供结论。本案中，健康部门是医院的内部机构，如果哈特曼女士不适合工作，而健康部门提供了适合工作的结论，那么健康部门就存在过失，医院由此承担替代责任。但是，本案并非如此。健康部门的结论是适合工作，哈特曼女士可以应对工作，没人对此提出异议，而且此后九年的工作也证明体检的结论是正确的。如果雇主医院要求体检部门提供完整的体检报告，那么健康部门要向医院公开哈特曼女士的信息。但是，此案没有发生这个情况。其二，健康部门的体检报告，是老旧历史。九年工作经历没有发生任何问题，这比初次体检报告更有说服力。1996年，哈特曼称抑郁，医院并没有得到报告，而且哈特曼女士很快恢复正常。1988—1998年期间哈特曼女士精神脆弱理应告知医院，但是，没人告知。

关于第二点1996年的事故，法官说，医院意识到事故会对雇员产生影响，给予了职员康复的机会和时间。事故比哈特曼女士健康衰退早18个月，在此期限内，没有迹象表明哈特曼女士精神脆弱。哈特曼女士拒绝了医院提供的创伤后康复的机会，也很快恢复了正常的工作，这也说明儿童事故并没有给哈特曼女士带来更多的创伤。

关于第三点经理们对超强工作的投诉，法官说，执行经理和她的上司抱怨人员不足，超强工作对雇员存在影响。这不足以得出结论，预测超强工作会对哈特曼女士有着精神损害的风险。没有迹象表明，哈特曼女士是一个特殊的精神脆弱者，她不能应付这份工作。

上述三个方面的分析，二审法官说一审法官的结论是得不到充分证明的，并不能说医院作为雇主应该对哈特曼女士采取保护的措施。二审法官认为，医院并未违反对于雇员的义务。一审法官本应该拒绝哈特曼女士的诉讼要求，因为医院并不能合理预见哈特曼女士会遭受精神的损害，医院并没有违反对哈特曼女士的雇主／雇员义务。

法官在重申雇主对雇员过失一般原则的时候，二审法官回顾了普通法的历史，提出了若干具体的衡量标准。最一般的标准，乃是英国法律因果关系的可预见性，也就是 1961 年英国枢密院的"马车山案"确立的原则：侵权责任的基础，不是行为，而是结果。被告承担损害结果的责任，不是因为粗心或不当行为，而是他在面对可预见或能预见的相关危险的时候，失于采取预防措施。法官说，这就是"可预见伤害"原则。雇主可以预见伤害，但是没有尽到义务，才会导致责任。

　　二审法官最后的结论是，医院没有违反对哈特曼女士的应尽义务，撤销一审法院的判决。①

---

　　① Hartman v South East Essex Mental Health & Community Care NHS Trust, [2005] EWCA Civ 6.

生育的医学伦理

死后受精的英国法情形

　　布拉德女士现年 33 岁，1991 年与斯蒂芬结婚。他们以安立甘宗教会仪式举行婚礼，按照 1662 年《共同祈祷书》上的内容宣誓尊重传统的婚姻，强调婚内养育孩子的重要性。不幸的是，1995 年 2 月 26 日，斯蒂芬患上了脑膜炎，布拉德女士没有能怀上孩子。

　　1995 年 2 月 28 日，布拉德女士向医生提出要求，用电子取精法从她昏迷状态下的丈夫身上获取精子。1995 年 3 月 1 日，精子样本获取成功，托付给了不孕不育研究信托公司。第二天，她丈夫临床宣布死亡前，取得第二份精子样本。两份精子样本都贮存在不孕不育信托公司，布拉德女士承担相关费用。她想用丈夫的精子为自己造出他们的孩子。遇到的法律困境是，英国 1990 年《人类受精和胚胎法》不允许布拉德女士这样的行为。

　　该法第 5 节规定了人类受精和胚胎的授权管理。管理机关认为，布拉德女士处理丈夫精子，与该法律相违背。尽管布拉德女士准备在国外做这些事，仍需要管理局要作出决定是否允许她携带丈夫的精子出国，以使她能在海外人工受精，但管理局认定如此授权是不合适的，否定了她的授权申请。被拒后，布拉德女士寻求司法救济，向法院提交申请。布朗法官接受了申请，但是驳回了布拉德女士的要求。法官于1996年10月17日写就了书面判决书。

1996年10月24日，管理局决定进一步考虑布拉德女士的要求，看是否可以当作例外放行。1996年11月21日，管理局成员开会，经过两小时细致和全面的商讨，结论是尽管同情布拉德女士，但管理局还是决定不允许精子出境。管理局给出的理由是：其一，议会有法律规定，人死后使用精子，必须在生前有书面和有效的同意书。本案中，这个条件没有满足。其二，布拉德女士与国外机构没有事先联系受精事宜。如果绕开规定让精子出境，那是不正确的。其三，因为涉及遗传信息，因此必须要求有清晰、正式的当事人本人同意书，管理局不能从另外一个人那里确认当事人的意愿。其四，布拉德女士没有考虑，更不用说同意把丈夫的精子带出境到另外一个国家。管理局建议布拉德女士向法院提出司法审查，管理局也会把他们作出决定的记录转给法院，供法院参考。

一审法院的判决和管理局的决定最后都到了上诉法院。法官首先分析了英国1990年的《人类受精和胚胎法》。1990年的法律希望建立起配子或胚胎贮存和使用的许可制度。管理局负责对贮存和使用配子和胚胎的机构颁发许可证，个人不能得到许可。管理局还有责任持续审查女子怀孕的医疗、手术或者产科服务。管理局中一半或者三分之一的成员应该是医疗工作者、配子或者胚胎的持有者或使用者，或者是此类研究的基金委员会，也就是说，管理者是一个职业者构成的团体。法律第 12 节规定了当事人同意的条件：其一，配子或者胚胎使用同意书必须以书面形式有效地出具，有效同意是指不可撤回的同意。其二，储存的最长期限，死后或者失去行为能力后如何处理配子或者胚胎。法官认为，本案中，不存在 1990 年法律下的有效同意。配子或者胚胎的出境，管理局依靠自己的判断给出许可或者不许可。此案前的个案中，管理局要求当事人给出书面的出境同意书，管理局也会事先给出书面通知和关于血统的法律规定。在英国被视为非法的出境，不得放行。法官说，按照法律的规定，贮存布拉德先生的精子就是一个违法行为，虽然本案中不会提起刑事的指控，也不会批评信托公司，因为信托公司的教授一直与管理局诚信沟通。

本案件中，布拉德先生是在昏迷状态下被提取的精液，1990 年法律没有相关规定。那就只能适用普通法的原则，也就是病人对于电子取精的同意权。但是，精液已经抽取，现在的法律难题是布拉德死后提取的精液是否能用于布拉德夫妻生育孩子。法官说，如果布拉德先生活了下来，而且，在他活着的时候就与布拉德女士取精培育胚胎，那么不存在法律的阻碍。但是，本案不是这样。按照英国法，如果丈夫死后使用他生前的精子，或者他的精子培养的胚胎，那么法律上不会承认他是孩子的父亲。法官说，管理局和下级法官的看法是对的，如果布拉德先生死后，布拉德女士要用其精子生育孩子，必须要有布拉德先生的书面同意书。

布拉德女士称，依照欧盟法，英国人有权带着丈夫的精子去他国接受医学治疗，管理局不签发许可构成了一种歧视，违反了欧洲人权法和欧共体法。法官说，布拉德女士的异议不无道理，但是，考察管理局不准许布拉德女士带丈夫的精子去比利时接受医疗服务，也不违反法律的规定。法律授予管理局自由裁量的权力，管理局在进行法律推理时，所遵循的欧洲共体法也有保留条款。如果成员国认为适用欧盟法与本国道德、宗教和伦理观念发生冲突时，成员国可以以公共利益为由不适用欧共体法。本案中，既然1990年法律明确规定：没有生前明确的书面同意，死者的精子不能使用，那么管理局就有权力不签发精子的出境许可。法官认为，管理局的做法没有错误。法官说，这是一个复杂的案件，诉讼程序也很漫长，可能会带来布拉德女士的恼怒，但是，只有通过司法的程序才能辨明这个道理。法官还担心，比利时并不像英国那样需要丈夫的书面同意书，但是，如果法院或者管理局同意布拉德女士带亡夫精子去比利时人工授精，将会构成对英国1990年法律的公然违反。

法官最后说，同意布拉德女士提起上诉。但是，管理局和下级法院的做法是正确的。法官重申，在英国从丧失意识的布拉德先生身体提取精液并储存是违法的，甚至是犯罪；其次，没有明确的书面同意书，将死者生前的精液用于死后的人工受精，也是不可接受的。①

---

① R v Human Fertilisation and Embryology Authority, ex parte Blood [1997] 2 All ER 687.

先天残疾儿童医疗的法律保护

现代医疗法律观念是，每个人对自己的身体有完整不可侵犯的权利。未得到患者同意，不得在患者身上进行医疗活动。此为现代医疗法律个人自治原则的运用。但是，此项原则是针对成年人而言的，如果病人是个未成年人，无法表达自己意愿的时候，谁来决定他接受或者拒绝医疗治疗的权利？更极端的情况下，如果天生残疾的儿童，治疗可能存活，也可能死亡，还有可能残疾地活着；不治疗，则肯定死亡。如果父母和医生都不愿意治疗，但是政府或人权组织要求治疗，法律上如何处理？这就是医疗法律伦理领域的 baby doe rule。早些年，baby doe 是对不知姓名婴儿的一种叫法，如今，为了保护个人和家庭隐私，先天残疾儿童也被冠之此名。

20 世纪 70 年代，许多天生残疾儿童不接受治疗。通常医生是让儿童家长作出决定，父母或者担心经济压力，或者养育残疾孩子的心理负担，不愿意给残疾儿童治疗，让孩子自然死去。到 80 年代，美国卫生局局长呼吁尊重残疾儿童的生命权，深度介入了两宗

天生残疾儿童医疗案。他呼吁议会立法，对虐待儿童法律增加一条
"先天残疾儿童医疗修正案"。1984年，该修正案通过。

　　两个著名的案件分述如下：1982年，一个男孩子出生于印第安
纳，天生患有唐氏综合征和气管食管瘘。大夫对父母的建议是，即
使手术成功，孩子也不会有品质地生活。父母拒绝同意手术，并断
食和断水。护士提起诉讼想否决父母的决定。但是，印第安纳最高
法院判定，父母有权利采纳医生的建议。男孩6岁时死亡，美国联
邦最高法院没来得及举行听证会。政府机构则宣称，不给唐氏综合
征的儿童治疗，构成对残疾人的歧视。但是，法院没有认可政府部
门的看法。

　　1983年，一个女孩出生于纽约斯托尼布洛克大学医院，先天
患有脊柱开裂症。她的父母选择了不治疗，说是治疗可以延长她的
生命，但是无法改变她残疾的状况。她的生死治疗成为了美国一场
声势浩大的法律战斗，一方是生命权组织、梵蒂冈、里根政府以及
残疾人保护人士，另外一方是她的父母、州法院和州检察长。一个
名叫沃西本的律师，走进了州法院，提起诉讼，力图通过司法令来
否决父母不治疗的决定。一审法院支持了沃西本，判定婴儿有生存
的独立的权利，这项权利必须受到州政府的保护。法官称，女婴的
生命处于即刻的危险之中。父母不服，提起上诉。上诉法院给出了
相反的判决。上诉法院判定，州不得改变法院的判定。法院说，不
治疗是可以接受的，因为这个决定符合孩子的最大利益。此案后来
发生了奇迹，女孩的脊柱裂自动愈合。美国卫生与公众服务部也参
与了此类案件，诉讼的基础还是对残疾儿童的歧视，但是，联邦第

二巡回法院则判定，不构成歧视，因为对天生残疾儿童的决定就是根据儿童自己的状况确定的。[1]

里根时代，联邦政府就通知医院，对残疾儿童的治疗适用《康复法》第504条，也就是要为残疾儿童提供治疗，不能因为残疾而拒绝治疗。健康和人力服务部发布了行政规范，要求医院张贴公共告示，称对新生残疾儿童不治疗将违背第504条。政府设立了投诉电话，投诉被证实的话，医院将不再享受联邦政府的基金。但是，医疗机构认为如此行为冒犯了医疗行为，他们提起了诉讼，最后打到了联邦最高法院。1986年，最高法院判定，如果拒绝治疗的决定是儿童父母作出，而非医疗机构作出，那么第504条并不证明政府的干涉具有合法性。

正是在这些案件的诉讼过程中，里根总统签署了虐待儿童法的先天残疾儿童医疗修正案。国家信息清算所成立，为残疾和有生命危险的儿童提供帮助。1988年，重新授权。1990年，清算所报告说，州儿童保护机构已经发展成为必备的组织。1989年9月，美国人权委员会发布了一个报告《残疾儿童的医疗歧视》，报告确立了作出儿童治疗决定的标准。首先，所有的残疾儿童都要给予营养、水分和药品。第二，所有残疾儿童必须得到医学治疗。第三，只有三种例外的情形：儿童处于长期和不可逆转的昏厥，治疗只能导致延长死亡过程、缓解和救治无效，救治无效且不人道。

俄克拉荷马儿童纪念医院在1977—1982年间创建了一个测

---

[1]　Deborah Mathieu, "The Baby Doe Controversy", 1984 *ARIZ. St. L. J.* 605 (1984).

定生命质量的公式：$QL=NE \times (H+S)$。QL 是生活质量，NE 代表父母的自然天赋，包括身体的和智力的，H 是家庭的经济状况比例，S 是社会的捐助比例。根据这样的估算，医院会给父母提供建议，或者采取积极的治疗，或者采取支持性的治疗。1984 年，所有的脊柱开裂儿童都接受积极治疗，只有一次被判定无效的例外。这一变化与新生的医学科技发现与发明有关，先进的设备在胚胎早期就能发现胎儿的残疾。父母可以提前决定终止怀孕。另外一个变化是，各医院成立了医疗伦理委员会。委员会帮助父母作出决定，考量医疗专家的看法、父母的倾向以及最佳儿童利益。

1999 年得克萨斯高级指令，或称无效看护法律，规定医疗机构可以不管父母或者监护人的想法，给残疾儿童移除生命维持设备。父母或者监护人给出书面通知，要求维持生命设备。十天后，如果医疗团队认为维持生命设备在医学上并不适当，那么可以停止维持。采取行动之前，停止设备的决定必须由伦理委员会审查批准。

2002 年，布什总统签署《出生婴儿保护法》，法律规定，每一个活着出生的婴儿，包括流产却活下来的婴儿，在联邦法下都是一个大写的人。美国法和美国人的良知里有这样的原则：没有权利去摧毁一个生下来活着的人。孩子生而具有内在的价值，必须得到我们法律的充分保护。

潘多拉宝贝

　　1978 年 7 月 25 日晚 11 时 47 分，随着路易斯·布朗的出生，世界上第一个试管受精（IVF）的婴儿诞生。试管受精克服了输卵管堵塞的困难，不断革新后的技术扩展到了任何原因导致的不孕不育。此项桂冠被英国人摘取，但是，真正开始将试管人工受精用于人体的医生，则是美国人。古怪的妇科专家舍特尔，心生妒忌的同行维勒主任，渴望孩子的老夫少妻齐奥夫妇，夭折的世界第一例试管婴儿，曼哈顿联邦法院 150 万美金的民事赔偿诉讼：试管婴儿引起的医学伦理争议，是医疗史上试管婴儿的起点。美国人没有成功的试管婴儿，被新闻媒体称为"潘多拉宝贝"。

　　英国成功受精和生产试管婴儿事件传遍了世界，34 岁的戴尔·齐奥和她 59 岁的丈夫约翰·齐奥走进曼哈顿联邦法院，对哥伦比亚大学、普利斯柏特医疗中心和妇产科主任维勒医生提起诉讼，指控医院和医生毁掉了他们夫妻两人在实验室培养的试管受精卵。他们原本希望实验室里的试管受精卵能培养成为世界上的第一个试管婴儿，他们也会成为世界上第一个试管婴儿的父母。原告夫妻称医疗中心和医生给他们带来了身体和心理的创伤，索要150万美元的损害赔偿。法官是斯图瓦特，陪审团由六人组成，四女两男。

被告医疗中心的抗辩理由是，当初实验是偷偷摸摸进行的，违反了医院的规章制度，会给人工受精的女子带来生命和安全隐患。而且，试管婴儿的行为会带来医疗职业伦理和科学标准的难题，这个难题不是实验者能够掌控的。医疗中心方的律师还说，纽约医院的斯威尼医生和普利斯柏特医院的前医生舍特尔，科学声誉不高。他们无从预测他们所做的实验会生产一个怪物，还是一个正常的孩子。他们说，舍特尔医生在医疗中心的名声不佳，经常被降级，没有资格去做这样的实验。

法官说，本案的事实大多不存在争议。戴尔·齐奥夫人与前夫于1963年生有一子，丈夫齐奥先生与前妻生有两子。他们俩于1968年结婚，没有共同的孩子。1970年，齐奥夫人输卵管堵塞，纽约医院的斯威尼医生为她做输卵管疏通手术。1970年10月，齐奥夫人成功怀孕，但12月流产。1971年和1972年，又做了两次手术，均告失败。1972年，斯威尼医生建议齐奥夫人做试管受精实验。那个时候，试管受精实验只在动物身上成功过，对人是否可行尚未知。医生告诉齐奥夫人，本案被告医疗中心的舍特尔医生参与过试管受精实验，维勒医生是他的上级。齐奥夫人决定一试，与斯威尼医生签订了医疗同意书。

1973年9月12日，斯威尼医生在纽约医院从齐奥夫人身上提取了卵子，舍特尔医生在被告普利斯柏特医院将卵子与齐奥先生的精子配对，存放在试管里，准备存放四天。但是第二天，被告维勒医生得知此事，他命令移除孵化器，拿到自己的办公室，放置到冰柜里。如此行为有效地终止了实验，毁掉了试管受精卵。维勒医生随后给两位医院领导打电话，告诉他所做的事。两位领导也同意他的做法，认为实验应该停止。此事发生在 9 月 13 日的早上 8—9 点。处理完毕后，维勒医生给舍特尔医生打电话，通知舍特尔下午两点到他办公室。舍特尔下午到他办公室后，维勒医生告诉舍特尔他所做的事，舍特尔通知了斯威尼医生。斯威尼医生后来在法庭上作证，说他以前给齐奥夫人做过多次手术，重复手术会危害齐奥夫人的生命。因此，他相信，1973 年的手术是齐奥夫人怀孕的最后机会。齐奥夫人手术后，患有实质性的心理不安，偶尔接受精神大夫的治疗。

在法律上，法官首先分析了被告医院和医生是否造成了原告的精神损害。构成精神损害，原告需要证明：其一，被告的行为是极端的、粗暴的和令人震惊的；其二，原告受到了实质性的精神损害；其三，被告的行为是原告损害的原因。法官说，维勒医生在没有考虑替代方案且没有第一时间通知舍特尔医生、斯威尼医生或者齐奥夫妇的情况下，就终止了实验，这是极端和粗暴的行为。原告夫妻说，即使被告医院和医生不同意在他们那里做实验，但是在没有告知他们的情况下就毁掉了胚胎，让他们没有机会将试管受精卵转移到其他地方。被告则反称，维勒医生的做法是合理的和正当的。他作为妇产科主任和医学院主席，有义务保证医院的医疗标准，避免试管婴儿实验对病人造成实质性的损害。本案中，实验未经过医院的同意，违反了医院妇产科的规则，也违反了卫生、教育和福利部关于医生人体实验的职业伦理规范。被告还说，实验医生缺乏相应的医学素养、缺乏医疗手术的医学指南。法官说，即使如此，1973年前就有科学论文证明，舍特尔医生和斯威尼医生的手术科学上是可行的。陪审团引用医疗证据、成功的动物实验及两位医生前期成功的实验，认定实验成功几率很高。法官特别提到了英国成功的试管婴儿实验。他说，1978年英国斯特普托医生和爱德华医生成功完成了人体试管受精、移植和受孕，证明了本案中舍特尔和斯威尼医生的行为有成功的可能。因此，被告称本案所涉实验不合理和不恰当的理由不成立。

其次，法官分析了被告毁坏试管胚胎是否是对原告财产的损害。构成损害财产，原告要证明：其一，被告故意控制该财产；其二，被告干涉了原告使用财产；其三，原告占有了财产，或者未来有权占有该财产。陪审团用了近13个小时的时间讨论此案，最后支持了原告，判定被告侵犯原告受精卵财产成立。陪审团的判定是，齐奥夫妇获得50000美元的赔偿，其中12500由医疗中心承担，12500由哥伦比亚大学承担，25000由维勒医生承担。法官说，财产损失的判定可以依据财产的市场价格，还要考虑到对原告造成的情感伤害的主观价值。但是，财产损害赔偿和精神损害赔偿，是两种不同的侵权赔偿理论。法官建议，将财产的损害纳入精神损害赔偿中更为合适。法官最后说，陪审团的判定是公平的、合理的和合法的。①

　　爱德华医生获得了 2010 年诺贝尔医学奖，获奖原因就是成功培育出了世界上第一个试管婴儿。医生之间的内斗导致美国人失去了第一个试管婴儿培育者的名号，将诺贝尔奖拱手让给了英国人。

---

① *Del Zio v. Presbyterian Hosp. in New York*, 1978 U. S. Dist.

冷冻受精卵的法律处分权

　　玛丽苏和小路易斯·戴维斯相识于 1979 年春天的德国军营，1980 年 4 月 26 日回到美国结婚。休假结束后两人重返德国，夫妻二人开始共同生活。六个月后，玛丽苏怀孕，不幸输卵管受孕，极端疼痛，手术移除了右输卵管。而后，先后四次输卵管怀孕，在第五次输卵管怀孕后，玛丽苏选择将左输卵管结扎，从此不能自然怀孕。戴维斯夫妇准备收养一个孩子，但是在最后一刻孩子的生母改变主意。其他收养的尝试因为高价受阻。试管受精变成他们为人父母的唯一选择。

　　1985 年戴维斯夫妇六次尝试，花费 35000 美金，但怀孕均告失败。玛丽苏为提取卵子受了不少罪，结果仍不理想，他们决定暂时推迟试管受精。1988 年，他们合作的诊所准备给他们提供冷冻受精卵服务。依照这个方法，如果摘取的卵子和受精有富余，受精卵可以冷冻保存，也就是放置于氮气中零下温度储存。一旦受精卵移植母体后不成功，就可提起再次移植。1988 年 12 月 8 日，妇科专家成功从玛丽苏体内提取到 9 个卵子。单细胞体（one-celled entities），即受精卵（zygotes）放置于培养皿中培养成 4 到 8 细胞阶段（cell stage）。

戴维斯夫妇沉醉于喜悦之中，根本没有想过离婚，丰富的受精卵储备给了他们做父母的机会。他们知道冷冻保存的过程，但是没人向他们解释试管受精的性质变化。他们之间没有协议，也没有讨论在诸如离婚之类的偶发情形下如何来处分冷冻受精卵。

一个受精卵完成后，于 1988 年 12 月 10 日移植到了玛丽苏的子宫里。剩下的 4 到 8 个细胞体（cell entities）冷冻起来。玛丽苏依然没能怀孕，在下一次移植前，丈夫于 1989 年 2 月提出离婚。他说，一年多来，他们的婚姻非常不稳定，原以为有个孩子能增进他们的关系。玛丽苏则说，她根本就没有意识到他们的婚姻有问题。离婚导致冷冻胚胎（frozen embryos）的处分变得复杂起来。

玛丽苏要求对冷冻胚胎的控制权，即使离婚，将来也可以用于自己受孕。路易斯反对，说他宁愿让冷冻胚胎依然存放在冷冻室，直到他决定婚姻外是否成为胚胎的生父。两人的身份都发生了变化，都找了另外的伴侣再婚。玛丽苏搬出了本州，不再希望自己用冷冻受精卵受精，而是愿意捐献给无子的夫妻。路易斯强烈反对捐献，希望丢弃冷冻胚胎。玛丽苏对路易斯提起诉讼，一审支持了玛丽苏。路易斯上诉，二审支持了路易斯。玛丽苏再次上诉，1992 年，官司打到了田纳西州最高法院。[1]

---

[1]　*Davis v. Davis,* 842 S. W. 2d 588, 1992.

　　法官说，诉讼双方既没有事先处分冷冻胚胎的协议，事后也不能达成一致的意见处分他们的胚胎。田纳西没有成文法规定如何处理此类纠纷，也没有判例指导目前的案件。法官说，目前美国有超过5000例的试管婴儿，2万多个冷冻胚胎，但是，如何处理本案，法律尚属空白。法官认为，有必要对此进行法律的定性，为以后的类似案件提供一个参照。

　　本案首先遇到的法律问题是，冷冻胚胎是人吗？与母体内的胎儿和脱离母体的婴儿相比，法律上如何判定？法官区分了两种医学上的观点，一派观点是遗传学家的看法，他们认为，4到8个细胞体的胚胎就是早期的人，或者小人儿。依此看法，玛丽苏有权利从冷冻箱内拯救这些孩子，路易斯有道德上的义务将小人带到这个世界。但是，法官不认可这样的观点，认为此派科学家混淆了科学和宗教，难以被妇产科专家们认同，也不符合医疗伦理。法官说，本案一审法官支持玛丽苏，就是采纳了前一派的观点，认为精子与卵子的结合造就一个人，或者说，人类始于受孕的那一刹那。8个细胞体就是试管婴儿，而非前胚胎。为了孩子的最佳利益，就应该生下孩子，而不是毁掉胚胎。

　　另外一派是本案参与试管受精医生的看法，他也是一个遗传学家，在孕育方面有12年的经验。他区分了两个名词，一是"胚胎"，二是"前胚胎"。受精卵的即刻分裂，就是前胚胎，14天后，前胚胎成为胚胎，细胞组出现分化，最终培养成人。法官说，后一派观点代表了美国生殖协会的看法。法官表示赞同。二审法官就采取了这个观点，最后否决了一审的判决，支持了路易斯。法官说，最高法院会同美国生殖协会及19个其他国家组织，回答这个问题。

其次，法官分析了冷冻胚胎究竟是人还是物。法官说，在这个问题上，上诉法官做了很好的说明，那就是，胚胎在法律上不是人。法官区分了胚胎、胎儿和人。每个阶段法律地位不一样，得到的权利保护也不一样。人的法律权利是完全的，得到的保护也是最充分的。胎儿也不是人，有时享受法律权利，有时让怀孕女子决定胎儿的存废，这就是美国法中堕胎权的议题。这两方面的法律都成熟了。但是，有关胚胎的法律缺失。这里，法官明确说，胚胎既不是人，也不是像人体组织那样的物，是一个中间的阶段。既不能享受对人的法律保护也不是物，不受到必要的尊重，因为胚胎有可能变成人。本案中，胚胎对于双方当事人来说，不是他们财产利益，但是，他们对胚胎又具有所有权性质的利益。在作出处分胚胎决定时，这需要法律设定政策的范围。

再次，法官论及当事人协议和生育权权重。如果双方当事人对处置胚胎有新的协议，法官就按照新协议判定；如果没有新协议，但是在试管受精的事后有先前的协议，那么就按照先前的协议判定。但是，本案件中，双方当事人从来都没有协议，这个时候，法官说要尊重双方的决定权。双方意见不一致的时候，应该权衡法律更应该保护哪一方的权利。这里，法官必须分析双方当事人的利益大小和轻重。法官把生育权当作个人自治的一种权利，最后上升到了宪法隐私权的高度。

对于路易斯来说，将胚胎变成怀孕，会给他强加他不愿意要的亲权，给他带来经济上和心理上的不利结果。路易斯说他出生于六个孩子的家庭。他五岁的时候，父母离异，母亲崩溃，他与三个兄弟靠教会资助生活，每月看望母亲一次，父亲1976年死亡之前只见过他三次。他从小就因缺失父爱而饱受痛苦。如果他不能跟孩子一起生活的话，他就不愿意要孩子。他也反对将胚胎捐献，作为孩子的生父，他会受到同样的创伤。反观玛丽苏，虽然也受到创伤，如果再次试管受精也会再次忍受不适。但是，她还有机会去延续基因、怀孕、生产和养育。即使她不再试管受精，她还可以去收养，享受天伦之乐。

最后法官总结，首先，尊重胚胎贡献者的想法。其次，如果他们的想法不明确，或者意见不一致，那么他们先前处分协议有效。再次，如果没有先前协议，那么就衡量当事人相关的利益。通常，如果一方可以通过其他方法为人父母，那么另外一方避免生殖的希望应该优先得到满足。如果无其他方法可以替代，那么一方愿意将胚胎变为婴儿的希望应该得到满足。但是，如果当事人控制前胚胎仅仅是想捐献他人，那么相对方的反对意见应该得到满足，因为他显然就有更大的利益权重。田纳西州最高法院维持了上诉法院的判决，支持了路易斯，容许生殖临床按照通例处理掉未使用的冷冻胚胎。玛丽苏不服，1993年向美国联邦最高法院提出司法审查请求，最高法院拒绝了她的诉讼请求。

罗伊案所记载的堕胎法律史

罗伊诉韦德案,是 1973 年美国联邦最高法院的划时代案件。案件的主题是妇女的堕胎权,涉及了西方人的生命观、生命的起点计算、胎儿和母亲及政府的权限划分、个人主义与保守主义的纷争。最高法院大法官们以 7:2 支持了呼吁堕胎不受刑法处罚的原告。布莱克本大法官在代表多数大法官出具判决书的时候,专门梳理和探讨了堕胎的西方法律史。[①]

一、古代堕胎史

在波斯帝国时代,堕胎就有史书记载,官方以严厉的刑罚惩处堕胎行为。在古希腊和古罗马,人们毫无顾忌地堕胎。古代妇产科专家以弗所的索朗诺思(Ephesian Soranos),一向反对古罗马泛滥

---

① *Roe v. Wade*, 410 U. S. 113 (1973).

的自由堕胎的实践。他说，有必要首先考虑母亲的生命。只有当堕胎手术可行的时候，他才求助于堕胎。古希腊和罗马对未出生的孩子并不保护。对堕胎者实施刑罚，主要的理由是堕胎冒犯了父亲繁衍后代的权利。古代的宗教并不禁止堕胎。

反对堕胎的早期呼声，来自西方医学之父希波克拉底。他被视为当时最聪明和最伟大的医术技艺者，古典时代最重要和具有最完全医疗人格的人。他统帅了他那个时代的医学，是过往医学知识的集大成者。希波克拉底的誓言，每种语言的版本内容不一，但是每个版本都明确写着"我不给任何人致命的药物，也不给出类似的建议。同样，我不给妇女子宫托让她们堕胎"，或者"我不给那些向我索要药品的人致命的药物，也不建议这样的效果。相似地，我不会给任何女子堕胎治疗"。希波克拉底誓言被视为医疗伦理的最高峰，影响延续至今。

希波克拉底誓言即使在古希腊和罗马也并非无可争议，只有毕达哥拉斯学派反对自杀的行为。大多数古希腊的思想家都是支持堕胎的，至少柏拉图和亚里士多德赞同胎动之前的堕胎。在毕达哥拉斯学派那里，怀孕的那一刻，胚胎就具备了生气。堕胎就意味着毁灭生命。希波克拉底誓言回应了毕达哥拉斯的学说。到盖伦时代，大量证据表明，人们并不遵守堕胎的禁令。古典时代结束的时候，情况才发生变化。反对自杀和反对堕胎的声音才开始出现，希波克拉底誓言开始流行。基督教教义附和了毕达哥拉斯的伦理，誉为真理的化身。

在英国普通法中，胎动之前的堕胎，不会被当作犯罪去起诉。

普通法的法理依据是早期哲学、神学、市民法和教会法关于生命开端的概念。胚胎和胎儿成形变成人，标志是身体里充满了"灵魂"或者"生气"。几个松散的来源导向了早期的英国法：在怀孕和生产之间，灵魂和生气有着不同的阶段。早期的哲学家相信，胚胎或者胎儿要变成人，男孩至少是在受孕后的40天，女孩至少是在受孕后的80—90天。亚里士多德将"生气"划分为三阶段：植物、生物和理性。植物阶段在受孕时形成，动物和理性阶段是在出生后发生。40/80天的观点，后来被基督教思想家所接受。圣奥古斯丁区分了"有生气的胚胎"和"无生气的胚胎"，区分的标准就是是否具有了灵魂。后来，奥古斯丁对堕胎的看法写进了格拉提安的教会法，一直影响到1917年的新教会法典。

基督教和教会法40—80天的标准，一直延续到19世纪。在此之前，胎儿被当作母亲身体的一部分，堕胎因此不是谋杀。其实，40—80天也并无经验的基础，布拉克顿就把"胎动"当作关键点。胎动说被后来的普通法学者所采纳，最后由英国普通法接受。

二、普通法堕胎史

在普通法中，将胎动的胎儿做掉，究竟是重罪还是轻罪，一直有争议。13世纪的布拉克顿视为谋杀。他说，如果胎儿已经成形且具有了生气，特别是具有了生气之后，撞击或者下毒导致的流产就是谋杀。但是，布拉克顿之后的普通法学者大多视堕胎为轻微的犯罪。科克的观点是，女子将有"胎动的胎儿"做掉，这是"重大的过错，但不是谋杀"。布莱克斯通追随这样的看法，他说，胎动之后的堕胎曾经被当作过失杀人，现代法律却看得没有那么严重。但是，在实践中，堕胎很少被当作犯罪来追究。特别是在美国的普通法中，胎动前的堕胎从来没有被追究过刑事责任，最多是采用科克的看法：即使是对有胎动的胎儿实施堕胎，这也只是过错，但不是谋杀。

英国第一部堕胎成文刑法是 1803 年的《埃伦博勒法》(Lord Ellenborough's Act)。该法第 1 节规定，胎动后的堕胎，当处以死罪。但是，第 2 节又规定，胎动前的堕胎，当作轻罪。胎动是两者的区分点。1828 年的修订版延续了这样的区分。1837 年的版本中针对堕胎的死刑消失。1861 年版本中也没再重现。1929 年的《婴儿生命保护法》突出了"活体出生的儿童之生命"的条款。依此规定，具有犯罪目的的故意行为，构成重罪。法律有一个限制性的条款：为了保护母亲的生命，以诚实的方式实施堕胎，最后导致了儿童死亡，不承担刑事责任。1967 年，英国议会制定了新的《堕胎法》。这个法案允许持照医生，在得到其他两位持照医生的认可后，在如下条件下可以实施堕胎手术：其一，持续的怀孕给母亲带来生命的危险，或者对怀孕女子或家里已有的孩子带来身心的伤害；其二，新生的孩子有身心严重残疾的实际风险。法律规定，做决定的时候，要考虑到怀孕母亲实际的或者可合理预见的环境。在紧急状态下，为了挽救怀孕女子的生命或者预防身心永久的伤害，在未征得其他人同意的情况下，医生也可以诚实地终止女子怀孕。

美国在 19 世纪中叶之前，大多数州适用的是英国普通法。康涅狄格州是第一个制定堕胎法的州，1821 年的立法采用了《埃伦博勒法》的相关条款,没有设立死刑条款。只有 1860 年的法律,将胎动前的堕胎视为犯罪。1828 年,纽约制定法律,反对两种堕胎:其一,胎动前的堕胎,为不当行为,胎动后的堕胎,为二级过失杀人。其二,增加了一个治疗性堕胎的概念:当确有必要保全母亲的生命,或者其他两位医生如此建议,就可以实施堕胎手术。1840 年,得克萨斯州接受了普通法,当时只有八个州有关于堕胎的成文法。美国内战后,各州才开始用制定法取代普通法。多数成文法的规定都是如此:胎动前堕胎处罚轻缓,胎动后堕胎处罚严厉。而且,大多都有挽救母亲生命的例外条款。

19 世纪中叶和晚期,美国各州法律对胎动的区分逐步消失,犯罪级别和刑罚逐渐增加。到 20 世纪 50 年代晚期,大多数法域禁止堕胎,除非是为了保全母亲的生命。到 20 世纪 70 年代,趋势是撤销堕胎成文法,三分之一的州不再严厉处罚堕胎行为。

三、罗伊案及后续

1973 年的罗伊案是规制美国堕胎法、捍卫妇女权利运动的一个顶点。在回顾了堕胎法律史后,以布莱克本大法官为首的最高法院,顺应了社会舆论和妇女运动,判决撤销了各州反堕胎的法律。法官认定,州将堕胎视为犯罪的规定,违反了美国宪法第十四修正案之正当法律程序条款。法院判定:其一,怀孕的头三个月内,医生有堕胎的决定权;其二,头三个月截止的时候,州基于母亲的健康考虑可以规范堕胎的程序;其三,胎动之后,州可以规范甚至禁止堕胎，但保全母亲生命健康的情形除外。

罗伊案后，美国堕胎的法律史并未结束，美国人对于堕胎的态度也一直处于争议之中。在此后涉及堕胎的案件中，比如，1992 年东南宾夕法尼亚计划生育组织诉凯西案 ①，美国联邦法院一直在遵循照罗伊案判决。虽然对于州关于堕胎法律的审查严厉程度在变，州确立合法堕胎的时间也在变，但是法院一直还是承认女子有堕胎的权利。法院认定这是宪法赋予隐私权的一部分，堕胎入罪违背了正当法律程序条款。

在联邦立法层面，支持堕胎的立法运动和反对堕胎立法的运动同步进行。总体上看，支持堕胎合法的呼声处于主导的地位。在里根和布什时代，曾经有几次通过了反对堕胎的立法，但是并未最后生效。与生殖相关的议会立法，比如 2002 年《活体出生的儿童保护法》(Born-alive Infants Protection Act) 和 2003 年《禁止部分发生堕胎法》(Partial-Birth Abortion Ban Act)，也没有改变堕胎合法的基本面。直到今天，支持堕胎与反对堕胎构成了美国政治、法律和社会运动的热点话题。民主党人支持堕胎合法，共和党人反对堕胎；女性主义者支持堕胎的自由和选择的自由，保守主义者呼吁爱护生命和反对谋杀。2018 年，当特朗普总统提名反对堕胎的卡瓦多担任联邦最高法院大法官时，美国各地支持堕胎权的人们走向街头游行示威，抗议特朗普的提名。他们担心，卡瓦多入驻联邦最高法院，有推翻罗伊案判决的风险。

---

① *Planned Parenthood of Southeastern Pa. v. Casey,* 505 U. S. 833 (1992).

堕胎入罪和出罪的争议

  1973 年美国联邦最高法院判决的罗伊诉韦德案，是一个里程碑式的案件。[①] 这个案件确立了妇女有堕胎的法律权利。此前，堕胎不仅是一种犯罪，而且还在道德上被视为不检点的行为。18 世纪以前，妇女经常服药来终止怀孕。1827 年，伊利诺伊州规定，服用避孕药可以判处三年以上的监禁。其他州也有类似的规定。1860—1880 年间，堕胎被视为严重的犯罪。进入 20 世纪后，美国多数州都制定了反堕胎法，但是，女子总能花钱堕胎。直到 20 世纪 30 年代，各州才严格执法。到 70 年代，堕胎入罪或者出罪的争论达到高峰，最后导致了罗伊诉韦德案。

  化名为简·罗伊的女子，住在得克萨斯州达拉斯郡，未婚先孕。她想去有资质的和有执照的医生那里在安全且条件好的诊所做堕胎手术终止怀孕。但是，按照得克萨斯州的法律，她难以使堕胎合

---

  ① *Roe v. Wade*, 410 U. S. 113 (1973).

法，因为只有继续怀孕危及母亲生命的时候，法律才允许堕胎。而且，她不能到堕胎合法的州去做手术，因为她无力支付往返费用。1970 年 3 月，罗伊对郡地区检察官提起诉讼，要求其一，法院给出宣告式判决，认定得克萨斯州堕胎犯罪法违宪；其二，申请司法令，限制检察官实施堕胎犯罪法。罗伊说，得克萨斯州的成文法，语言模糊涉嫌违宪，削减了她的隐私权，有违宪法第一、第四、第五、第九和第十四修正案。罗伊声称，她如此诉讼是代表了她和其他类似情形下的所有女人。

詹姆斯·霍尔福特是一名持照医生，他申请参与到罗伊的诉讼中来。他说，他曾经因为违反得克萨斯堕胎法被逮捕过，还有两次刑事追诉正在进行中。他称，对于来找他做堕胎手术的病人，他也无法判定堕胎的病人是否符合得克萨斯法中的合法堕胎条件。法律的规定是模糊的和不确定的，因此违反了宪法第十四修正案，违反了医生／病人的隐私权，以及他行医的权利。

约翰和玛丽是两口子，也想加入罗伊的诉讼中去。他们称，他们是无子夫妻。玛丽患有神经化学物质失衡，她的医生建议她避孕。她由此持续服用避孕药片。一旦她怀孕，她就得终止怀孕，在有资质和有执照的医生诊所里堕胎。她加入罗伊案件中，也是为了代表她自己以及所有与她有类似情形的夫妻。

在地区法院，单身孕妇、未怀孕的无子夫妻和持照医生三方作为原告一起参与反对得克萨斯堕胎犯罪法的诉讼中来。地区法院判定，罗伊和医生有资格提起诉讼，而无子夫妻并不是适格的原告。在实体问题上，一审法院判定，得克萨斯堕胎法含义模糊，侵犯了原告第九修正案的广义上的权利。但是，对于司法令的申请，法院判定驳回。三方原告不服，检察官被告也不服，同时向第五联邦巡回法院和联邦最高法院提起了上诉。上诉法院命令先搁置，等待最高法院的判决。

联邦最高法院以7∶2的投票，支持了罗伊。布莱克本大法官代表多数法官出具了判决书。得克萨斯州《刑法典》第1191—1194条和第1196条规定，除非是为了挽救母亲的生命，堕胎是犯罪。其实，美国大多数州都有类似的规定。大法官说，堕胎争议具有敏感和情感性，一个人的哲学、经历、宗教、生活家庭和价值的态度、道德标准，都会左右他对堕胎的态度，即使是在医生那里都充满了争议。人口增长、污染、穷困和种族使这个问题更加复杂化。最高法院的任务就是，排除情感的因素，冷静地对此问题作出法律的判决。

在程序方面，简·罗伊虽然是化名，但法官说她并不是虚拟的人。检察官对她怀孕的时间和诉讼的目的都有疑问，但法官还是支持一审法院对她诉讼资格成立的判定。霍尔福特医生则不同，他受到州刑法的指控，不能在联邦法院提出诉讼请求。一审法院给他出具宣告性的救济，是错误的，不给他出具司法令却是对的。驳回霍尔福特参与诉讼的请求，他可以在州刑事诉讼中继续他的诉讼。对于约翰和玛丽夫妻，他们的伤害尚未发生，只是将来可能会发生的怀孕和堕胎，导致堕胎犯罪的风险。可能不是实际，因此，他们也不是本案适格的诉讼当事人。

本案的实体问题，是怀孕女子决定终止怀孕的权利，得克萨斯州刑法侵犯了她们的自由。这种自由体现在第十四修正案的正当法律程序条款，或者说，是《权利法案》保护的人身、婚姻、家庭和性隐私的权利，以及第九修正案保护的权利。大法官从堕胎的历史和州堕胎刑法背后的目的和利益来分析堕胎的法律性质。

历史上看，禁止女子堕胎历史并不悠久，各州成文法堕胎入罪，只是19世纪后半叶发生的事。各州刑事立法将堕胎入罪，理由有三：其一，法律是维多利亚社会关注的产品，不鼓励非法性行为。本案似乎与此无关，因为得克萨斯法律并没有区分已婚女子和未婚母亲。其二，堕胎关涉医疗手术。当堕胎犯罪法制定的时候，堕胎手术对女人来说充满了危险。在1867年抗菌技术发明之前，这个风险更大。堕胎致死率很高，1900年后乃至20世纪40年代抗生素发明的时候，扩张术和刮除术不如今天安全。这样，各州堕胎犯罪法的目的是保护孕妇，不让他们处于危及生命的手术之下。但是，法官说，如今的医疗技术进步很快。医疗数据显示，怀孕头三个月时堕胎相对安全。法律保护怀孕女子的作用就消失了。但是，另外一个方面，为了公众的健康和医疗标准，州政府还是有必要对此进行管理。其三，州保护出生前的生命的利益或义务。通俗的说法是，新的生命发端于怀孕的那一刻。只有当孕妇处于危险的时候，母亲的安全高于胚胎或者胎儿的权利。州政府要在保护母亲和保护未来生命之间平衡，支持者们找到了一个点，那就是"胎动"。

法官保护母亲有堕胎的权利归结为宪法上的隐私权。虽然美国宪法本身并无隐私权的概念，但是，司法判例将隐私权归结为宪法第一、第四、第五、第九、第十四修正案。本案中，上诉人认为女子的权利是绝对的，她因此能够在任何时候以任何方式基于任何理由终止怀孕。但是，法官不认同。在保护女子个人权利的同时，也要顾及州的权利，比如保护大众健康、维持医疗标准和保护未来的生命。隐私权并非绝对。

在胎儿保护方面，胎儿的法律地位决定了对胎儿的保护程度。大法官分析了"人"的概念。从胚胎到胎儿最后到婴儿，大法官还是认定胎儿并不是人，不能享受人所有的法律保护。但是，胎儿毕竟是未来的人，在民事法律中依然受到保护。为此，法官区分了胎动说的时间划分方法，怀孕的头三个月是一个区分点。由此，大法官判定如下：州堕胎犯罪法违背了宪法第十四修正案之正当法律程序条款，其一，头三个月，怀孕女子的治疗医师可以作出医学判定，由此决定是否堕胎；随后接近于头三个月的末尾，州政府为了母亲的健康可以规范堕胎手术；胎动发生之后，州政府为了保护未来生命可以规范甚至禁止堕胎，除非是为了保全母亲的生命或者健康。

罗伊案只是女子堕胎合法化的一个开端。立法争议和司法争议从来都没有停止过，保守主义和女性运动之间的博弈也一直在进行中，直到今天。

传统代孕妈妈的法律纷争

　　威廉·史顿和伊丽莎白是密歇根大学的博士同学，1974 年 7 月结婚。基于财力上的考虑，加上史顿夫人想拿医学学位并在医院实习，直到 1981 年，他们才一起过家庭生活。史顿夫人患有多发性硬化症，怀孕会带来严重的健康风险。史顿夫妇决定放弃生子，但是，史顿先生的家庭成员大多数死于纳粹的大屠杀，他是他们家唯一的幸存者，非常想要一个自己的孩子来延续血脉。起初，史顿夫妇想收养孩子，却又担心他们的年纪和宗教信仰带来潜在的风险。他们想通过别的方式来获得后代。

　　史顿夫妇和怀特海夫人都看到了纽约生殖中心的代孕广告，史顿夫妇决定付诸行动。怀特海夫人说，她很同情没有孩子的家庭，愿意给无子夫妻生孩子，当然，她想要得到 1 万美元的报酬。

　　1985 年 2 月，威廉·史顿和玛丽·怀特海签订了一份代孕合同。合同上说，史顿的妻子伊丽莎白不能生育，但是他们想要一个孩子。怀特海夫人愿意为他们代生一个孩子。用史顿先生的精子和怀特海夫人的卵子人工受精，怀特海夫人受孕、孕育、生产，最后交给史顿夫妇。她放弃母亲的权利，然后史顿夫人收养这个孩子。史顿夫人不是合同当事人，但合同规定如果史顿先生死亡，她将是孩子唯一的监护人。怀特海先生是合同的当事人，他也放弃孩子的亲权。法律上如此安排，是为了避免买卖婴儿的罪名。合同还规定，孩子出生后，史顿先生支付怀特海夫人1万美元，递交孩子的时候支付。另外一份合同中，史顿先生支付给纽约生殖中心7500美元。几个月后，人工授精完成，怀特海夫人怀孕。1986年3月27日，孩子出生。出于保护孩子隐私，后来法院称这个女孩为宝贝M。

孩子出生后，怀特海夫妇很骄傲，将孩子出生证上的名字登记为撒拉·伊萨贝拉·怀特海。怀特海夫人感觉，自从孩子出生，她就无法与孩子分离。即便如此，怀特海夫人还是于3月30日将孩子交给了史顿夫妇。史顿夫妇高兴至极，给孩子取名为玛丽莎。当晚，怀特海夫人陷入了深度不安、忧郁和无法忍受的悲伤，不能吃不能睡，也不能集中精力做任何事。第二天，她去史顿家，诉说自己的感受。怀特海夫人的绝望让史顿夫妇吃惊和害怕。史顿夫妇担心怀特海夫人自杀，但也相信怀特海夫人会遵守诺言，就答应了怀特海的要求，让她先与孩子待一段时间，比如一周。但是，四个月后，史顿夫妇找不到孩子，孩子被放到了怀特海父母的家里。史顿夫妇求助司法，警察介入。怀特海夫妇玩起了躲藏游戏，在三个月里至少住了20多家酒店、旅馆，躲避警察的逮捕。史顿夫妇提交诉讼，想通过司法程序追回孩子。

　　一审法院判定，代孕合同有效，孩子的监护权归史顿先生，史顿夫人能收养孩子，怀特海夫人有探视权。同时，法院也提出了孩子最佳利益原则，将孩子监护权判定给史顿夫妇最有利于孩子。怀特海夫人上诉，新泽西最高法院受理。怀特海夫人称合同无效，因为合同违反公共利益，违反生母陪伴孩子的宪法权利。史顿夫妇则称代孕合同有效，应该得到履行。

　　对于代孕合同的有效性和履行问题，新泽西最高法院认定合同无效。理由有二：其一，与州成文法直接冲突；其二，与公共利益冲突。按照州法和先例，有偿代孕是非法的，甚至是犯罪。本案中，当事人代孕加收养的模式，就是想规避法律。用金钱收养孩子，实际是贩卖婴儿，构成三级犯罪，会判处 3—5 年的监禁。生母放弃孩子的抚养权，也与新泽西法律不符。

　　在公共利益方面，法官说，本案代孕合同的基本出发点是，生父母事先决定孩子的监护权，这与基于孩子最佳利益决定监护权的法律原则冲突。代孕合同将孩子与亲生父母分离，不能由亲生父母抚养，这与公共利益相违背。本案代孕合同，是把监护权专门给了父亲，却毁掉了母亲的监护权。母亲生产孩子之前放弃监护权不是出自母亲的真实意思表示。合同完全无视了孩子的利益，这是一种贩卖儿童的行为。或者说，最低程度上，也是出卖母亲抚养孩子的行为。代孕实际上是以牺牲穷人的代价让富人获得了收益。怀特海夫妇家庭净资产为负值，丈夫是劳动者，妻子是家庭主妇；史顿夫妻则都是专业人士，一个是医生，一个是生化学家。

　　法官继续探讨终止父母亲权的法律和婚姻家庭中的宪法性权

利的议题。法官说，亲权的终止不能基于合同，只能根据成文法的规定。双方当事人都追溯到宪法性的权利，其中涉及隐私权、生育权、孩子的陪伴权、个人亲密权、婚姻的权利、性权利和家庭的权利，都源于宪法第九和第十四修正案或者《权利法案》。由此，法官继续讨论本案中孩子的监护权和探视权问题。

法官的总结是，本案提供了一个新的关于生育安排的视角：代孕母亲的人工受精。法律的空白使各方当事人都很受伤。代孕妈妈和她的丈夫、自然父亲和他的妻子，更重要的是孩子，都是潜在的受害者。新泽西现有的法律不允许有偿代孕合同。但是，如果代孕母亲愿意，不是为了经济利益，那么法律也没有禁止代孕。她可以代孕，可以改变她的想法，可以宣称亲权。立法处于空白期，我们不能低估此类立法的困难和不可避免的伦理和道德困境。科技带来了人类生殖的新机会，也带来了滥用的风险。最后的结论是，部分维持下级法院的判决，也就是判定孩子监护权归史顿夫妇；部分撤销下级法院的判决，也就是认定代孕合同无效。①

这个案件是美国历史上第一宗代孕的纠纷案件，引起了社会舆论的高度关注。女权主义者对这个案件的评价也出现分裂，支持代孕和反对代孕的声音同时存在。支持代孕的女权主义者说，这是女性按照自己意愿处分自己身体的权利；反对者说，代孕是对女性的一种利用和剥削。这个案件中，新泽西州最高法院否定了代孕的合法性。这个议题并没有因为这个案件而告终，以后的发展中，还

---

① In re Baby M, 109 N. J. 396 (1988).

出现了不同于本案的传统意义上的代孕，那就是试管婴儿。法律也随着技术的进步不断发生变化，从目前的情况看，每个国家对代孕的法律规定不一，美国各州的法律规定也不一致。在代孕合法的地方，法律的规定和相应的法律服务在日趋完善。

妊娠代孕的法律纷争

　　代孕通常分为两种，一是传统意义上的代孕，又称部分代孕、基因代孕、自然代孕和直接代孕，代孕母亲用自己的卵子为他人孕育孩子。二是妊娠代孕，又称东家代孕、充分代孕和试管婴儿代孕。代孕母亲与新生儿没有基因遗传上的联系，代孕母亲以自己的子宫为他人孕育孩子。前一类案件，新泽西州的宝贝 M 案件是美国第一例，新泽西州法一直否认代孕合同的合法性。法院只是通过"孩子最佳利益"的原则，将孩子的监护权判定给意欲获得孩子的父母。父亲和代孕母亲是孩子生理上的父母，丈夫的配偶并不具备生理上母亲的身份。后一类案件，典型的则是加州的约翰逊诉卡尔维特案。与新泽西州不同，加州并未否认代孕合同的合法性。与孩子有遗传基因的夫妻是孩子的父母，代孕女子不具备法律上母亲的资格。

　　马克和克莉斯皮娜·卡尔维特是夫妻，想要一个孩子。克莉斯皮娜于 1984 年被迫做了子宫切除手术。她的卵巢还能排卵，夫妻决定找人代孕。1989 年，安娜·约翰逊从同伴那里得知克莉斯皮娜的困境，愿意为卡尔维特夫妇代孕。

1990 年 1 月 15 日，马克、克莉斯皮娜和安娜签订合同，马克的精子和克莉斯皮娜的卵子配对成胚胎，植入安娜的身体，孩子出生后送到马克和克莉斯皮娜家里，是他们夫妻俩的孩子。安娜同意放弃所有的亲权。马克和克莉斯皮娜分期付费给安娜，总数为 1 万美元，最后一笔等孩子出生 6 周后结清。马克和克莉斯皮娜还给安娜购买了 20 万美元的生命险。

1990 年 1 月 19 日，胚胎植入成功。不到一月，超声波检查显示安娜成功怀孕。不幸的是，双边关系不久后恶化。马克得知安娜隐瞒了死胎和流产的经历。安娜则感到卡尔维特夫妇没有给她买足保险。而且，6 月份当孕期到达早熟阶段的时候，她感到受到了抛弃。

1990 年 7 月，安娜给卡尔维特夫妇一封信，要求二人付钱，否则不交付孩子。一个月后，卡尔维特夫妇求助司法救济，让法院出具一份他们是未出生孩子法律上父母的文件。安娜也提起诉讼，要求法院认定她是孩子的母亲。法院合并审理了此案。

1990 年 9 月 19 日，安娜和孩子的血样本提取分析，安娜不是孩子的遗传学妈妈。10 月，一审法院判定，马克和克莉斯皮娜是孩子"遗传学、生理学和自然的"父亲和母亲，安娜对孩子没有任何父母的权利。代孕合同合法，可以履行。法院终止了安娜的探视权。安娜上诉，上诉法院维持原判。

案件于 1993 年最后到达加利福尼亚州最高法院。法官称，加州亲属法和民法典，都消除了婚生子女和非婚生子女的差别，任何意义上的父母子女关系都平等对待。父母子女关系包含两种，一是自然的，二是收养的。法律的规定并非为了解决代孕的问题，因为法律通过时的 1975 年还没有代孕的现象。但是，这不妨碍将法律运用到本案中。有血样证明，孩子与卡尔维特夫妇有遗传关系，证明他们之间的父母子女关系合乎法律规定。本案的问题是，一个是遗传学上的母亲，一个是生孩子的母亲。虽然新的生殖技术可以产生生物学上各种不同的结果，但加州的法律只承认孩子有一个自然的母亲。生孩子自古是证明母子关系的证据，但是，不是母子关系的必要条件。从代孕协议上看，卡尔维特夫妇是想得到携带自己基因的孩子，而不是给安娜捐献胚胎。法律虽然同时认可遗传学和生孩子都是证明母子关系的方式，但是只有那个想要生孩子的人才是加州法律下的自然母亲。本案中，克莉斯皮娜想要孩子，安娜是实现克莉斯皮娜愿望的那个人。

代孕是否违背社会公共政策？法官说，加州 1992 年曾经想就代孕立法，但是遭到州长的否决。州长在否决书中称，代孕技术是一个新出现的现象，由此导致的道德和心理后果尚未明晰。仓促立法是不合适的。加州现有的家庭法就可以解决代孕引发的法律难题。安娜称，代孕违反了公共利益，理由有二：其一，加州刑法明确规定，禁止以营利为目的的收养。其二，代孕合同剥夺了她分娩前的亲权。法官不同意安娜的说法。首先，代孕不同于收养。安娜自愿为卡尔维特夫妇代孕，不是孩子遗传学上的母亲，不能适用营利收养的法律条款。支付给安娜的费用，实际上是她提供代孕的服务费，而非放弃孩子亲权的费用。法官说，这并不违反公共利益。

其次，安娜所说，代孕合同涉嫌刑法上的非自愿奴役。法官也不认可，合同中没有任何强迫或者胁迫的内容。尽管合同单方面规定了卡尔维特夫妇终止怀孕的权利，但合同也约定："所有的当事人都理解怀孕女子有绝对的权利流产或者不流产。相反的许诺不可实施。"法官因此断定没有剥夺安娜的权利。最后，安娜和她的女性法庭之友称，代孕剥削或羞辱了女人，特别是剥削了那些低收入妇女。让妇女放弃孩子的亲权，这无疑鼓励了把孩子当商品出卖的行为。法官同样不支持这样的看法，尽管代孕女子通常相对不富裕，但不能说代孕就剥削了低收入的女子。没有证据证明这一点。本案件中，安娜是一个持照的职业护士，生过一个孩子，不缺乏智力和生活经历来决定是否签订代孕合同。最后，加州最高法院维持了下级法院的判决。[①]

从美国法的情况看，多数州都禁止营利属性的代孕，认可利他性的非营利代孕。也就是说，从性质上看，代孕其实还有商业代孕和非营利代孕之分。在印度、乌克兰和美国加州，商业代孕合法。英国、美国大多数州和澳大利亚则视商业代孕为非法，只承认非营利代孕。比较而言，德国、瑞典、挪威和意大利不承认任何意义上的代孕合同。印度曾经是代孕的天堂。每年有来自世界各地的夫妻到印度代孕，因为价格低廉，仅为美国和英国的三分之一。泰国2015 年禁止商业代孕，限制非商业性的代孕。2016 年，柬埔寨禁止商业代孕。

---

① *Johnson v. Calvert*, 5 Cal. 4th 84 (1993).

护士写转诊信是堕胎手术的一部分吗？

　　简娜薇女士是被告萨尔弗特地区医院的雇员，1984 年 6 月 25 日取得职位。她担任艾尔兰姆健康中心的前台秘书，为医生工作。1984 年 9 月 11 日，巴鲁呵医生让她打写一封信，通知一个怀孕的病人将她转诊给一个专家，约定一个会面，请专家给出意见，看是否应该按照英国 1967 年《堕胎法》终止妊娠。

　　简娜薇女士是天主教徒，认为妊娠是道德上不当的行为，她拒绝写信。最后健康中心的另外一个医生手写了那封信。1984 年 10 月 31 日，人事部经理代表医院约见简娜薇，她的答复是她有权拒绝打写那封信，因为信件涉及终止妊娠事件，而 1967 年《堕胎法》第 4 条第 1 款规定了"良心反对"权利的条款。

　　1984 年 11 月 7 日，人事部写信给简娜薇，说她拒绝打写信件的行为导致她违反了医院纪律："非正当地拒绝一个合法和合理的指导。"人事部要求她给出保证，她将来会遵守这样的指令。1984 年 11 月 12 日，简娜薇回复："除了 1967 年《堕胎法》第 4 条第 1

款所规定的保护条款之外，我确认将来会一如既往地继续执行我的合同义务，其中，工作细节在岗位要求上有明确描述。"

1984年11月27日，简娜薇参加一个会议，她再次确认了她的立场，人事经理和社区服务执行官在场。11月30日，后者给她写信，称已经得到法律专家意见，1967年法律第4条第1款的效力不适用于她的拒绝行为。她的雇佣关系已经于11月27日基于她的不当行为而被终止。

简娜薇女士按照医院复议程序对她的解雇提出异议，异议被驳回。医院于1985年2月6日正式批准了解雇决定。6月17日，简娜薇向法院提起司法诉讼，申请法院的调审令以撤销医院1985年2月6日的决定。她声称，拒绝打写争议所涉的信件，是她良心反对的权利，她没有任何义务去执行此类工作。一审法院驳回了她的申请，二审法院于1987年12月18日维持了原判。简娜薇上诉到了英国的上议院。1988年2月1日，上议院给出了最终判决。

凯斯勋爵首先在判决书中援引了《堕胎法》的相关成文法条文。该法第1条第1款规定，符合本条如下规定的情形，如果有另外两位注册医疗实践者诚实信用地持有同样的观点，那么当一个注册医疗实践者终止妊娠时，他不会因为堕胎而构成犯罪：第一，继续妊娠会导致孕妇的生命危险，或者对孕妇身心健康造成伤害，或者对她家庭现有子女造成伤害，这种伤害大于终止妊娠所导致的伤害。第二，存在这样一个实际的风险，一旦孩子出生，就会遭受身心异常以致严重的残疾。第3款规定，除第4条情形外，终止妊娠的治疗必须在医院里进行，这里的医院，或者由卫生部建立，或者由《国家健康服务法》下的国家秘书处建立，或者是上述国家卫生部或秘书处及时批准的某处所。第4款、第3款以及第1款所提及需要另外两位注册医疗实践者相同观点的要件，不适用于一个注册医疗实践者如下终止妊娠的情形：他诚实地认为，终止妊娠对于挽救孕妇生命或者防止对孕妇身心健康严重永久性的伤害有着即刻的必要性。第4条第1款规定，根据本条第2款，任何人都没有，或者基于合同的义务，或者基于成文法的义务，或者基于其他法律规定的义务，去参与本法授权的违反他良心的任何治疗活动。在任何程序中，良心反对的举证责任应该由依赖于它的申请者来承担。第2款规定，本条第1款中不存在任何因素会影响到参与治疗的任何义务，这里的治疗是指挽救孕妇生命或者防止对孕妇身心健康严重永久性的伤害所必须的治疗。第5条第1款规定，本法不存在任何因素会影响1929年《婴儿生命（挽救）法》的规定，此法目的是保护存活胚胎的生命。第2款规定，为了实现堕胎的目的，任何意在流产的女子之所为，都属违法，除非本法第1条另有授权。本法中以下术语含义如下："与堕胎相关的法律"违反1861年《侵犯人身犯罪法》（Offences against the Person Act）第58条和59条以及关于实施堕胎的任何法律规则。

勋爵说，本案申请人的权利要求源自第4条第1款的保护条款。本案的问题是，如何解释"参与本法授权的任何治疗活动"。申请人的意思是治疗活动包括堕胎前所有的准备工作，比如，她打写一封病人转诊的信件，也属于"参与治疗"活动。但是，被告医院的解释是"参与"只限于实际手术活动。但申请人说，法律第4条第1款的"良心反对"条款与第1条第1款"堕胎犯罪"条款并行不悖。这样，按照刑法的理论，辅助性的活动，比如帮助、教唆、传授犯罪行为与主犯承担相同的责任。她打写转诊信件的行为，可能构成堕胎罪的从犯。

勋爵分析说，在二审中，上诉法官支持申请人"良心反对权"与"堕胎罪"并存的看法，但是，她打写转诊信件的行为不是帮助堕胎，而仅仅是履行了她雇佣合同中的义务，不会被认为是犯罪。上诉法院的法官还说，"参与"一词，仅仅具有日常和自然含义，指实际上的手术行为。勋爵说，他同意上诉法院法官的看法，"参与"只是日常用语。尽管这个词经常被使用于刑法中描述帮助犯的行为，但是在这里不适用。刑法中主犯和从犯的概念无论如何都不适用于这里的第4条第1款。第1条中的终止妊娠的治疗，理论上讲不是犯罪行为。勋爵说，我不认为议会有理由将这个词这样去理解，也就是刑法中的主犯和从犯的区分，由此制造技术上的难度。这样精确的法律技术区分，对医疗卫生行业来说太困难了。如果议会真像申请人那样去理解，那么议会还不如用更清楚和更简单的语言来表达。用参与"本法授权的任何活动"来替代参与"如此授权的任何治疗活动"。第4条似乎是关于良心反对的某种妥协。对堕胎持道德上不当观点的人，也会对第2款提及的治疗持良心反对的态度，然而，这一款不会允许异议生效。

勋爵说，申请人援引了一个先例，来证明自己对成文法的理解是正确的。这个先例案件是"皇家护士学院诉卫生和社会保障部案"①。案件的法律议题是：一个护士在医生指导下的行为是否可以包含在一个注册医生的职业行为之中。法官辨析了司法审判中如何解释成文法中术语的含义。在那个先例中，勋爵说，"我读了又读 1967 年的法律"，终于弄清了"终止妊娠"或"妊娠终止"与"终止妊娠的治疗"的区别。前者出现在第 1 条第 1 款和第 4 款，后者出现在第 1 条第 3 款，以及第 3 条第 1 款第 1 项和第 3 项。"良心反对"出现在第 4 条，两处出现了"参与"一词。将第 4 条和第 1 条第 1 款结合起来考察，就能确定良心反对的真正含义了。第 4 条强力支持了第 1 条第 1 款的宽泛解释。如果将"注册医生终止妊娠"解释为包含了"医生指导下终止妊娠的治疗"情形，那么"妊娠终止"与"妊娠终止治疗"就是同义词了。

　　勋爵总结说，先例要解决的问题是，医生指导下的护士活动是否被视为医生的活动？法官的分析是，真实的法律问题是，护士的行为是否违法？法官认为他们并没有违法，因为法律的授权包含了终止妊娠的所有医疗过程，尽管有些工作是其他人完成的，但是这些工作都是在注册医生监督和指导下完成的。勋爵说，上议院对第 4 条第 1 款中"参与"一词的规定，只涉及在医院里实施的实际医疗，实际医疗之外的活动，上议院并不关心，或者只是间接涉及。所以，先例中勋爵的解释与本案并没有相似性，不能适用于本案。换言之，申请人以先例中护士活动属于医生的活动，来证明自己写信的活动，也属于医生的活动。如果医生构成堕胎罪的话，自己写信的

---

① Royal college of Nursing of the United Kingdom v Department of Health and Social Security [1988] AC 800.

活动就是堕胎罪的从犯。但是，本案的法官不同意申请人如此理解先例以及如此解释成文法的语义。

勋爵最后说，对于申请人的论点，我可以得出结论：没有必要讨论上诉法院多数法官作出不利于她判决的有限理由。但是，也不应该认为，如果法律议题是一个活生生的问题，我就会必定同意他们的意见。因此，综上所述，驳回申请人的上诉，即维持下级法院的判决，护士写转诊信只是履行雇员的责任，不属于堕胎手术的一部分，不能够以良心反对堕胎的保护条款为由拒绝出具医疗文书。上议院的其他四位勋爵布兰顿、格里菲斯、高夫和洛里法官都同意凯斯勋爵的看法，驳回了申请人的上诉。[1]

---

① Regina v Salford Area Health Authority (Respondent), Ex Parte Janaway (Appellant) [1988] UKHL 17.

亡夫配子的提取与使用

　　权利申请人 L 女士，生于 1965 年，2005 年嫁给了小自己 12 岁的 H，2006 年 8 月生育了一个孩子。2007 年 6 月 26 日，H 阑尾炎手术后死于医院。死亡完全出乎预料、不可理喻，L 和丈夫还没有来得及讨论：假如死于医院，则日后将如何安排？丈夫的死亡不可避免地给 L 带来巨大的创伤，L 能够及时想到的是要为她与她的丈夫再生一个孩子，为他保留血脉以使他们的第一个孩子有一个亲密的血缘上的亲人。她采取紧急措施去提取和保存丈夫的精子。2007 年 6 月 26 日，她向马可法官申请临时救济令，并向医院告知。但是，没有通知人体生殖和胚胎局。

　　马可法官同意发出救济令，内容如下：兹宣布如下行为合法：1. 24 小时内医院从死者 H 那里提取精液，如此做的时候，要给予充分的尊重和尊严，尽量减少身体的损害。手术要由专科医生或者相关医疗专业人士或者临床医生执行，这样可以保证精子提取后的活力。提取精子的手术包括附睾切除、输精管冲洗或者抽吸、直肠探头电射精和睾丸切除。2. 提取出来的精子储存于诊所或者医院，以待法院的进一步命令。3. 此申请和命令应该在 2007 年 6 月 27 日下午 4 点前送达人体生殖和胚胎局以及人体组织局。4. 下一步的指令申请要在 2007 年 6 月 29 日前提交至马可法官，预计需要 30 分钟的时间。

2007 年 6 月 27 日，医院做了精子提取手术，送到了诊所保存直到法院开庭。2007 年 6 月 29 日，马可法官下达进一步的命令，内容如下：1. 2007 年 6 月 26 日的救济令第 2 条仍然有效，直至进一步的命令。2. 申请需要于 2007 年 10 月在马可法官席前宣读。3. 在宣读前不少于 14 天的时间里，申请人应该提供充分的证据文件，以证明她是基于 H 的意愿以及 H 家人的同意，进一步申请法律救济的合法依据。

人体生殖和胚胎局及人体组织局的律师也出具了一份信函，称他们不认为此事会涉及人体组织局，因为 2004 年的《人体组织法》第 53 条第 1 款规定，配子问题被排除在人体组织局的职权范围之外。他们说，配子的储存和使用（而非提取）要符合 1990 年《人体生殖和胚胎法》所规定的许可条件。该法第 4 条规定，配子的储存和随后的使用，只能向人体生殖和胚胎局申请许可。而 1990 年法的第 12 条到 14 条规定，得到许可的条件，是符合清单三的规定。清单三包含的条件是，配子的储存和使用必须得到提供者的有效同意。这样，法律的情况明朗了：与向马可法官申请临时命令相反，2004 年《人体组织法》与本案无关。而人体生殖和胚胎局与此案相关。这样，虽然 2007 年 6 月 29 日的储存令可以继续有效，但是，当事人和法官得做出某些改变。2007年10月初,储存精子的诊所向人体生殖和胚胎局申请许可,要将配子送至国外。2007年10月底,申请人的论点纲要和案件综述送达人体生殖和胚胎局。

2007年10月29日,法院召开跟进听证会,决议如下:1.人体生殖和胚胎局根据1990年法于11月7日将考察许可申请,也就是申请人出口使用配子的申请。2.决定的结果可能影响程序的延续性,以及相关指令的法律要求。3.法院需得到相关的证据,以此决定关涉出口的判定。据此,法院判定:1.2007年6月26日做出的救济令第2条,也就是配子在诊所继续储存,继续有效,直到下一个命令。2.人体生殖和胚胎局不晚于12月20日下午4点提交完整的证据和材料,据此决定如下申请的合法性:其一,英国法域内配子的提取、储存和使用;其二,供出口用的配子的提起和储存。2007年11月7日,人体生殖和胚胎局规制委员会延缓了出口申请,等法院判定配子储存的合法性之后再做出决定。

2008年,L在高等法院家事庭对人体生殖和胚胎局及卫生部提起了诉讼,法官查尔斯审查了案件、现行的成文法和欧盟法。提出了本案的关键议题有:1.在决定出口之前,人体生殖和胚胎局对于配子的储存是否有裁量权?2.如果没有,那么法院在等待人体生殖和胚胎局做出决定的同时,是否有权下达临时性的储存救济令?如果答案是否定的,那么依据1990年的法律诊所是否存在刑事的风险?3.在欧盟人权法框架内,1990年法律是否有明确的规则,规定配子储存的有效同意?法官在此案中,婉拒申请人提出的救济,主要的理由是缺少相对当事人的同意。法官说,人体生殖和胚胎局的判定才能决定精子是否能出口。他明确表示，储存的刑事风险并不阻止人体生殖和胚胎局允许精子出口。在决定做出之前，精子应该继续储存。

查尔斯法官在判决书中，具体分析了 H 的意愿与医学伦理。本案的被告称，没有直接的证据表明 H 表达了他的意愿，也就是死后可以从他身上提取、储存和使用精子。H 的意愿是通过 L 的说法推演出来的，要证明 L 的说法的可信度，就需要对 L 进行交叉询问。但是，没有人会要求对 L 进行交叉询问。从书面证据上看，法官说，H 的意愿通过如下几点推断出来：1. L 和她的丈夫想要更多的孩子，也曾经与朋友们讨论过此事；2. 丈夫死前 6 日，他们咨询过专家意见，H 提出过人工授精的议题；3. H 与一个病友讨论过此事；4. H 的家人确认他们支持申请人用 H 的精子再要一个孩子。基于这些前提，可以推断，如果咨询生前 H 的意愿，是否死后能提取、储存和使用他的精子，那么他的答案是同意。法官说，推论的非肯定性，肯定会产生复杂的和困难的伦理争议，但是，对于 L 来说，这涉及她的私人生活的核心。法官说，生殖伦理的核心是个人自治遗传信息，是个人的基本人权。这就决定了，是否可以使用丈夫的精子做人工受精，关键之处还是在于丈夫是否同意。在法官分析的同类案件中，夫妻两人约定储存受精卵，后夫妻离异。女子无法生育，想用储存的受精卵人工受精，但是男子不同意，收回了同意书。法官认为，这样的情况下，女子不得将受精卵植入体内。而本案的特殊点在于，丈夫意外死亡，没有明确表示是否同意提取精子和人工受精。

　　法官说，双方当事人的立场和理由是不一样的。申请人的说法是，根据 1990 年法律，可以提取精子，还可以在得到人体生殖和胚胎局许可后，储存和出口使用。死去的丈夫已经没有了表达自己意愿的能力，这个时候，人体生殖和胚胎局要应用自由裁量的权利，根据英国的成文法和欧盟的指令决定是否可以提取、储存和出口使用丈夫的精子。被告的说法则是，法官不能也不应该做出许可，给出这样的救济。缺乏 1990 年法律所规定的合适有效的同意，精子的储存就为非法，法官不得授权。再者，人体生殖和胚胎局是成文法的决策者，应该由它来判定是否同意精子出口。

　　法官说，人体生殖和胚胎局提供了专家意见，双方的争议表现在如下几个方面：第一，配子能合法地提取吗？申请人答案是肯定的，被告则称存在问题。第二，配子能在英国储存吗？双方没有辩论，但疑问是 1990 年法律与欧盟法相互兼容吗？第三，配子能在欧盟甚至欧盟之外能储存以备将来储存和使用吗？第四，1990 年所规定的禁止储存规定，是否与《欧洲人权公约》冲突？这些问题之间存在着重叠和交叉。法官认为，按照自己的理解，1990 年法律为人工生殖设定了"绝对的、清晰的和明确的界限"，那就是，在英国境内储存和使用配子，必须得到当事人有效的同意。人体生殖和胚胎局无权改变或者消弱配子储存和使用的有效同意条款。基于这一点，法官明确表示，因为本案的丈夫死后不能提供有效的同意，因此不得储存和使用他的精子。

　　法官也理解申请人，称如此判定肯定会产生不合情理的结果，不让申请人使用已经提取的精子去受孕，是不可理喻的，也与《欧洲人权公约》第 8 条相违背。因此，也得考虑本案的特殊情况。法官虽然不同意申请人所称对丈夫自治权的保护超过了对妻子和孩子利益的保护，但是，也应该将丈夫的自治权与对他人潜在影响进行权衡。比如本案件中，妻子如何解释丈夫生前的意愿，他会同意妻子再生一子让家族基因传承。更一般性的原则是，人体组织的提取、储存和使用，要考察捐献者的自治权，以及在供体死后没有明确和知情同意的情况下，对相关者的潜在影响。因此，一个基本的问题是，死者缺少表达同意的能力，他身体组织的储存和使用应该得到有效同意这个绝对和明确的界限，应该纳入考量的范围之内。

因此，法官的结论为：第一，申请人称继续储存 H 精子合法，寻求宣示性救济（declaratory relief）的基础并不存在，法官拒绝给出宣示性救济。第二，人体生殖和胚胎局的意见是正确的，H 精子是否能出口供 L 使用，应该由人体生殖和胚胎局做出决定，因为该局是成文法规定的决定者。[①]

代孕，还是捐卵？

　　一女子在大学工作，21岁时诊断出患有癌症。她来自一个温馨的家庭，"美丽、坚强、聪明和风趣"。与病魔抗争6年，死于2011年6月12日。最后5年一直在医院里度过。2005年，她就想做试管婴儿，但是病得太重，无法实行。她曾要求将她的卵子移植给她母亲，2008年癌症缓解期，她接受了治疗，提取和储存了3个卵子。她决意进行试管婴儿实验，没有书面文件证明她受到任何压力如此行为。她有过男朋友，但当时没有任何伴侣。她母亲说，如有必要她愿意为她生孩子，女儿对此心存感激。后来，母亲提供给生殖和胚胎局提交的证据表明，她确信女儿的心愿是死后能够这样使用卵子。

　　在该女子接受治疗之前，她签署了卵子储存中心提供的一份表格。表格显示，她愿意与一个伙伴执行本表格，这样，此表格不够完善。在卵子的结合处，她只在"我的卵子"一栏中打了钩，但是没有在表格"伴侣精子"或者"捐献的精子"栏目中打钩。表格称她的理解是，她是将来孩子的母亲（生母）。如果她死亡，那么她的应对方式是适用"卵子死后储存"情形："法律的要求是，如果你的卵子处于储存状态中，那么你得预先决定：当你失去决定能力或者死亡时，你将如何处理你的卵子。请在丧失心智和死亡情形选项下填写'是'或者'否'。"第一，允许毁灭我的卵子处，女子都选择"否"。第二，继续储蓄卵子以后备用处，女子都选择"是"。

　　卵子储存在伦敦，女子的母亲想将卵子带到美国，在某中心用女子的卵子与某捐献的精子结合造成胚胎，然后移植到母亲子宫。母亲的想法是，把这个孩子生下来，当作孙辈养大成人。父母称这是女儿的意愿，母亲因此向英国人体生殖和胚胎局提出卵子出口的申请。母亲的说法是，女儿相信她已经签署所有必要的表格，授权给她母亲死后为她生孩子。除了她否决授权科学研究使用外，没有人给她其他的表格。她说女儿在这个世界上最想要的，就是一个孩子。她还提及女儿与来访的孕妇表妹的谈话，当她说她已经有孩子的时候，女儿说："他们还只是暂时搁置，是吗，妈妈？"2010 年 1 月，女儿发现自己已经没有体力飞往美国做进一步的治疗。她已经成了一个晚期的病人，她对她妈妈说："他们不想让我离开医院，妈妈。我离开这个地方的唯一方法，将是被装进尸袋运出。我想让你为我生孩子。我不想做了试管婴儿却得不到结果。我希望你和爸爸把他们养大。他们与你在一起将是安全的。我不能想象有比你们更好的父母，没有你我做不到这些。"

　　女儿还与她的一个朋友谈及母亲为她代孕的事。母亲说，在女儿生病晚期，一直说想要孩子。不久后，女儿因感染辞世。在 2010

年1月到女儿死亡之间，没有进一步的对话谈及女儿让母亲代孕的事。申请人说，她愿意选择一个匿名的捐精者，他们会到纽约精子捐献库去寻找。

英国配子生殖治疗和研究属于1990年《人体生殖和胚胎法》调整，管理机构是独立的人体生殖和胚胎管理局。管理局的一项责任就是给提供生殖治疗的中心发放许可证。只有获得当事人同意之后，治疗中心才能进行人工授精的治疗。同意意味着"有效同意"，法律要求接受治疗的人事前必须被告知"合适与相关的信息"，提供专家咨询意见。"有效同意"和"相关信息"是立法的核心所在，由《人体生殖和胚胎法》第12条规定，附件三则规定了"有效同意"的关键点。附件三第一条称，需要"有效同意"（即附件三之下的书面同意和签字）的情形包括：其一，一个人配子的储存；其二，使用一个人的配子创造一个试管胚胎；其三，一个人配子的一般使用，其中包括配子的提取。第2条称，另外，给出附件三下的同意之前，此人必须接受适当的专家建议，被告知所采取步骤的意义，以及被给予"适当的相关的信息"。

有效的同意意味着同意的质量和肯定性，而信息的有效性法律则没有明确规定。司法的理解是：其一，每个案件有效同意内容各不相同，不同时代，医学和伦理和法律责任也不一样；其二，发生分歧的时候，由法院根据解释成文法的惯例来提炼出立法的目的，再佐以专家的证据。

人体生殖和胚胎局于2014年8月28日召开会议，可能涉及同意书和信息缺失的内容，包括配子的出口、与捐赠精子的结合、母亲的代孕和配子的使用。管理局委员会拒绝了母亲的申请，决定书的第 19 段说："法律重点强调了同意，有效同意通常需要签字并以书面形式表达，病人绝对应该被告知同意。"后续的阶段，委员会引用了先例，主张人体生殖与胚胎法瞄准了各种利益的平衡，"1990年的法律对同意付诸了极大的关注，新的科学技术自 1978 年第一个试管婴儿诞生以来开启了辅助生殖的可能性，方式和情形已经完全不同于以往的经验。这种可能性带来了巨大的实践和伦理的困境。这要求衡量各方的因素，一方面是渴望通过技术生育后代的人们之情感的深度和强度，另一方面是医生和科学家使用技巧满足他们愿望的自然欲望。议会设计出了立法规划，成文法规定了辅助生殖技术，以达到各种利益和关怀之间的平衡。医疗中心、人体生殖和胚胎局及法院要尊重这个项目，也要极大地同情他们特殊个体遭受的困境"。

接着，委员会分析了本案中申请人提供的证据是否可以证明女儿对死后卵子如此使用的有效同意。委员会说，女子死后使用卵子的愿望，最强和唯一的陈述是 2010 年 1 月女子与她母亲的对话。但是，委员会认为，申请人提供的证据缺少如下的内容：其一，女儿生前曾寻找试管婴儿治疗的信息；其二，明确表达死后其母代孕的愿望，2010 年 1 月交谈内容除外；其三，女儿同意使用匿名捐精者的精子；其四，女儿同意死后使用卵子。委员会说，女子有充分的时间在 2010 年 1 月到 2011 年 6 月之间给出明确的指示，或者与人讨论关于她母亲代孕的事；也没有讨论英国之外使用捐精的事项。按照委员会的看法，女子应该采取如下的步骤：其一，签署必要的同意书；其二，向专家咨询试管婴儿的事宜；其三，向他人咨询更多的关于试管婴儿的讯息；其四，告诉别人自己的愿望和目的；其五，向其他证人证明她的愿望和目的；其六，留下某些物件留给预期的孩子；其七，与医生正式讨论试管婴儿的治疗；其八，获得捐赠受精、代孕、亲权身份之类的相关信息；其九，她意愿的正式记录。综上，委员会得出的决定是拒绝批准出口的申请。

母亲不服人体生殖和胚胎局的判决，起诉到法院。一审法院法官维持了委员会的判决，认为判决是合法的和合理的。母亲依然不服，上诉到高等法院王室行政庭（The High Court of Justice Queen's Bench Division Administrative Court）。上诉法院支持了母亲，认为应该撤销生殖和胚胎局的判决，发回重审。

上诉法院法官首先审核了当事人所提供的各种证据，然后指出一审法院和人体生殖和胚胎局决定的瑕疵之处，最后提出自己的结论。在上诉法院法官看来，管理局的判决缺陷有：其一，申请人没有提供证据支持女子要求其母代孕，但上诉法官却说，当女儿说"我想要你为我怀孩子"的时候，就明确地表达了造胚胎的意愿。其二，上诉法官说，申请人实际上是提起了一个新的诉讼，也就是说，"女儿向她母亲捐献卵子，而不是要求她母亲代孕"。如果这样去考察，那么生殖和胚胎局就要换一个思路，一个人给另外一个人捐献卵子，这样这个受捐者可以如此生下一个孩子：配子的捐献者因没有孩子而要求某人去代孕。这个视角是管理局没有意识到的一个角度。这也就是说，管理局没有考虑到这样的可能性。当女儿说"我相信我死后我父母会做出正确的决定，因为他们养我长大，做得很好。这是我唯一的机会"时，这样的可能性就可以解释，为什么在2010年至她去世这么久的时间里，母女没有讨论女儿卵子使用的细节问题。其三，管理局强调的是女儿没有同意使用匿名捐精者的精子。上诉法官说，没有考虑是不现实的，可能的情况是，女儿让父母去决定。其四，卵子出口英国，女儿生前没有填写任何相关的申请表。上诉法官说，当女儿委托她的父母的时候，当孩子被他们当作孙辈养育的时候，填写卵子出口申请就不再是必须的了。

由此，上诉法官认定生殖和胚胎局存在三重错误：第一，误述了实质性的证据。第二，未给出理由说明：委员会为什么要求女儿给出有效同意之前要得到相关信息。第三，未决定《人体生殖和胚胎法》所要求的女儿所需要的相关信息。上诉法官说，当要使用女儿卵子的时候，可能的情况是，女儿死后，是她的母亲而非女儿本人去做试管婴儿手术。这就意味着，存在着一种可能性，女儿并不想自己管理这些事务，而是留给她父母去做了。委员会明显没有考虑到这种可能性。试管婴儿手术所需要的相关信息，每个案件依案情具体而定。上诉法官最后的结论是，同意母亲的上诉，发回生殖和胚胎管理局，按照法官的建议重新做出决定。

上诉法官改变了思考的方向，将女儿请母亲代孕的议题，变成了女儿捐献卵子给母亲。这样，完全改变了案件的走向，这样就解决了本案法律上和证据上的难题，为母亲出口并代孕的女儿卵子铺平了道路。①

---

① 　Mr and Mrs M v Human Fertilisation and Embryology Authority [2016] EWCA Civ 611.

男子反悔后女子能使用受精卵吗？

2001 年 10 月 10 日，女子伊文思和男子约翰斯顿订婚。伊文思 29 岁，约翰斯顿 24 岁。女子有过婚姻，无子，男子未婚。女子离婚后与约翰斯顿成为伴侣。2000 年 7 月开始，两人去诊所，准备接受试管婴儿的手术。10 月 10 日，女子发现两个卵巢都患上了肿瘤。肿瘤发展缓慢，为两人试管婴儿开了一个小的窗口。

得知自己患上肿瘤后，女子意识到自己患上致命的癌症。不假思索，她开始在诊所里咨询和启动试管婴儿的手术。诊所的护士斯比尔曼向法庭提出过口头证据。证据称，伊文思询问斯比尔曼冷冻卵子的可能性，得到的回复是，该诊所没有冷冻卵子的服务。在这样紧要的关头，约翰斯顿许诺伊文思不会与她分开。没有必要冷冻卵子，不要太悲观。他会做她孩子的父亲。

随后，两人达成了必要的同意书。其一，规范病人和诊所关系的内部同意书。两人签字同意满足国家的相关要求。同意书的标题是"储存和使用精子和胚胎同意书"。表格严格按照 1990 年的

《人体受精和胚胎法》附件三设计。在"使用"一栏上，涉及精子使
用选项上，约翰斯顿选的是"确定的伴侣"。答应在试管婴儿给卵
子受精时使用他的精子。在使用胚胎上，他选择"将我的精子与确
定姓名伴侣卵子受精"。在"储存"一栏上，他选择了最长的十年的
期限，并选择：如果此期间他死亡或心理功能丧失，他会继续储存
他的精子和胚胎。

　　不幸的事最后还是发生了，当试管婴儿进入关键时刻，两个人
的关系出现了裂痕。不过，11月12日，两人去了诊所收获了11个
卵子并受精，制出了6个胚胎，第二天就交付储存。

　　2001年11月26日，伊文思成功切除肿瘤。随后的治疗没有
变坏，独立医学专家的结论是她可以正常妊娠。当然，她只能使用
那6个冷冻的胚胎，否则不能怀上自己基因的孩子。

　　12月19日，伊文思得到建议，在胚胎移植到她身体之前，她
还得等待两年的时间。但是不幸的是，2002年5月27日，伊文思
与约翰斯顿的关系终结了。分手的时候，冷冻的胚胎如何处理他们
讨论过。但是，双方的证词相互矛盾。初审法官倾向于采纳约翰斯
顿的说法。

　　2002年7月4日，约翰斯顿写信给诊所，通知诊所他们两人
已经分手，要求毁掉胚胎。他的撤回同意书提供给了伊文思，2002
年9月11日，伊文思提起了诉讼，要求诊所在法庭决定之前保留
好胚胎。在她的权利请求书中，伊文思向法院申请司法令，要求约
翰斯顿恢复同意胚胎的使用和储存，称约翰斯顿不得或者不应该改
变或者撤销2001年10月10日的同意书。胚胎应该储存到10年

的期限。伊文思在储存期间内可以合法地使用胚胎。

一审发生在 2003 年 7 月 4 日。10 月 1 日，法官驳回她的请求。伊文思于 12 月 8 日上诉，2004 年 1 月 16 日口头听证会上得到部分许可。3 月 23—24 日，上诉审民事分庭进入辩论阶段。被上诉人有约翰斯顿、英国卫生部和人体生殖和胚胎局。

上诉法院法官整理了成文法的规定。1990 年《人体生殖与胚胎法》第 3 条规定，除非获得许可，无人能创造、保持或者使用胚胎。人体生殖和胚胎局有权对合乎本法附件二和附件三相关规定的人授予许可。为了试管婴儿的福利，包括孩子对父亲的需要，以及受到影响的其他孩子的福利，一个女子才能够实施试管婴儿手术。附件二第 1 条规定了授予许可条件，附件三专门涉及同意书。同意书必须以书面方式签署，有效的同意是没有被撤回的同意。法律具体规定了胚胎的使用同意、配子和胚胎的储存同意、同意的程序、同意的变体和撤回，以及他人使用配子、试管培植和随后胚胎的使用、配子和胚胎的储存。

被告方认为，约翰斯顿撤回他的同意，原先的同意书就不再有效。一旦撤回同意，他们两人就不能共同实施试管婴儿手术。约翰斯顿不禁反言，就不存在持续的同意。但是，原告方认为，在获取和储存的时候，双方的有效同意是存在的，且无争议，因此，这就保证了持续的同意。

人体生殖和胚胎局的代表，提出了他们的看法。议会立法的两大支柱是，其一，知情同意。在女子接受试管婴儿手术将胚胎置于体内之前，知情同意不得撤回。其二，孩子的福利。双方的同意是制造、使用、储存试管胚胎的前提条件。整个法律都需要双方的一致同意。从试管手术开始到置于母体之前，需要持续的同意。同意也是有条件的，可以改变，也可以撤销。这不仅涉及财力的问题，还涉及精子和卵子提供者日后分离或者再娶再嫁后试管婴儿父母的身份问题。法官采纳了这种说法，认为约翰斯顿有权撤回同意，撤回的效果是阻止双方使用、持续储存来自他精子的胚胎。

卫生局则提出了对于《人权法》的理解，其代表提出了19页的证明材料。法案的历史都涉及了同意的给予和撤回。同意可以在置于体内之前的任何时候撤回。面对原告的质疑，卫生局的代表分析了法案与《欧洲人权公约》的冲突矛盾之处。按照原告的看法，英国议会的法案，要求试管婴儿需要男女双方的同意，与欧洲人权的私人和家庭生活的权利相互冲突。按照《人权法》第8章第1条，每个人都有权在涉及私人与家庭生活、家庭和通信方面受到尊重。第2条规定，在一个民主的社会，不允许公共机关干涉这些权利，除非这些干涉符合法律规定和有必要去维护国家安全、公共安全或者国家的经济富裕，以及为了防止无序或者犯罪、保护健康或者道德，或者保护他人的权利和自由。

上诉法院法官说，此问题一审法官曾经做过解释，二审法官也支持一审法官的看法。拒绝做试管婴儿是在干涉伊文思的私人生活，是一种失误。但是，被上诉人的回答是对伊文思权利的限制，符合法律的要求，在此案中，是基于对约翰斯顿权利和自由保护的必要性而为。这样，问题就变成：在一个民主的社会，此种限制是否必要？此种限制是否合乎比例原则？

法官支持卫生局和约翰斯顿方的看法，这个政策清楚地限定在国家广泛自决权的范围之内，国家机关有权设定一个边界，取得双方之间的平衡。在公共政策方面，立法机关规定越多，司法机关干涉就越少。法官认为，立法机关限定了个人的私人责任，不能说是毫无理由地侵犯了《欧洲人权公约》上的权利。立法机关目的在于实施和管理社会政策，有时候为了保持统一性，不得不侵犯某些人人权公约上的权利。本案件中，如果法律将约翰斯顿撤回同意视为非决定性的，伊文思就可以继续她的手术，因为无法用其他办法进行试管婴儿培育。这样，除非给予约翰斯顿坚定的希望，可以不去做伊文思所生孩子的父亲，这样的规则都会减少对约翰斯顿权利的合乎比例的尊重。

上诉法院法官说，我们同意一审法官的两个原则。一是女子的自决权，二是同意的原则。这两原则是议会法案附件三的显著支点，同时也与《人权法》不冲突。法律清晰规定，在植入胚胎之前要求双方的同意，但此后，女子有全部的妊娠控制权。这不仅保护男子而且也保护女子，让他们免于被强迫去接受试管婴儿。议会所规定的双方同意植入，而非仅仅获取和储存生物材料，是有必要的。如果只有一半同意，就达不到法律的要求。过于强化女方的生理难度，认定男方撤回同意无效，也会导致新的甚至是更棘手的困难，更任性和更前后矛盾。对于伊文思的同情和关心，不足以宣告立法文件的附件三不合比例原则。

法官最后总结说，立法如此规定，谁都没有料到成了伊文思的悲剧。既然如此，也别无他法。立法文件不禁止女子重新找到另外的伴侣或者得到另外的捐精。退一步说，当初他们培育受精卵的时候，在同意书上选择选项的时候，多加考虑慎重选择，伊文思也不会遇到今天的困境。而且，伊文思还可以选择冷冻卵子，或者与捐精培育成受精卵。悲剧是伊文思已经没有了能力，她已经切除了她的卵巢，不能再生产出更多的卵子。在这样的情况下，简单地要求维持同意，难以奏效。法官最后的结论是，伊文思的上诉失败。

2006 年 3 月 7 日，伊文思向欧洲人权法院提起诉讼。多数法官虽然同情她的遭遇，但是，法庭还是维持了英国法院的判决。伊文思接受采访的时候说，原本抱有希望能成功，最后获得自己的孩子。但是，欧洲法院的判决让她倍感失望。男主人公约翰斯顿则说，之所以撤回同意，是因为他不想受到经济上或者情感上的任何困扰。报纸标题是：伊文思案件是一个悲剧，但是她伴侣的权利也应该得到尊重。①

---

① Natallie Evan v Amicus Healthcare Ltd & Others, [2004] EWCA Civ 727.

暂时精神障碍孕妇的强制手术

本案涉事女子为怀孕的 MB 小姐，时年 23 岁，是一个孩子的母亲。案件发生时，与受孕胎儿的父亲居住在一起。第一次产前检查发生在 1996 年 12 月 23 日，当时受孕 33 周。因为对穿刺患有恐惧，她拒绝抽取血样。她 1 月 6 日、13 日和 27 日，三次失约产前检查。2 月 3 日的检查，她又拒绝抽取血样。2 月 13 日医生 N 给她检查，发现胎儿臀位，不完全臀先露。他安排她做超声波扫描，确认胎儿的位置。这是产科的难症，可能对未出生的孩子带来严重的后果。一种可能是胎膜破裂后脐带脱落，可能在出生时阻碍胎儿的血液供应，并可能因为缺氧而导致胎儿死亡或者脑损伤。未出生孩子的风险评估为 50%，但是对母亲的身体伤害很小。为了防止孩子的危险，医生的说法是，建议剖腹产。或者，替代方案是，顺产过程中实施硬膜外麻醉，以此减少紧急剖腹产而发生的过早推进的风险。这个手术也需要使用穿刺。

超声波扫描后，医生向孕妇解释顺产对胎儿的风险。她同意进行剖腹产。医生安排女子 2 月 14 日住院,女子签署了剖腹产的同意书,但是两次拒绝接受静脉穿刺提取血样。2 月 15 日,医院记录表明,女子要求剖腹产但是医院要求有血样。次日,女子签署剖腹产同意书,手术也做好了准备。麻醉师探视女子准备插入费内隆(VENEFLON),但是女子拒绝,手术因此取消。无法以注射方式提取血样或者麻醉,专科麻醉师建议采用非注射的面罩麻醉。但是,面罩麻醉也有风险,会导致胃部食物的倒流和吸入。她最后同意面罩麻醉,手术又安排进行。

医生记录表明,2 月 18 日,专科麻醉师 12:45 到下午 1:45 之间给女子解释了所有的情况,包括面部麻醉的呼吸风险。她又拒绝同意剖腹产手术。医生下午 3 点探视她,她拒绝与任何人讨论问题。产妇随后宫缩正常,进入分娩。她不回应助产士或者医生。医护人员下午 7 点与她交谈,她说如果不感受到或者看到针头,就很乐意做手术。精神科专家下午 8 点做了短暂的探视。她再次同意剖腹产。晚上 9 点,她进入手术室,上了产床,但是当她看到麻醉面罩时,她推开面罩拒绝同意麻醉。手术再次取消。

到这个阶段,医院联系了法律顾问,晚上 9:25 向法院申请司法令,霍利斯法官 9:55 作出司法裁定书。此前,也给女子配备了律师,她晚上 9 点与律师通过电话。霍利斯法官下达裁判书后,女子的律师又与她通话,她要求他上诉。在这样的情形之下,按照所有当事人包括产妇在内的要求,当天晚上晚些时候法院听取了上诉。产妇不再分娩,回到产房。第二天上午,产妇又签署了另外一份同意书,完全配合手术,诱导麻醉。2 月 19 日医生剖腹产,女子生下一个健康的男孩。

　　从诉讼程序上讲，医院向高等法院申请一个司法令，许可专家妇科医生为一个年轻女子 MB 做手术。法官于 2 月 18 日晚上 9:55 判定许可，女子上诉。同一天晚上 11 点上诉法院开庭，双方律师当场，还邀请了法庭之友出庭。上诉法院的结论是驳回上诉，当时，鉴于听证会结束时间是凌晨 1 点左右，以及所提问题的重要性，上诉法院保留了作出决定的理由。1997 年 3 月 26 日，上诉法院作出了最后的判决。

　　上诉法院的判决诉记载，精神病医生对女子的精神状态的判断是，她天真，但非聪明，受到惊吓，但是未表现出精神失常的症状。医生确认女子患有针头恐惧症，表现为非正常的心理状态。对于当晚 9:15 女子是否为行为能力人的问题，医生说："她充分理解剖腹产的必要性，也同意手术。但是，在最后阶段，她陷入惊慌，无法继续。"在实际的那个点上，她根本无法作出决定。当问及女子如果不做手术孩子天生残疾或死亡那么该女子是否会遭受长期损害时，医生说答案是肯定的。反过来，如果对女子实施强制治疗，医生说没有理由说她会遭受任何暂时的创伤。他不怀疑，非同意的注射不会对女子造成持续的损害。基于此，一审法官给出了判决：基本面上该母亲同意手术，但是关键点上被针头恐惧症压倒，不能明白地思考，因此，医院应该实施手术。法官宣布，此命令宣布两天时间内即使被告不能提供同意，下述的行为也是合法的：原告的医生实施手术，包括剖腹产、静脉和麻醉时的针头插入。在治疗过程中，能使用合理的强力。提供合理的治疗和护理，保证被告最少的焦虑、保持最大的尊严。

　　女子的律师提出了上诉，理由包括认定女子缺少同意能力是错误的，法官未认定女子的最佳利益何在，判定为促进女子的最佳利益，普通法上对心智缺失无能力人实施强制是违法行为。上诉法院法官做出了详细的分析，第一，法官提出了几个基本的原则：其一，未经过病人同意，实施身体侵入式医学治疗是刑事犯罪和民事侵权；其二，不管有理还是无理，不管理性还是非理性，即使所作出的决定会导致他或她的死亡，心智健全之人有拒绝医疗同意的绝对权利；其三，在紧急状态下，行为能力缺失而无法给出同意，如果治疗确有必要，那么为了病人的最佳利益，可以实施医疗手术。

　　第二，法官分析了病人的判定能力。这里，法官引用了司法先例。在一宗交通事故需要输血的案件中，法官的说法是，每个成人都被推定有行为能力。但是，小部分人缺少必要的心智能力，有些是患有长期或永久性的心理疾病或者痴呆，有些则是由于暂时的因素减少了心智能力。后一部分的人可能会被剥夺自决的能力，比如丧失意识、困惑、休克、过度疲劳、痛苦或药物作用。在一宗慢性妄想精神分裂者拒绝同意截肢的案件中，索普法官提出了判断过程三步骤论：其一，理解和保留治疗信息；其二，相信这些信息；其三，权衡并达到一个选择。在涉及剖腹产的案件里，上诉法官援引一个精神分裂症病人怀孕的案件，如果继续怀孕，胎儿就有危险。病人没有判断能力，不能给出同意或者拒绝治疗的意愿，法官应用索普法官的三阶段法支持了强制治疗。另外一个案件中，怀孕病人有精神病史，但是精神病医生检查不出她患有精神失常的症状，不能确信她是否有判断能力，但是医生认为她不能权衡给她的信息。法官说，此种情况下，为了病人的最佳利益允许使用强制力。在一个更为相似的病人患有针头恐惧症的案件中，法官也判定了最佳利益的强制治疗令。上诉法官对此的最后结论是，本案女子缺乏作出判定的能力，精神功能的损伤使她无法判断，她是暂时性的无能力。在紧急状态下，医生为了她的最佳利益可以实施麻醉。

第三，法官分析了病人的最佳利益原则。最佳利益不仅仅局限于最佳医疗利益。证据表明，父母希望自己的孩子活着出生，本案女子同意剖腹产，只是对针头有恐惧症，而怀上一个足月的胎儿、生下一个活泼健康的孩子，是女子的最佳利益。但是，本案的精神病学证据强烈支持医学的干预，如果不手术导致孩子残疾或者死亡，会使母亲遭受长期的损害。

第四，法官解释了合理强力的含义。通常在强制治疗的司法令中，都包含有合理强力的内容。力量或者强制的程度，其中的必要性只能由法官在每个案件中依照健康专家的标准来判定。在继续治疗和停止治疗之间权衡，有时候也是个艰深的问题。法官有权判定，本案中，强制所涉及的问题是针头穿刺，给病人进行麻醉的第一步。在实际过程中，这些问题并没有出现。本案女子在本案的听证上签署了同意书，在麻醉最初阶段积极配合。

第五，法官分析了未出生孩子的利益议题。法官说，对于未出生孩子的保护，本案中原告与被告没有提及，而法庭之友的专家提出了这个问题。专家的说法是，如果女子具有行为能力，法院能够且应该考虑到未出生孩子的利益，并与母亲的利益进行权衡。法官认为这个问题意义重大，值得作出判定。首先，法官分析了法律先例，得出的结论是英国的司法判例中，并没有把未出生孩子的利益放到重要的地位，在母亲与孩子利益冲突的地方，法官还是以保证母亲的生命为要义，因为从法律上看，未出生的孩子尚不是"人"，不能享受法律主体的利益。其次，成文法上看，1861年的《侵犯人身犯罪法》和1929年的《婴儿生命保护法》都对未出生的孩子规定了保护措施，故意毁掉一个能活着出生的孩子，是一种犯罪。但是，1967年《堕胎法》和1990年修订后的《人体生殖和胚胎法》规定，怀孕达24周，只有在特定情况下才可以终止妊娠。24周以后只有在避免孕妇身心严重伤害的情况下才能终止妊娠。即使如此，法律也将母亲的健康置于优先保护的地位。1976年的《先天残疾法民事责任法》规定，如果孩子天生残疾，那么孩子有诉讼的权利，提起不当行为之诉，但是诉讼也不能将母亲当作被告。再次，《欧洲人权公约》经常涉及未出生孩子利益问题。未出生孩子与母亲的关系问题，公约第8条作出了规定，也就是尊重私人和家庭生活的权利。德国、英国和挪威等依此适用的判例并未保护未出生孩子的利益。最后，美国法略显特殊，1990年前许多案件诸如包括输血、剖腹产情况下，新泽西、佐治亚、纽约、哥伦比亚特区等法官判定具有行为能力的母亲自决权服从于活体胎儿的利益。1990年后发生一些变化，法律开始重视母亲的自决权，反对为了保护胎儿而牺牲母亲的利益。综合上面各点之后，上诉法院法官的结论是，母亲拒绝同意麻醉注射意味着减少了未出生孩子存活的机会。胎儿在出生的那一刻，并没有独立的利益需要考虑。上诉法院法官最后的判定是：驳回上诉。①

---

① RE MB, [1997] EWCA Civ 309.

堕胎之司法许可令制度

　　被告为英国一年轻女性，长期患有严重的精神分裂症。2002年9月，依照1983年《心理健康法》进入原告的医院治疗。入院检查时，发现病人怀有身孕。她当时刚好18岁。病人的主治医生认为，有必要终止妊娠，以避免对她身体和心理健康的严重及永久性伤害。她的精神科医生和产科医生签署了一份文件，这样就符合了1967年《堕胎法》所需要的条件。

　　2002年，医院提出申请，希望法院发布司法令，许可医院对被告实施妊娠终止，为医院的手术提供合法性支持。高等法院科洛里奇法官给出了判决书，法官说，根据所有的证据材料，可以判定被告患有精神疾病，心智失常，不能对终止妊娠行使知情同意的决定权。法官认定，堕胎手术对被告来说利益最佳，因为被告妊娠的风险非常大，大大超过终止妊娠所带来的风险。因此，法官同意给申请人发出司法宣示令。

　　在申请人提出终止妊娠申请的过程中，一个法律议题突显出来：在现实法律的语境下，什么样的情况下申请人才有必要性从法院那里获得司法宣示令？本案中，双方当事人和医学专家缺少初步的一致性意见。法官说，他曾经怀疑医院是否有必要向法院申请司法令。但是，医院方担心涉及《人权法》的规定，因此法官觉得应该把这个问题解释清楚，为以后类似情况提供指南。2003 年 9 月 25 日，双方当事人在法庭进行了论辩。

第一，法官援引了 1967 年的《堕胎法》。妊娠的医学终止受 1967 年《堕胎法》规制。第 1 条规定，在有限范围内合乎法律条件的终止手术合法。法律条件是由两位医学实践者诚实信用地出具医学证明。具体规定有：其一，妊娠的继续会导致怀孕女子的生命危险，或者，对她或现有孩子的身心健康造成伤害。这里，妊娠的危害超过妊娠终止的风险。其二，胎儿一旦出生就会遭受到身心异常的实质性风险，比如严重残疾等。法律没有区分两种病人：有能力表达同意终止妊娠的病人和缺少同意能力的病人。在医生提供医学证明问题上，法律则有明确的规定。

第二，精神残疾的治疗问题。法官称，对精神残疾的成年人的治疗，法律规定已经很完备，未经同意的治疗通常都是违法的。1959 年《精神卫生法》废除了法院的如下权利：在精神卫生立法之外代表精神残疾的成年人去表达同意治疗的决定。1993 年上议院法官就评论过："无人能解释为什么议会当时选择那样去做。"为了解决这个难题，上议院于 1990 年确立了一个原则，即必要性原则，其原理是，病人不能表达同意，但是，为了病人的最佳利益，医生需要给病人实施治疗。这样情况下，医生的治疗行为具有合法性。

上议院法官布兰顿勋爵的说法是："医生对不能表达同意的病人做手术，并非依赖于法院的赞同或批准，而是依赖于手术或治疗是否合乎相关病人的最佳利益。也就是说，从现实的意义上，如果实施手术给予治疗要求有法院赞同或批准，那么病人医疗看护的整个过程将会慢慢停顿下来。"

法院的宣示令并非全然必要，但是在特定的情况下也需要法院出面。布兰顿勋爵的说法是，一个女子到了生育的年纪，精神上有残疾，不能给出或者拒绝同意手术，对她进行节育手术，从法律上讲，法院的介入并非全然必要。但是，从实践上考虑，有必要弄清楚明白。这样，就需要对这种手术厘清几个特别的特征，然后向法院申请司法令。这几个特征是：其一，手术在大多数情况下不可逆的；其二，不可逆的手术将会剥夺一个女子基本的权利，也就是生育的权利；其三，权利的剥夺产生道德和情感的考量；其四，如果不由法院判定女子的最佳利益，那么就有判定错误的巨大风险；其五，如果法院不介入，那么手术就会因为不适当的理由或者不恰当的动机而存在着风险；其六，法院介入作出手术的裁决，就可以保护手术医生及其他相关人，以避免后期的批评或被诉。

第三，关于妊娠终止的现行法律，法官说1967年的《堕胎法》已经有了详细的规定，如果合乎第1条所规定的条件，就没有必要请法院出面发布宣示令。英国法律委员会曾试图对精神残疾（mental incapacity）作出过决议，然后由英国医学会下设医疗伦理委员会发布进一步的指南。法律委员会的报告1995年最后完成，堕胎建议放在"第二类观念分类"中，内容是，法院并非必需，但需要一份独立医疗实践者出具的证明，证明该人缺少能力，手术最符合她的利益。从立意到2003年，法律委员会的报告都没有最后成为立法。2003年6月，法律委员会发布了《精神残疾法草案》。但是草案也没有特别处理堕胎问题，只是给出了"一般指导"。法院依然有权力对医疗同意议题做出司法宣示令。英国医学会的指南也没有多的进展，发布了《法律和堕胎伦理》，1999年还做了修订。内容上只是简单建议："针对缺失给出有效同意的怀孕女子，健康专业人员必须使用他们的专业知识进行判断，评估病人的最佳利益。"2002年一个先例中，沃尔法官给出的指引是："精神病院里的怀孕病人并非罕见。终止妊娠的问题，经常出现。我觉得重要的是，每个医院应该有处理妊娠终止的规程，规程应该规定及时处理的办法，如此在涉及病人实际最佳利益的时候，能在最早机会时期实施终止的手术。而且，规程应该保证，病人在最早的阶段就转到独立的法律顾问那里，或者是官方律师，或者是代表她出席精神健康审查法庭的律师。"

第四，法官总结了无行为能力人司法判例的演进。1992年，布朗法官说，如果两位医学执业者认可：其一，为了治疗的目的且有必要的手术；其二，手术是为了病人的最佳利益；其三，没有可行的较少侵入式的治疗条件，那么就没有必要向法院提出申请，授权节育手术。2001年，上诉法院法官巴特勒-斯露丝说，布朗法官设定的标准"该仔细解释和适用"，索普法官则说："布朗法官的尺度有必要从广义表达。其中，存在一些边际的情形。我的观点是，解释和适用应该趋于严格和避免灵活。""如果一个特定的案件正好处于边界上,那么应该向法院申请发布一个合法性的宣示令。"

第五,证据提交。本案中,医院有了病人无能力的证明和堕胎证明文件,其实没有严格的必要性去申请司法令,但是,医院还是走了司法途径。医院列举了六条情形,要求法院做出司法令:其一,此次妊娠可能是病人最后的怀孕机会;其二,病人的家属或医疗小组不同意妊娠终止手术;其三,医生不确信终止妊娠符合病人的最佳利益;其四,只要病人有可能获得行为能力,就不会采取终止手术;其五,有些时候,也有担心堕胎法证书(Abortion Act Certificate)是否合适;其六,有其他特别的特征导致医院认为申请司法令确有必要。

第六,法官提出了自己的指南。法官承认,本案复杂且困难,是一个需要仔细衡量的疑难案件。1967年《堕胎法》提供的保护,是有能力的人自己决定是否终止妊娠。心智丧失之人不能左右权衡、为自己作出决定。严格地讲,应该由医疗专业人员作出决定。但是,也存在例外。1998年《人权法》强化了法院的责任,让法院积极地保护病人的福利,《欧洲人权公约》第8条第1款特别规定要保护病人的私人和家庭生活的权利。根据英国法和欧盟法,法官说申请法院司法令并非绝对必要。但是,为了不与欧盟法冲突,向法院申请司法令也是一种选择。这个时候,上述布兰顿勋爵的六个特征原理可以参照。因此,法官所持的观点是,存在行为能力或者最佳利益的地方,就可以向法院提出申请。法官由此也提出了自己的参照标准:其一,妊娠期间女子的行为能力有争议;其二,医疗专业人员对病人的最佳利益不存在一致的看法;其三,1967年《堕胎法》第 1 条的程序规定未得到遵守，也就是两位医疗专家未提供证明；其四，病人、直系亲属或胎儿的父亲反对终止妊娠，或者意见不一；其五，存在其他例外情况，包括病人的最后生育机会。[①]

　　法官说，他也赞同索普法官的说法，在边际情况下，为了避免疑惑也应该请求法院裁定。法官也重新解释了沃尔法官的指南，也就是不能过度解读及时申请司法令的重要性。医疗专业人员遵循医疗规程及时解决了问题，这才是重要的方式。当病人的行为能力存在疑问时，尽管在听证会上当事人之间不存在分歧，医院也可以向法院申请司法令。

---

① AN NHS Trust v D (By her litigation friend The Official Solicitor) , [2003] EWHC 2793 (Fam).

丈夫有权利反对妻子堕胎吗？

一、案件的事实

这是英国的一个早期案件。威廉和琼是夫妻，1978年5月8日，全科医生确认妻子怀孕。妻子想堕胎，按照1967年《堕胎法》的要求，提出申请并获得必要的医学证明。1978年5月17日，丈夫向法院申请司法禁止令，被告有二，一是英国怀孕顾问服务信托公司，二是他的妻子，要求禁止他们对他的妻子实施堕胎手术。同日，妻子提起了离婚之诉。

丈夫提起诉讼的理由是，妻子没有法律上的适当理由去做流产手术，她这样做绝对是心怀叵测、出于报复和全然不理性的。5月24日听证会上，各方当事人都同意1967年《堕胎法》条款得到了正确的遵守。但是，丈夫争辩说，他对他自己孩子的命运有法律上的发言权。妻子要流产，没有得到他的同意。

贝克法官说，自从美国1972年联邦最高法院审理罗伊诉韦德案以来，堕胎相关的法律争议成为了社会热点，布莱克本大法官的判词引发了极大的情感争议，激烈的反对意见也频繁出现。在讨论人类事务特别是流产问题上，争议会蔓延至道德权利、责任、利益、标准和宗教信仰。法官说，他只关心英国法律如何处理当事人的争端。法官的任务是正确地适用法律，不受到感情或偏好的干扰。

法官说，没有迹象表明此案前英国有此类的诉讼，唯一的案件也许是发生在安大略的一个案件。关于那个案件没有公开报道，因为案中丈夫所申请的司法禁止令没有真正经过审理。

二、司法禁止令的法律性质

从法律上讲，首要的和基本的原则是：在申请人得到法院司法禁止令、阻止其权利受到侵犯之前，必须存在法律或者衡平法上的可强制执行的法律权利。这项法律由来已久。先导性的案件是1883年北伦敦铁路公司诉大北铁路公司案[1]，本案丈夫的律师援引了此案法官科顿的判词。关键一段落称："在我看来，1873年《司法法》第 25 条第 8 款的唯一目的是：首先存在一个独立的合法的权利，在法律或者衡平法上能够强制执行，然后，不管以前的实践如何，为了保护这个权利，高等法院会受到司法禁止令的干涉。"

此后，在 1964 年著名的家庭法案件蒙哥马利诉蒙哥马利[2]一案中，法官援引了科顿法官的规则，审查了各种权威意见，得出的

---

[1]　North London Railway Co. v Great Northern Railway Co. (1883) 11 QBD 30.

[2]　Montgomery v Montgomery [1964] 2 All ER 22.

结论是，法院只能通过支持一项合法权利的司法禁止令，因为申请人的妻子在他们共同居住的住房里没有产权利益，法院因此没有司法权力来发布强制性命令，由此把丈夫赶出住宅。尽管双方当事人不再是夫妻、已经离婚，但是，判决中依然使用了"丈夫和妻子"的说法。

法官说，司法禁止令的法律性质是近来上议院经常讨论的一个议题。1977年一宗邮局工会案中，上议院讨论了禁止令。基本点是：第一，禁止令存在于个人的法律权利之中；第二，刑法的实施机关是当局和总检察长。本案中也涉及堕胎犯罪的可能性。本案中丈夫的律师也承认，民事案件中的适用刑事法，需要十分小心谨慎。他说，只有当一个私人的权利大于公共权利的时候，他才享有这项权利。也就是说，除非他能够制止这种罪行犯罪行为，他就要忍受比公众更多的个人痛苦。这个观点没有被本案第一被告医院和第二被告妻子的律师们所认可，更不用说，并没有人称本案中妻子堕胎就是违法。

三、丈夫有预设的权利吗？

首要的问题是，原告对未出生的孩子有权利吗？在英国法里，胎儿在出生、离开母体独立存在之前没有任何权利。这个原则贯穿于英国整个民事法律，也是诸如美国、加拿大、澳大利亚及其他普通法国家判决的基础。一个孩子针对在出生之前所受到的伤害是否在出生之后享有诉讼的权利，长时间来一直存在着争议。法律委员会将之列入工作日程并于1973年发布了一个工作报告，后形成一个最终报告。这个报告得到普遍的接受，且自被认可后，一旦要获得这个权利，这个胎儿需要活着出生成为一个人。这个报告提出唯一的例外，是美国的一个判决，胎儿8个月后死亡，法院支持了胎儿的诉讼权利。但是在英格兰和威尔士，法官说胎儿没有诉讼的权利，人的权利始于出生。

同样，丈夫的诉讼权利依赖于他自己的权利。法官提及"非法定父亲"（illegitimate father）一词，通常称为"推定"父亲。法官说，美国的那个判决涉及非法定父亲，成文法也有相关的规定，但是法官认为在英国非法定父亲没有任何权利，除非法律另有规定。普通法有明确的规定：1971年《未成年人监护法》第14条做了专门规定，赋予非法定父亲或者母亲诉权，申请获得对私生子的监护权。1973年的监护法规定了父母的平等权，但是法律明确规定不适用于无法定资格的未成年人。

法官说，原告要提起本诉讼，就得证明他确实是被告二的丈夫。夫妻双方在分居期或者婚后向婚姻法庭申请司法禁止令，保护自己的个人权利，这很常见。但是，家事法庭发布司法禁止令的基本理由，通常是保护另外一方当事人或者活着的孩子，以此保证婚姻未决期或离婚期间一方当事人不对另外一方当事人造成过大的压力。

法官说，以前有过婚姻权恢复之诉，但是总是空置且于1970年废除。其兴起是因为教会法中当事人不能通过自己的协议终止夫妻陪伴权。恢复之诉是一个虚拟的诉讼，法院命令夫妻回到同居状态。如果不回到同居状态，那么夫妻就被认定为处于分离阶段。

除此之外别无意义。法院不能强迫夫妻过夫妻生活，因此婚姻法庭从来不试图通过司法令强制履行婚姻义务。法官总结说，没有法院会发布司法禁止令去停止切除输精管的绝育，婚姻中个人家庭关系不能通过法院的命令强行实施。

四、妻子的堕胎权

法官说，一个法官不能发出司法禁止令，且将违反禁止令的夫妻一方送进监狱。如果妻子的堕胎合乎法律的规定，符合1967年《堕胎法》的条件，那么丈夫就不能根据禁止令要求妻子不堕胎。

法官说，当初接到本案诉状的时候，也觉得妻子没有适当的法律基础去寻求妊娠终止，用丈夫的话说，是心怀叵测的、出于报复的和全然非理性的。但是，后来发现1967年的法律已经有了具体的规定，合法堕胎已经被普遍接受且有了普遍的理由，只要有两位医生签署了必要的文件，堕胎就是合法的。

法官分析了1967年的法律，第1条第1款规定，两个注册医学执业者以诚实信用方式出具意见，由注册医学执业者实施堕胎手术，就不构成堕胎罪。医生意见需要表明，继续妊娠会给怀孕女子的身心健康带来伤害的风险。第2款规定，是否对怀孕女子带来身心伤害的风险，得根据怀孕女子实际或者合理预见的环境做出判断。

法官说，本案中未出现这个情况。两个医生出具了意见，没有迹象表明两个医生出于恶意，违反诚实信用原则。1967年法律没有授予丈夫关于终止妊娠时被咨询的权利，同样，也没有赋予母亲这样的权利，但是显然，母亲处于此类事件的中心，需要与医生协商、诚实信用地作出决定，除非她心智丧失或者身体残疾，无法作出判断。这样，丈夫因此并无法律或者衡平法上的权利强制阻止妻子流产或终止流产。

法官说，既然医生都出具了医学意见，被告行为合乎堕胎法的规定，法官也就不会傻到去干涉医生的职业判断，除非有确凿证据表明医生恶意或者有明显的犯罪企图。如果是那样，就得将案件交给检察长或者总检察长。

法官还引用了美国法，称美国联邦最高法院也得出了相同的结论。那就是，丈夫或者非法定父亲没有法律权利禁止他的妻子或者因他怀孕的女子去做一个合法的堕胎。1968年密西西比州总检察长在州最高法院的一个案件中说，密西西比州不会在宪法上要求配偶的同意，以此作为头12周妊娠流产的条件。头一阶段医生和病人作出了决定，州就不规范或者严禁堕胎。既然如此，州不会授权包括配偶在内的任何人在这个期间阻止流产。法官说，有趣的是，密西西比州配偶同意条款要求丈夫的同意，即使他不是孩子真正的父亲。

法官回到英国法，他说，配偶同意条款不会被提起合宪性审查，1967年的《堕胎法》或1968年的《堕胎条例》都没有这样的规定，也就不存在越权的情形。与配偶的协商和禁止披露事项，法律都没有涉及。法官说，本案中丈夫的律师，也不能从普通法中找到相应的判决，来证明妻子堕胎以前要征求丈夫的同意。该律师的研究表明，在几百年前罗马法里，法律要求有孩子父亲的同意，否则就构成犯罪。但是，依据今天的法律，丈夫要提起诉讼，唯一的方法是称：在涉及他自己孩子命运的时候，父亲有发言权。法官说，英国的法律没有授予他这样的权利。1967年的法律不包含这样的条款，因此，法官的最后结论是，申请禁止令是存在理解错误，应该被驳回。[①]

[①]　Paton v British Pregnancy Advisory Service [1979] QB 276.

干细胞移植的医学伦理案

一

　　赞因·哈仕密是一个 6 岁的小孩，患有严重的基因失调症，即 β 地中海贫血症。他的骨髓里不能产生出足够的红血球，一直身体虚弱，需要靠每天服药和输血来维持生命。医学上认为，他可以通过干细胞移植来恢复正常的生活，不过这就需要一个可匹配的捐献者提供干细胞。

　　问题在于难以找到一个与赞因的免疫系统不发生排斥反应的干细胞捐献者。非兄弟姐妹的可匹配的捐献者难以寻找。即使是兄弟姐妹，成功的概率也只有四分之一。赞因的三个年长兄姐都不匹配。另外，还要求捐献者也未患有同样的病症。这就加剧了难度。赞因的母亲两度怀孕，希望能再生一子，用其脐带血提供干细胞。一旦发现胎儿同样患有 β 地中海贫血症，她就选择流产。第二次，她生下一个孩子，但是干细胞又不匹配。

　　哈仕密夫人找到菲舍医生，他是辅助生殖中心的管理和科学主任。该中心是英国最大的试管婴儿服务的提供者，为英国的各大医院和病人提供服务。他告诉哈仕密夫人，美国芝加哥的生殖基因学会开发出了边缘切割技术，该技术能解决她的难题。

　　后来在正式的判决书中，法官的总结是：医学上存在一种可能来挽救哈仕密的家庭，那就是通过体外受精的方式人造一个胚胎，植入子宫中。此医学方式已经发展了 30 年，首先，试管婴儿技术（IVF）让夫妻自然受精。其次，给试管婴儿做一个活组织检查，移除一个单细胞进行基因失调测试。这称为移植前基因诊断（PGD）。这项技术告诉哈仕密夫人移植胚胎的信息，让她决定是否继续移植。本案中，这两项技术可以提供胚胎信息，看是否存在患有 β 地中海贫血症的风险。再次，美国发展出更新的技术，使用同一单细胞活组织检查技术来测试干细胞的可匹配性。这涉及人体白细胞抗原检查，称为抗原分型（HLA）。这就意味着，哈仕密夫妇的精子和卵子结合成一个试管胚胎，经过移植前基因诊断来检测是否患有 β 地中海贫血症，然后通过抗原分型来评估是否与赞因匹配。在英国，前两种技术已经没有法律和伦理的障碍，而后一种技术在美国合法，但英国尚未采用。于是，本案的医学伦理争议及法律对策就集中于此。

　　哈仕密夫人与医生协商后，辅助生殖中心按照 1990 年《人体生殖和胚胎法》程序，向人体生殖和胚胎管理局提出申请。2001 年 12 月 13 日，管理局发出了许可令。2002 年 2 月 22 日，管理局向派克医院发出许可，允许位于诺丁汉的辅助生殖中心开始试管婴儿治疗，其中包含了 PGD 和 HLA 技术。第一次治疗，制造了 15 个胚胎，活检细胞送到美国做基因分析。只有一个胚胎证明可以精准匹配，但是患有 β 地中海贫血。哈仕密夫妻第二次治疗，又制造了 10 个胚胎，其中 2 个无病且与赞因匹配。其中一个置于哈仕密夫人体内，不过没有成功怀孕。这个时候，昆塔维拉女士对人体生殖和胚胎管理局提起了诉讼，此人为笃信人体胚胎尊严团体的创立者和主任。诉讼中断了哈仕密夫人的干细胞移植手术。

<h1 style="text-align:center">二</h1>

1978 年第一个试管婴儿诞生，新技术连同胚胎学和基因学的发展，催生了严肃的医疗伦理话题。英国政府任命了一个委员会作为咨询机构，主席为丹姆·玛丽·沃诺克。委员会 1984 年完成了人体生殖和胚胎调查报告。委员会建议的核心是建立一个成文法许可管理局，由它来规制试管胚胎的研究和治疗。

1990 年的《人体生殖和胚胎法》设立了人体生殖和胚胎管理局，并赋予上述委员会的建议以法律的效力。管理局的成员由国家秘书处任命，由非医疗专业人士或非试管婴儿治疗及研究者担任主席、副主席，多数成员为非职业的。成员来自于广泛的领域，具备社会的、法律的、管理的、宗教的和哲学的，以及医疗和科学的经验。

管理局的权力来自 1990 年法律，法律规定，在未向管理局申请许可的情形下，创设、储存或使用胚胎，构成犯罪。本案中，哈仕密夫人的治疗，就是帮助她怀上一个组织匹配的孩子，涉及胚胎的创设和使用，因此需要申请许可。事件的进程中，管理局授予了许可，准许使用 PGD 和 HLA 技术。管理局的决定遭到昆塔维拉女士的反对，她是笃信人体胚胎尊严团体的创立者和主任。她对管理局提起了诉讼，称管理局没有权力授权 HLA 技术。她提起司法审查之诉，一审法院马凯法官支持了原告。管理局提起上诉，二审法院的三位法官支持上诉人，驳回昆塔维拉女士的申请。昆塔维拉女士最后上诉到最高法院，也就是上议院上诉庭。在上议院，五位勋爵作出了判决，霍夫曼勋爵出具了判决书。

霍夫曼勋爵称，授予许可的权力来自 1990 年法律，该法第 11 条规定了三种许可：其一，提供治疗服务中的行为；其二，配子和胚胎的储存；其三，项目研究的行为。本案中，哈仕密夫人情形属于第一种申请。该法第 2 条第 1 款规定了"治疗服务"：医疗机构为大众提供辅助生殖的服务。试管婴儿是这样的服务，帮助哈仕密夫人怀孕、植入试管胚胎。问题在于，PGD 和 HLA 技术是否属于试管婴儿服务的一部分？为此，霍夫曼勋爵引用了法律原文，关键句子是"提供治疗服务的必要性和可欲性"，这种行为包括："旨在获得胚胎的实践，该实践使女子处于合适的状况，或者决定胚胎是否适于达到这个目的。"管理局的说法是，除非既无异常且与赞因的组织匹配，哈仕密夫人就有权将胚胎视为"合适"。管理局的法律顾问称，法律并不要求 PGD 或 HLA 应该"构成"治疗服务，它们只是这种试管婴儿服务"过程中的一部分"。

三

昆塔维拉女士则称，管理局对"合适"给予了过于宽泛的解释，授权单细胞活检无异赋予母亲想知道的关于胚胎的任何特征：性别、发色，以及智力水平。她说，应该给特定的母亲以合适狭义的解释。霍夫曼勋爵说，二级法官对此的看法也是不一样的。一审法官马凯认为，合适只意味胚胎是活的。这样的话，就排除了PGD，因为基因异常不影响胎儿的存活，缺陷只有当孩子出生后才显示出来。但是，管理局的律师否认如此狭义的解释。霍夫曼勋爵支持管理局律师的说法，认为合适不能仅仅限于活性，至少要求孩子健康和不存在异常，因此，通过PGD检测去发现基因异常，是可以接受的。但是，HLA检测的是组织匹配，而非基因异常，霍夫曼勋爵说，这个问题尚未有好的答案。

勋爵说，对合适一词的含义，应该进行语境解释，"皇家赛马会合适的帽子不同于班伯里牛市场合适的帽子"。语境解释应该依据1990年法律的主题，以及立法的背景进行。合适性应该包括母亲的特定期望和要求，适合于植入她的子宫。因此，要允许母亲选择一个合适的胚胎，这也许是伦理上不可取的。但是，合适性概念的宽度决定了管理局自由裁量的宽度。

霍夫曼勋爵于是广泛地解释了立法文件和行政规章。首先，沃诺克报告讨论了胚胎学将来的发展，称有些行为比如在其他物种上的试管婴儿或人体胚胎妊娠，会绝然禁止，而有些行为比如胚胎活检 PGD 和 HLA，则没有这么严格的限制。在不久的将来，胚胎活检测试胎儿异常，是一个切实可行的方法。在性别测试方面，应该区分"遗传疾病性别相关的检测"和"纯粹社会理由的性别检测"，前者不会被禁止，后者涉及人口分布和妇女社会角色问题，委员会则不能给出肯定性的建议。管理局的决定，不仅要考虑医学和科学的问题，而且还要考虑广泛的公共利益保护问题。

其次，英国议会于 1987 年 11 月发布白皮书《人体生殖和胚胎学：立法框架》接受了沃诺克报告中的观点，基本原则是"规范和监督那些涉及敏感话题而引发基本伦理争议的实践"。对管理局的功能作出了广义的界定，授权增加或者缩减职权范围内的权力，对伦理争议、不为社会接受的研究明令禁止。有些议题，则留待议会自己通过肯定性的解决方案来做出例外的规定。在禁止性规定中，白皮书讨论了新闻界称为"设计宝贝"（designer babies）的问题，也就是"通过修改早期胚胎基因结构的方式，人工创造预先设定某些特征的人类"。另外一个议题，则是通过细胞核替换方式的个体克隆。霍夫曼勋爵说，白皮书没有建议将测试胚胎让母亲选择中意孩子的行为纳入"明确禁止"目录。由此，可以推断白皮书将基础伦理问题留给立法机关处理，议会通过立法权作出自己的决定。

最后，1990 年的法律吸纳了白皮书的精髓，法律第 3 条第 3 款禁止如下的试管婴儿：出现原条（Primitive Streak）后胚胎的储存或使用、将胚胎置于动物体内、胚胎的克隆、改变细胞的基因结构。霍夫曼勋爵说，本案中的三项技术不在禁止之列，属于可以许可的试管婴儿治疗，而 PGD 和 HLA 则是 IVF 治疗过程中的中间环节。议会授予了管理局自由裁量的权力，管理局有权作出这样的决定。

2005 年 4 月 28 日，霍夫曼勋爵驳回了昆塔维拉的上诉，支持了人体生殖和胚胎管理局。布朗勋爵同意霍夫曼勋爵的判决，也出具了独立的判决书。另外三位勋爵斯坦因、斯科特和沃克也都支持这两位法官的判决，斯坦因勋爵说："阅读了我高贵和睿智的朋友霍夫曼勋爵和布朗勋爵的观点，我赞同他们提出的理由，我也支持驳回上诉。"①

---

① Quintavalle (on behalf of Comment on Reproductive Ethics) (Appellant) v Human Fertilisation and Embryology Authority (Respondents), [2005] UKHL 28.

死亡的医学伦理

植物人拔管的医疗伦理

2008 年，病人鲁本在被告楚尼塔斯医院做了外科手术，移除胸腺恶性肿瘤。手术进展顺利，但是，后期在重症监护室的术后恢复过程中，供氧的通风管无缘由关闭了，导致鲁本大脑缺氧，最后发展成缺氧肝性脑病变。鲁本将持续地处于植物人状态。他每周三次透析，靠氧气管供氧和食品管供食维持，发展成褥疮溃疡，最后发展成骨髓炎。鲁本随后出院，准备去其他机构做恢复性治疗。但是不久，2008 年 7 月 3 日重回被告医院，被诊断为肾脏衰竭。其他医院治疗无效，鲁本一直留在被告医院。医院与病人家属多次协商解决的办法，均不成功，医院和医生称继续治疗是没有效果的，也违反了看护的标准。医生和医院在鲁本病历上下了不再进行复苏治疗的命令，不再提供进一步的透析治疗。

鲁本的女儿杰奎琳向法院请求司法禁止令，不允许医院实施不再进行复苏治疗的命令。鲁本从来没有指定一个健康看护的代表，也没有特别出具提供、制止和撤销健康看护（包括维持生命治疗）的意愿表示。双方的证人对于鲁本的状况、诊断和治疗的意见不一。

鲁本的主治医生米尔曼说，鲁本是 73 岁的老人，患有多种器官衰竭、间歇性败血症、高血压和充血性心肌病，皮肤溃烂。可怕的褥疮溃疡不断侵入骨髓，发展成了骨髓炎。虽然鲁本对于疼痛有反应，但是自 2008 年 7 月 28 日回到医院后，他的神经状况没有丝毫改变。米尔曼确信，鲁本重返认知功能状态的可能性基本为零。

医院神经科主任尚策同意米尔曼的说法，补充说，鲁本的大脑密质骨已经不可逆转地损坏了。因此，鲁本处于永久性的植物人状态，不能说话，也不能对语言提示作出反应。尽管鲁本的眼睛能睁开显得是清醒的，但是他对环境不能警觉或者能有感知。但是，尚策不同意米尔曼关于鲁本能感受痛苦的说法，认为鲁本不能感受到痛苦，鲁本对于刺激的反应是基于脑干和脊髓的基本反射。另外一位神经科医生也说，鲁本是肾病晚期病人，继续透析治疗是违反医疗看护可接受标准的，因为这只能延长鲁本的死亡过程。

与之相反，原告方的肾病学家则给出了相反的说法。格尔顿医生说，鲁本的透析计划完全符合现行的看护标准，透析能有效地移除多余的体内液体和废弃物。鲁本能够忍受这个治疗，治疗对他无害无险。医院预测委员会成员麦克休医生说，没有可靠的办法来改善鲁本的状况，但是他认为鲁本还可以活一些时间，如果治疗继续，他能耗过一些日子。但是，也有预测委员会的成员表达相反的意见，医院职员主席维耶纳医生说，每天抽血和换血，是对鲁本身体的一种侵犯。作为基督教徒，医生认为，人的身体不能这样被亵渎。

　　在法官举行的听证会上，鲁本的女儿，也就是本案原告介绍了鲁本的情况。她说，鲁本病前与妻子和两个成年的儿子住在一起。她住在隔壁，每天都能看到他。他们家庭联系紧密，父亲对妻儿很有奉献精神。生病期间，原告每天来探视，鲁本的动作和身体姿势都表明他是醒着的和警觉的。她不认为鲁本在遭受磨难，而且，鲁本的大脑受伤是医院的过错。因此，家属不同意医院放弃治疗的决定。原告说："我的父亲是一个战士，他不会放弃。"鲁本36岁的儿子说，他与父亲感情密切，是真正的"朋友"。他们曾经讨论过类似的案件，鲁本曾经说过，应该由病人的父母而不是由医生来决定如何对待病人。儿子说，家庭并不相信医生，不认可由医生来决定什么时候结束他父亲的生命。鲁本的妻子与他做了37年的夫妻，她相信鲁本对她的话和抚摸有反应，她相信他的想法是"继续活下去，直到上帝的召唤"。

　　法官承认此案非同寻常。他命令被告医院重启治疗，撤销医院不继续治疗的命令，尽快安排听证会。听证会后，衡平法院的马龙法官写就了书面意见，结论是，鲁本的治疗，决定权不在医院，而是由能代表鲁本个人价值观的人作出决定。他任命女儿杰奎琳为鲁本的监护人，永久禁止被告医院放弃治疗的决定。医院上诉，就在法官再次命令要求恢复治疗的三个月内，鲁本于2009年5月29日去世。原告动议撤销上诉，上诉法院保留作出判决的权利，准备审查本案的全部记录和双方的争辩理由，然后再作出决定。

　　上诉法院法官说，本案是否因为病人的死亡就中断上诉程序，要看具体的证据和双方的争辩，更重要的是要看此案件是否具有一般性的社会利益，是否为以后出现的近似案件提供一个法律上的先例。本案中，病人家属不愿意再继续诉讼，而医院则希望对此有一个明确的法官判决。医院提出上诉的时候，主要针对两点，一是让病人的女儿充当监护人，二是医院不能决定病人是否应该继续治疗。前一点没有普遍的意义，后一点则是具有一般社会利益的议题。法官说，此类案件涉及法律上"死亡权利"的问题。但是，鉴于本案事实不充分，医疗专家对鲁本的病情也不能达成一致。法官的结论是，在缺乏充分的事实记录和独特事实背景的情况下，中断上诉是有道理的。因此，一审原告提出的驳回上诉、终止诉讼的请求，法院支持。

这个案件所提出来的医疗法律伦理是，对于一个无法医治的病人，由谁来决定治疗方案。一个方面，医疗资源有限，要将有限的资源用于更多的病人，那么决定权要配置给医学专家，比如说，本案中，医院副院长对媒体说，鲁本的医疗成本已达 160 万美金，另外一个方面，保守派和病人意思自治派坚持由病人和家属决定是否继续治疗，这是病人权利的应有之义。一旦让医学专家和医院决定病人的生死，那么人的尊严不复存在。有评论者指出，在美国法域下，唯有得克萨斯州把决定权赋予医院和医生。两难之下，上诉法院法官只得放弃判决，将此问题留给立法机关。法官说，此类争议性的问题，不宜由司法诉讼机关给出答案，应该由立法机关制定和通过一部明确的法律。①

---

① *Betancourt v. Trinitas Hosp.*, 415 N. J. Super. 301, 1 A. 3d 823, 2010.

科学与宗教的医学争议

布罗迪是美国布鲁克林地区一个 12 岁的男孩,在七个兄弟中排行老三。纽约正统犹太教家庭出身,父母是虔诚的犹太教徒。布罗迪得了严重的大脑肿瘤,在华盛顿国家儿童中心医院就诊。医生说,他大脑七级损伤,完全不能发生作用了。最终心肺死亡的前几天,布罗迪还躺在医院里,机器给他肺里充气与排气。他的心脏还在跳动,靠静脉注射药物和肾上腺素维持。

医生的判断是脑死亡,建议拔氧气管不再治疗,称继续治疗是对医疗伦理的一种侵犯。按照华盛顿特区的法律,如果病人没有脑活动,医生有权宣布病人死亡。医院的床位有限,如果让布罗迪住在紧急看护房间里,那么意味着将其他更需要治疗的孩子置于危险的境地。有限的医疗资源应该得到最大限度的使用,不得浪费。但是,病人的家属坚持医院治疗,因为他们是犹太教的信奉者,对于死亡的概念不同于医生。依照犹太教宗教戒律,只有当灵魂离开了躯体,心脏和呼吸均告停止后,此人才算死亡。这就意味着布罗迪还活着，他的家庭有宗教的义务采取所有必要和合适的医疗方式，来让他继续活下去。这里，科学的脑死亡说，与正统犹太教的心肺呼吸死亡说发生冲突。不同的死亡概念，影响了医疗救治的判断。布罗迪父母将儿童中心医院告上华盛顿特区哥伦比亚高等地区法庭。

家庭和医院双方对于何时终止晚期病人的看护有着分歧，社会舆论和讨论从未停止过。此案之前，美国社会对于植物人死亡权利的争议，是著名的夏沃案和昆兰案。两位病人大脑死亡，但是，身体不需要外在药物助力就可以维持心跳和血液循环，两位病人在医院里分别成活了15年和10年。本案中的布罗迪，身体状况更糟糕，身体的衰竭远超植物人的程度。他的眼睛不再转动、瞳孔扩散，他的身体对刺激不再移动和反应。他的脑干不再显示电波功能，他的大脑组织开始分解。医院的医生给布罗迪做测试，试图发现他的身体是否还能运作。测试的简单方法就是从他身上摘下氧气管。通常，脑干连接脊髓和大脑。血液里的二氧化碳可以刺激脑干，而后影响呼吸。医院在给法院的报告中说，当注入通常标准二倍的二氧化碳时，布罗迪都没有呼吸的迹象。

医院说愿意帮助病人家庭将病人转移到另外一所医疗机构，但是，没有一家机构愿意接受一个脑死亡的孩子。家庭要求联邦法官阻止医院不救治的行为，而医院回应，要求法官许可医院停止治疗。法官杰克逊准备安排一次听证会，但是医院要求延期。医院在一份书面声明中说："我们尊重病人家庭的信仰，自从病人6月到达医院的那天起，我们就一直相互尊重、共立合作。"但是，当讨论病人生命终止议题的时候，问题就复杂化了。医院的工作人员每天都饱受电话的骚扰和威胁。有时候，他们一天就收到 200 封电子邮件和电话，大部分来自纽约的居民。他们请求继续给布罗迪上氧气管、给他注射静脉药。但是，医院预测孩子活不过几周，希望法院能够实质性地推迟听证，终止诉讼，这样可以解决双方的分歧。布罗迪的父母则上升到宪法的高度，他们说医院宣告布罗迪法律上的死亡，违反了纽约州《宗教自由恢复法》，是有违宗教自由的行为。法官于 2008 年 11 月 10 日举行了第一次辩论会，延迟发布判决，决定下次举办一次听证会。家庭和医院发布共同声明，希望庭外和解。布罗迪的心脏于 2008 年 11 月 15 日停止跳动，11 月 16 日安葬。纽约州宣布死亡日期为 11 月 4 日，法院争讼没有结论。

学者们之间的看法也不一样。叶史瓦大学爱因斯坦医学院副教授莱赫曼医生，既是一位医生，也是一位犹太的拉比。他说，在纽约，有大量的正统犹太教人口，这样，如何在脑死亡问题上协调宗教信仰，是一个严肃的议题。既然死亡是灵魂脱离肉体，那么任何医生或者任何一个凡人都不能决定死亡什么时候发生，因此，我们需要一个医学的定义。莱赫曼医生说，面对这个问题，医院通常会找到合适的方法，一般而言，医疗团队会接受家庭的意见，特别是可以预料心脏即将停止跳动的时候，医院都会满足家庭的要求。莱赫曼说："那个孩子可以神志不清醒，可以不与人交流。但是，在犹太法律眼里，这并不意味着他的生命价值就无足轻重。"而宾夕法尼亚大学的生物伦理教授卡普兰则说，医生没有义务为没有医疗希望的病人提供看护。医生有权利说"我们要停止了"。教授说：

"在如何处理死亡的问题上，我不认为医学要屈从于宗教、精神或神秘的希望和信仰。"①

从学理上看，死亡的定义在美国历史上自 1970 年代以来发展很快。20 世纪中期，医疗界、法律界和大部分公众都将死亡的症状归结为血液循环的终止和肺部呼吸的终结。当技术发展到能使病人依靠机器就能保持最低限度的大脑运动和呼吸的时候，死亡定义就发生了变化。1968 年，哈佛医学院重新定义了脑死亡。一批专家将死亡定义为，整个大脑包括脑干不可逆转的功能丧失。1981年，他们发布了脑死亡的标准。最后，写进了美国医学会的《统一死亡判定法案》（Uniform Determination of Death Act）。法案将死亡定义为两种，一是心肺功能的永久丧失，二是脑功能的整体丧失。但是，在美国之外，这个死亡的定义受到各方的质疑，比如日本和新加坡。强烈反对这个定义的人，则来自宗教氛围浓厚的社区，比如佛教、正统犹太教。以本案的犹太教为例，他们死亡的概念出自《创世纪》第 7 章第 22 节：凡在旱地上，鼻孔有气息的生灵都死了。②

---

① https://www.nbcnewyork.com/news/local/religion-vs-medicine-family-wont-take-brain-dead-boy-off-life-support/1849466，访问日期：2022 年 7 月 8 日。

② https://www.npr.org/templates/story/story.php?storyId=96998483，访问日期：2022 年 7 月 8 日。

植物人生死决定权的法律顺序

    2010 年 10 月，拉索里先生在加拿大安大略省参布洛克健康科学中心医院接受外科手术，移除了大脑良性肿瘤。手术后，拉索里感染，导致严重和扩散性的大脑损伤。结果，拉索里先生从 2010 年 10 月 16 日开始陷入无意识状态，靠机器和氧气瓶维持着生命。一根外科用管插入他的气管，人工营养和水分输入他的胃。没有这些维持生命的设备，拉索里先生必死无疑。

    拉索里先生的医生认为，拉索里处于持续的植物人状态，适合于他的治疗手段已经用尽，已经不存在医学康复的现实可能。按照医生的看法，继续提供生命支撑，不仅不会给拉索里先生带来医疗利益，反而会导致伤害。他们想要移除他的生命维持设备，提供缓和性的看护，直到他死亡。

    医生通知了拉索里的妻子撒拉瑟尔，告诉了她医生的诊断和他们未来的处理方式，也就是移除维持拉索里生命的设备。撒拉瑟尔是丈夫拉索里的监护人，也是丈夫"健康看护同意权"的法定决定人。撒拉瑟尔不同意医生移除设备的方案。撒拉瑟尔和她的家人也希望拉索里先生继续活下去。撒拉瑟尔不接受拉索里永久和不可逆转的无意识状态的诊断，作为一个虔诚的穆斯林，她相信她的丈夫也希望继续活下去。她还说有新的证据表明她丈夫的神经功能正在提升意识水平。

由于撒拉瑟尔不同意，医院又安排了第二位神经科专家给拉索里诊断，此前，这位神经科专家没有参与过拉索里先生的治疗，同意此前医生的诊断和评估。医院联系另外的机构，看是否能转到其他地方。但是，没有机构愿意接收拉索里。另外，医生提供撒拉瑟尔再从独立的神经科专家那里得到医疗意见的机会，撒拉瑟尔拒绝。

面对僵局，医生同意暂缓移除拉索里的生命维持设备，直到撒拉瑟尔向安大略省高等法院申请限制令：限制医生不得移除设备，针对她的不同意决定向"医疗同意和行为能力委员会"（以下简称"专委会"）提出异议。

安大略高等法院批准了撒拉瑟尔的申请，命令没有她的同意，拉索里的设备不得移除。要对她不同意移除的意见存有异议，得向专委会提出。医生和医院上诉，安大略省上诉法院支持了高等法院的司法命令。医生和医院继续上诉到了加拿大最高法院。2013 年，加拿大最高法院审理此案，七位大法官中，五位大法官支持了撒拉瑟尔，两位提出了异议。最高法院聚焦于这样一些的法律问题：医生要求移除植物人的生命维持设备而病人家属不同意，此类纠纷是否适用 1996 年安大略省通过的《健康看护同意法》（HCCA）？具体来说，医生、病人和专委会都有什么样的权利？行使权利的顺序如何？或者，不适用该成文法的话，依据加拿大普通法将如何判定此类案件？

首席大法官麦克拉奇林代表多数法官撰写了法律意见书，他说，加拿大各州都有立法规定病人同意权的成文法，本案就是《健康看护同意法》，成文法是在普通法基础上的提升，协调医生、病人和专委会之间的关系，从而确定如何处理无行为能力病人的知情同意的分歧。

在这个案件中，医生的看法是，成文法处理的是医生"治疗"病人所需要的病人及其家属的同意，而本案中是建议"移除病人设备"。因此，医生与病人家属的分歧，不是"治疗"活动，没有必要适用该成文法，没有必要征得病人的同意。首席大法官不认可这个说法，在他看来，虽然该法没有使用医生通常所用"医疗指示"一词，但是移除病人的生命维持设备，直接影响到病人的生命健康，因此，移除设备应该属于该法"治疗"的一个方面，本案应该适用该成文法。医生与病人之间有着信赖的关系，医生应该为病人的最佳利益而治疗，但是，医生专业知识的行使也不能绕过病人和家属同意的规定。不过，如果病人及家属的不同意实质上侵犯了病人的生命与健康，医生也有其他的方式表达自己的看法和影响最后的结果，比如向专委会提出异议，由独立的第三方专业团体做出是否移除设备的决定，由此保证医生的职业伦理。

医疗知情同意法律的核心，是病人身体不受侵犯的自由。如果医生没有得到病人的同意，就是侵权法上的伤害。因此，第一步，病人的自治优先。如果病人有行为能力，他有权同意或者不同意在他身上医疗。第二步，如果病人无行为能力，那么同意权就转给了替代决策人，通常是病人的近亲。替代决策人依照病人生前的意愿做出决定。如果病人没有生前意愿，那么替代决策人要以最有利于病人的方式决定。第三步，如果不赞同替代决策人的决定，医生可以向专委会提出异议，指出病人的医疗状况和病人的利益。如果专委会认定替代决策人没有遵守治疗同意法的规定，就可以推翻替代决策人的决定，按照法律作出专委会自己的决定。

　　这就意味着，即使是病人的替代决策人，也不是随意决定，而是要根据法律要求正当行使决策权，顺序上，首先是遵循病人的意愿，其次是促进病人的最大利益。在病人生前意愿方面，其一是病人有生前意愿，其二是意愿能够适用于当下的情形。如果时间和情形发生了变化，比如科技进步了，新技术可以医治立意愿时不可治愈的病痛；再比如，病人生前意愿过于模糊缺少精确性，那么就以"意愿不可适用"的名义进入下一阶段。在病人最大利益方面，参考的因素有：病人的健康、病人的价值观、病人的宗教信仰、病人生前表达过但是不可适用的意愿。在参考病人健康因素的地方，医生和专委会的作用显而易见。实际上，立法机关授予了专委会最后决定权，但它的决定要能经受司法审查。首席大法官说，17年以来，专委会做得很成功，已经在此案议题上留下了很好的记录。有的案件中，专委会支持了替代决策人，不同意移除生命维持设备；还有的案件中，专委会推翻了替代决策人的决定，要求替代决策人同意移除设备。

最后, 首席大法官对本案的结论是: 医生有义务征求撒拉瑟尔的同意去移除设备; 既然拉索里先生没有生前的意愿, 那么撒拉瑟尔女士要以拉索里先生最大利益为出发点决定是否同意移除设备; 如果不同意撒拉瑟尔的决定, 医生可以向专委会提出异议; 专委会审查撒拉瑟尔的决定是否促进拉索里先生的利益, 最后作出自己的判定, 或者不移除, 或者移除维持设备。因此, 大法官驳回了医生的上诉。①

---

① Brian Cuthbertson, et al. v Hassan Rasouli by His Litigation Guardian and Substitute Decision Maker, Parichehr Salasel, 2013 SCC 53 (Supreme Court of Canada).

脑死亡孩童生死之争与法律规定

1992年10月13日,斯特法妮出生在美国弗吉尼亚州菲娅菲克斯医院,先天无脑,缺大脑结构,只有基本的脑干。缺脑婴儿永久性无意识,缺少任何感觉和认知能力。他们不是脑死亡,所以不符合法律上死亡的定义。医院因此不能以脑死亡为理由不给婴儿治疗。孩子的母亲是一个基督教徒,信念是所有的生命都应该得到保护。她要求医院提供呼吸器,维持孩子的生命。标准的治疗方式是给无脑婴儿保温,器官衰竭时供食。死亡通常来自呼吸衰竭。医生说,没有任何一个医生会同意应该给一个无脑的婴儿治疗。这些孩子生下来就处于死亡之中,问题不是延长他们的生命,而是为了人类的人性和尊严维持他们。而对没有治疗效果的人使用医疗资源,又与医生的职业伦理相冲突。医院向法院申请司法令,想要移除婴儿的供氧设备。法官判定,根据联邦法律,医院不得拒绝穷困与紧急的病人,必须提供治疗或者稳定病情。医院上诉,上诉法院维持原判。[①]

---

① *Matter of Baby K*, 832 F. Supp. 1022 (E. D. Va. 1993).

　　另外一个病例，13 岁的特丽莎患有糖尿病，新年之夜参加滑冰聚会后病倒。1994 年 1 月 7 日住进了佛罗里达州撒拉苏大纪念医院。随后就陷入了昏迷，靠呼吸机维持生命。医生诊断说三次脑扫描显示没有脑运动，一次血液扫描表明没有血液流入大脑。医院的结论是脑死亡，向法院申请司法令，要解除特丽莎身上的维持生命系统设备。但是，特丽莎的父母反对，母亲要求医院尽全力挽救她的女儿。特丽莎父母认为解除设备的条件不成熟，希望医生放行，他们带特丽莎回家。①

　　两个事件，既有相似之处，也有不同之处。相同的是，儿童脑死亡或者无脑，没有医学意义上救治的必要，医院不愿意继续维持病孩生命，但是，孩子的父母则要求医院继续维持孩子的生命。不同的是，一个发生在弗吉尼亚州，一个发生在佛罗里达州。而且，两个孩子的家庭经济情况不同：无脑孩子家庭经济状态不错，有全额医疗保险；脑死亡孩子家庭困难，没有医疗保险。

　　按照美国法律，此类案件的复杂性在于：其一，普通法与成文法有冲突；其二，每个州的法律各不相同。普通法方面，1990 年，美国联邦最高法院有判例判定，只要有表明病人愿望的清晰和有力的证据，医院就要维持对病人的治疗。但是，这两个案件中，病人都是一个未成年孩童甚至婴儿，无法表达她们的愿望，医疗看护的决定只能由她的父母来作出。按照佛罗里达法律，如果整个大脑功能不可逆转地停止，那么就被认为死亡。即使在机器的帮助下，能

---

　　① *New York Times*, 1994 Feb 19; http://www.nytimes.com/1994/02/19/vs/brain-dead-floridagirl，访问日期：2014 年 1 月 21 日。

够维持呼吸和循环，这个人也被视为死亡。在这样的情况下，医院无须得到病人亲属的同意，或者法院移除生命维持设备的命令。医院的说法是，医院有义务将病人从呼吸机上撤出来，因为这是在给一具尸体治疗，而且，给这样的病人治疗还迷惑了父母，让他们相信这个孩童依然存活着。按照弗吉尼亚的先例，医生如果觉得医疗毫无意义，他可以拒绝治疗，捍卫自己的职业伦理。

普通法之外，美国还有一部联邦的成文法。1986年，国会通过了《紧急医疗和积极行为法》，医院要救治那些处于医疗紧急状态的病人。此法的目的，就在于让贫穷的病人免于被拒绝救治的困境。但是，这个法律适用范围只限于经济上的穷困人，因此，脑死亡的孩子可以适用这个法律，无脑的孩子则不适用。

两个案件的结果不尽相同。脑死亡的案件中，医院的决定与父母的想法发生冲突，院方发言人说，医院相信法院能解决双方的矛盾。病人家的律师则说，他担心医院会让法院指派一个案件的监护人，由这个监护人来负责对特丽莎作出医疗决定。这样的话，特丽莎的父母就被剥夺了女儿的监护权。而且，特丽莎家的医疗保险已经用尽。特丽莎的父亲是来自苏格兰的失业的石油工程师。重症监护室的价格为每天3240美元，五周的医院账单已经超过116000美元。医院发言人说，设备移除决定与病人家庭医疗保险无关，但是他也承认，特丽莎的看护给医疗人员带来了紧张和感情衰竭。1994年4月，特丽莎的父母带孩子回了家，最后因心脏病死在家里。

无脑婴儿的案件中，医院与孩子父母走向了法庭。两级法院都支持了孩子父母。一审中，医院申请法院下达司法令，判定医院可以不再为病人提供服务，将病人转移到临终关怀机构。审判中，几个专家证人证明，给无脑婴儿提供呼吸机，超过了医疗看护可接受的标准。相反，婴儿的母亲则称，基于宗教自由和生命的神圣性，她要求医院必须救治她的孩子。法院支持了母亲。判决后，医院上诉。联邦上诉法院三位法官以 2∶1 判定，即使医生相信儿童应该被允许死亡，医院也必须治疗一个脑损伤的病人。当一位母亲希望她患有呼吸困难的孩子能得到机器帮助而成活的时候，医院应该满足这位母亲的愿望。法官说，我们认可医生的伦理困境，他们给不可逆转脑死亡病人治疗，浪费医疗资源，会感到道德和理论上的不适当。但是，我们不能无视成文法上的白纸黑字。法官说，按照弗吉尼亚的判例，医生有权利不给他们认为无效医疗的人治病，也不会承担法律上的责任。但是，成文法的效力高于判例法，既然联邦有成文法在先，那么医生就得继续为病人提供维持生命的治疗和设备。虽然病人不属于经济上的窘迫者，但是，此案也属于医学上紧急状态下的情形。最后，无脑的孩子一直在医院接受看护和治疗，直到 1995 年 4 月 5 日去世，存活 2 年 174 天。

英国首例植物人断食死亡案

托尼·布兰德是利物浦足球队的忠诚粉丝。在 1989 年希尔斯堡体育场倒塌事件中，他成了受害人。那年他 17 岁半。胸部被严重压伤，导致大脑缺氧损伤。他的健康状况急剧恶化，尽管医生和护士细心照顾和尽力维护，他依然处于完全无意识的状态。医学专业术语称为"持续性的植物人状态"。虽然他的脑干完好无损，但是他遭受了无法修补的脑皮层损坏。布兰德大脑的全部高级功能都被破坏，不会有任何希望得以恢复或者改进。检查过布兰德的所有知名医生都持这样一致的看法。

自 1989 年 5 月 12 日，布兰德一直在艾尔德尔总医院老年病顾问豪医生的照顾之下。豪医生对持续性植物人病人有丰富的经验。布兰德转院到艾尔德尔总医院后，医院采取长期的和持续的方式试图激活他。有经验的理疗师，连同父母和姐妹，都想让布兰德恢复活力。尽管布兰德的身体对疼痛的刺激以反射的方式呼吸和反应，但是他恢复意识依然遥遥无期。他靠人工的和机械的鼻饲技术向胃里输送营养，所有身体功能都靠护士的干预得以运作。两个护士每天细心护理 4 到 5 个小时。

1989 年 8 月，豪医生连同詹姆斯大学医院神经科专家约翰逊，得出了明确的结论：布兰德绝无可能得到任何改善。他觉得合适的办法，就是停止进一步的治疗。当出现感染症状的时候，撤回鼻饲的人工喂养、减少抗生素治疗。经过 10 到 14 天的断食，就可以结束他的身体功能运转，让他进入死亡。这被称为饥饿死亡法。饥饿死亡会有不愉快的感觉，但是，布兰德因植物人的状态却不会有任何的感受。

豪医生联系了谢菲尔德的验尸官，验尸官负责处理希尔斯堡惨案命案事务。他警告豪医生，如果撤回鼻饲，导致布兰德死亡，豪医生有被刑事起诉追究刑事责任的风险。豪医生咨询了艾尔德尔总医院的执行人艾尔德尔信托公司，信托公司向法院求助。他们希望得到法院的司法宣告令，允许信托公司和医院医生能够合法地终止布兰德的生命维持和治疗，其中包括终止人工供氧、营养和输液。这样，能使布兰德有尊严、无苦痛和最小折磨地平静逝去。医院和医生的行为，得到了布兰德父母和家庭的全力支持。他父亲给出口头说明，他母亲也有一个声明。他父亲是一个直率的约克郡人，他说虽然遭受到可怕的悲剧，但他要现实和有尊严地面对。他不容许情感来左右他的判断。他追溯了儿子的成长史，称布兰德是一个聪明且品德良好的男孩，既敏感又热情。他最大的爱好是足球，利物浦队是他的最爱。他说儿子不信仰宗教，但是参与英国教会的周末学校。父亲说："布兰德肯定不喜欢他现在的生活状态。我感觉他宁愿移除生命维护设备，如同全家人所想的那样。当收到验尸官建议的时候，我很愤怒。我看不出继续治疗的意义何在。"因为布兰德不能表达自己的看法，也不能自己采取实际的行动，最高法院为布兰德指定了官方监护人。官方监护人指派顾问出庭，他们对布兰德完全无感觉的状况不加争辩，但是，他们反对原告方的申请，声称豪医生和原告医院一旦实施计划，就会遭致谋杀的指控。案件具有了公共利益的因素，法院邀请总检察长参与，总检察长指派了顾问充当法庭之友。

此案经过三审，家事法院一审（1992），上诉法庭民事庭二审（1992），最后达到了英国上议院（1993）。此案被视为英国医生合法停止治疗、移除生命维持设备的第一案。一审法官为布朗勋爵，他先引用了几位专家的意见。詹尼特教授是格拉斯哥大学神经学教授，他说，病人处于长期或者不可逆的昏迷之中。昏迷一词，是指因脑干激发系统的压抑所造成的一个持续的睡眠状态。植物人的特征是，变化无常的昏迷之后，出现暂时的清醒，眼睛可以睁开。昏迷期可以持续 10—21 天，脑损伤导致脑干功能的压抑和丧失意识，低氧患者经常可以睁眼达 2—3 天。不同于轻微脑损伤的病人，植物人不能恢复认知能力，不能清醒、思考、感受和回应周围的刺激。因为脑干和其他外层更原始的部分仍然可工作，所以植物人还可以有广泛的反射活动，比如呼吸，有些病人还能有有限的吞咽反射活动。换言之，植物人遭受着认知上的死亡，但是可以保持呼吸若干年。教授说，有例外的病例一年后病人恢复，但是无一病人能获得真正的生理独立性。在美国和加拿大，鼻饲是一种"医学治疗"，身体功能丧失之后，这是一种替代的方式，如同呼吸系统和肾脏一样。教授的结论是，维持生命的治疗对植物人没有任何的益处，因为布兰德没有恢复认知能力的希望。教授检查过布兰德，认定这个病人的植物人状态是一个极端和清晰的个案。通过鼻饲进食和水维持生命，不会增进病人的利益。另外一个专家是卡特·理奇，他是纽卡斯特大学的神经学讲师和卫生部门的顾问。他也检查过布兰德，结论与詹尼特教授一致。

官方监护人指派的专家是毕韩教授，他是格拉斯哥南方总医院神经科的教授。他向法庭提交了专家报告，称：其一，布兰德是典型的持续植物人的例子；其二，病人既不能有意识，又不能感受苦痛和快乐；其三，病人不存在任何改善的希望；其四，食和水的人工供给也是一种医学的治疗。一年之内无改善的迹象，那么恢复的几率为零。另外，皇家医院的医生安德鲁和弗朗西斯，也检查过布兰德，结论也是断无恢复意识的可能性。他们说，参与过的医生专家一致认定布兰德处于严重的持续的植物人状态，没有希望改善。他的父母也知道自己儿子的状态，称假设儿子能表达自己的看法，也不会坚持继续这样的状态。

不过，官方监护人代表蒙白先生则提出了反对意见，他反对鼻饲是一种治疗方式，称豪医生所要做的事，会导致布兰德的死亡。移除生命维持设备，会导致非法剥夺布兰德的生命，是一种谋杀。通过考察刑法教授的论述和法官的先例，他说，医生主动行为导致死亡的结果，是法律严厉禁止的犯罪行为。法庭之友的代表是雷斯特先生，他客观上支持了原告，他说本案是伤感的和困难的，这不是严格意义上的安乐死。移除生命维持设备，让生命自然发展，死亡只是意外。法律的发展，应该合乎当代医学理论和好的医疗实践。他承认布兰德案件是一个棘手的案件，生命的神圣性与个体生命的尊严，既有冲突的一面，也有融合的一面。雷斯特先生引用了美国联邦最高法院近似的判例，美国史蒂文森大法官的说法是：生命不仅仅是生理躯体，"在任何情形之下，缺乏某种神学的抽象意义，生命的理念不能脱离活生生的人来单独构思"。在美国的案件中，最高法院最后支持了医院和病人家属，赞成移除植物人的人工供养设备。

法官说，本案中，毫无疑问的是，布兰德处于持续的植物人状态。他没有感觉、没有意识、不能感受周边的任何变化。对他的父母和家庭来说，他已经死了。他的精神离开了他，只剩下了一个空壳。法官称，本院必须考虑本案的特别事实以及本国法律的特殊原则。鼻饲是一种医学的治疗方式，豪医生的临床判断会达到这样的效果：在布兰德目前状态下，移除生命维持设备，是他利益的最大化。布兰德死亡的原因，是希尔斯堡灾难导致的严重伤害。法官说，他不相信布兰德能恢复到认知的状态，也不相信医学的治疗能有助于他，所以终止人工维护生命是他的利益最大化。最后，法官愿意发出司法令：原告及主治医生：其一，可以合法地终止所有生命维护治疗和医疗支持措施，不再维持布兰德现有的持续的植物人状态，包括终止人工供氧、营养和输液；其二，他们可以合法地终止且不再为布兰德提供医疗治疗，让他有尊严和痛苦最小地平静逝去。法官说，如此结束他的生命，不涉及刑事犯罪的议题。结束布兰德的植物人状态，是合法的行为。这种合法性足以赋予医生和医院必要的法律保证。

希尔斯堡体育场惨案，是英国历史上的大事件。布兰德是这场灾难中最后一个死亡的人，因此，本案的结果引起了英国社会广泛的关注，安乐死还引发了社会性的担忧。医学职业人员和各级法官，都支持对布兰德实行安乐死。但是，为了不引发社会争议，布兰德的官方监护人不断提起上诉，先是上诉到了上诉法院民事庭。三位上诉法院的法官都撰写判决书驳回上诉。之后，官方监护人上诉到英国终审法院上议院，上议院的五个法官分别写就了判决书，虽然理由和角度各不相同，但是一致同意驳回官方监护人的上诉。①

---

① Airedale NHS Trust v Bland [1993] 1 All ER 821.

盐湖城脑死亡与心肺死亡的法律之战

　　六岁的杰西是斯蒂芬和盖勒的第四个儿子，生活在佛罗里达。母亲是平面设计师，父亲是工程师。2004 年 4 月 19 日，杰西被诊断出患有脑髓母细胞瘤并转移到了大脑和脊柱。父母是科学神教教徒，为了孩子，他们辞去工作，依靠着家族亲属和教友得到经济和道德上的支持。他们想进行保守治疗，先是去了佐治亚。杰西病情过于严重，不能接受化疗。他们准备替代性的治疗，杰西一家到了墨西哥。墨西哥的医生做了许多的尝试，比如将蓝鲨鱼胚胎的活细胞注入杰西的身体里，把药膏放在他头上，他父母的说法是，这样做是要杀死肿瘤并把肿瘤拔出。父母把他带到了犹他州，先去了犹他州的现代健康诊所，但是由于病情过于严重，诊所没有给他治疗。最后，2004 年 9 月 15 日，他住进了儿童医疗中心，安装上了呼吸机。2004 年 10 月 2 日一系列的并发症之后，杰西陷入无反应性的昏厥，儿童医疗中心的医生认定杰西脑死亡。这是两位医生经过六个多小时间隔观察和时间推移测试后给出的结论。但是，医生在作出杰西脑死亡结论之前，既没有做脑电图也没有做血浆丰富度（blood profusion）研究，明确测试杰西的大脑活动。儿童医疗中心的医生停止给杰西提供处方药，移除了他的静脉注射线，威胁说要在 2004 年 10 月 13 日下午 4:30 移除他的呼吸机。

　　此前从 2004 年 5 月 23 日到 2004 年 7 月 11 日，也就是当他恢复完全功能、撤除呼吸机的时候，杰西一直处于昏迷的状态。尽管有这些医学认定，但是杰西依然面色红润，显示有活动能力，他继续依靠呼吸机存活。杰西的父母盖勒和斯蒂芬是科学神教的信徒，他们对于死亡的认识还是传统的呼吸停止说，不认可现代医学的脑死亡说。他们继续观察杰西，观察他的状况、健康和运动反应。根据杰西父母的个人观察，杰西现在的状态很好，似乎已经达到恢复了好几个月的样子。

　　医生是否要为诊断为脑死亡的病人提供生命支持，犹他州判例法没有相关的先例。法律的说法是，如果医生认定整个大脑所有功能不可逆转地停止，那么这个人在法律上就是死了。成文法有相关的规定，如果病人有一个高级的医疗或者家庭成员想要移除生命维持设备，法律可以给出指南。但是，在涉及家庭不同意医生死亡判定的情形下，法律规定缺失。为了阻止医院移除杰西的维持生命设备，杰西父母向犹太州盐湖城费尔德地区法院第三司法区申请紧急限制令，禁止医院从杰西身上移除设备。他们给法院的申请书上说，申请法院出具临时限制令的 2004 年 10 月 13 日，杰西的状态比前一天也就是比医院判定脑死亡的那天要更好。法院接受并审查了该申请。

麦克克利夫法官（Judge Sheila Mccleve）说，没有法院即刻和及时的干预，杰西和他父母将会受到立刻和不可修复的伤害。法院应该发布司法令，保护申请人的选择权，保护病人能继续得到医疗治疗，保全他的生命。没有法院的及时干预，医院和医务人员将移除杰西身上所有的维持生命设备。

法院认定事实后，下达临时司法限制令：恢复杰西小朋友的医疗看护和治疗；将杰西归还给他的父母，让他父母负责他进一步的治疗及移送；未得到杰西父母的同意、做过脑电图及血浆丰度研究测试脑活动之前，禁止儿童医疗中心的医生宣告杰西死亡；除非得到本法院的指令，儿童医疗中心的医生不得移除杰西身上的呼吸机；按照本法院的指令，杰西要得到处方药和液体静脉注射，以及药品和营养品；临时限制令有效期至 2004 年 10 月 27 日的下一次听证会。

杰西已经于 2004 年 10 月 15 日从儿童医疗中心出院，他父母把他安置在未披露的某个地方。按照他父母的要求，儿童医疗中心不再为杰西提供进一步的看护。律师说，双方达成了一致的协议，先前的临时限制令不再有意义，为此申请撤销那份限制令。按照新闻报道，杰西在盐湖城临时租住的家里度过他的最后时刻，犹他州医疗主任、临终关怀护士加利负责监督对杰西的看护。加利说，杰西在家接受临终关怀，希望以最好的方式应对最坏的结果。杰西的父母不否认自己孩子的状况，但是他们想寻找新的地方治疗，挽回孩子的生命。法官则禁止医院解除杰西的维持生命设备，直到 10 月 27 日的听证会。

10 月 26 日,儿童医疗中心向法院提交撤销临时限制令的请求。医院的律师称,先前临时限制令的前提是杰西的生命维持机器需要移除,但是,实际上这事没有发生。现在双方达成了协议,前协议失去意义。

到了 2004 年 10 月 27 日,法院再议此案,巴拉特法官主持。杰西家一方和儿童医疗中心一方达成一份协议,签署姓名后递交给法院。法院根据双方的协议下达了新的司法令。撤销先前 2004 年 10 月 13 日签署的临时限制令。自 2004 年 10 月 15 日起,儿童医疗中心对杰西进一步的医疗活动不享有任何持续的权利或承担责任。儿童医疗中心不得向犹他州统计局提交关于未成年人杰西的死亡证明文件,任何时候都不得签署或者发布以前杰西住在儿童医疗中心期间的预期死亡的说明文件。儿童医疗中心对杰西正在使用的医疗设备不享有持续的权利或者承担责任。关涉儿童医疗中心的 2004 年 10 月 13 日的临时限制令不再存在进一步的议题或者义务。

2004 年 11 月 19 日凌晨 1 点,救护车把杰西送到了盐湖城圣马克医院,医生无力回天,杰西于凌晨 1 点半心肺死亡。[①] 杰西与癌症战斗的故事已经了结,但是相关的战斗还在继续。对生病的孩子的治疗,是医生作出治疗的决定,还是由父母作出决定,美国每个州规定不一。但是,如果作出了错误的决定最后导致未成年的子女死亡或者其他严重后果,父母有被州儿童福利机构追究虐待儿童

---

① https://www.ksl.com/article/81306/jesse-koochin-passes-away,访问日期:2023 年 12 月 27 日。

或过失的风险。但是，父母为自己的孩子作出医疗措施的决定，又是自然亲情的表现。与杰西类似情形下的父母们，开始了一场捍卫法律权利的战斗，争取到为自己的孩子决定治疗方案的权利。犹他州的权利呼吁者把杰西案件当作最好的证据，希望在类似的情况下，法律应该授予父母权利。而且，还要消除他们法律上的后顾之忧。除非有明确和有力的证据证明父母虐待或者存在过失，否则即使发生误判作出了错误的决定，只要尽到了谨慎与合理的义务，都可以认定父母是为了孩子的最佳利益，在法律上豁免于追究刑事责任。①

---

① Armand H. Matheny Antommaria, "How Can I Give Her IV Antibiotics at Home When I Have Three Other Children to Care For: Using Dispute System Design to Address Patient Provider Conflicts in Health Care", 29 *HAMLINE J. PUB. L. & POL'y* 273 (2008).

出版"自杀指南"书籍会构成犯罪吗？

1979 年 7 月，英国自愿安乐死协会执行委员会决定在出版小册子《自我解脱指南》(*A Guide to Self-deliverance*)之前，征求会员的意见。当时的成员有 2000 人，这本书的内容是教读者如何结束自己的生命。会员们都表示赞同。10 月，委员会通过了决议，决定出版该书，此后，会员数量一个月内急剧增加了 1000 人。1980 年 6 月，委员会同时收到王室咨询委员的两份相互冲突的意见，出版此书是否会导致刑事追诉，两位咨询委员意见不一。7 月，否定了出版意见。但是，1980 年 8 月，苏格兰分会决定为自己的会员制作此书。9 月，该书更名为《如何有尊严地逝去》(*How to Die with Dignity*)推出。10 月 18 日，协会会员人数已经达到 10000 人，年度大会任命了一个新的委员会，准备出版该书。

10 月 22 日，退休医生斯科特先生在英国高等法院提起诉讼，要求限制此书的出版，因为此书违反了协会的章程，希望获得不得出版的司法禁令。1981 年 2 月，协会修改了章程，1981 年 3 月，斯科特医生撤回了诉讼，协会支付了他付出的诉讼费。

1981 年 6 月，小册子第一次发行。小册子的需求量很大。按照安乐死协会的证据，到 1982 年 11 月 25 日，在不到 18 个月的时间里，销售了 8300 本。协会还采取了一些措施限制销售，比如加价、只出售给 25 岁以上满 3 个月会龄的成员。

英国检察总长向王室法院提起诉讼，申请一份宣告式的救济令，不许此书的出版。他的理由是，根据英国 1961 年的《自杀法》(Suicide Act 1961) 第 2 条第 2 款，此书的出版发行会构成犯罪或者预谋犯罪。这一法条规定，"帮助、引诱、劝告和诱导他人自杀，或者他人预谋自杀，可以判处不超过 14 年的监禁"。被告是安乐死协会，协会在法律上是一个非法人组织。协会的宗旨是，要促使自愿安乐死合法化。为此，出版和发行各种材料，让其成员能认识和了解晚期和紧急治疗的性质。协会会采取各种措施来提升安乐死的原则，让人们理解安乐死。协会还要考量和评估病痛和平静逝去的相关问题，提出建议。协会还要从事安乐死相关研究和资金扶持。被告答辩理由有二：其一，小册子是否犯罪，应该由刑事法庭管辖，王室法院没有关涉犯罪行为的司法管辖权，而且，解决这个问题，不是司法机关所能胜任的，而是需要议会出台明确的法律；其二，发行此小册子，不是一种犯罪。

法官说，本案中，法官不带任何的立场，不会去判定安乐死道德上的善恶，而是从法律上辨明：该书的出版和发行是否具有违法性。由此，法官审查了该书的内容，特别是序言和导言。序言由知名的阿瑟·库斯勒（Arthur Koestler）写就，他是安乐死协会的副主席，匈牙利出生的英国犹太人。他写道，当人们讨论死亡恐惧的时候，没有区分两种类型的恐惧，一是对死亡状态的恐惧，二是对死亡过程的恐惧。本书的目的，就是消除人们的第二种恐惧，这也是协会的设立目标。如果我们中间的不可知论者有一种温和和简单的死亡方式，那么就不会害怕死亡。这不是逻辑态度，但是恐惧不受逻辑的支配。

在导言部分提到，撰写本书的理由很简单。人们加入协会，就是相信他们有权利叙说和计算死亡的时间。死亡是一个漫长的过程，给病人和家人及朋友带来痛苦。协会经常收到会员的要求，想得到相关的建议如何合适地结束自己的生命，协会的主要目的，是想促使1969年议会的《自愿安乐死议案》变成法律。这部法律搁浅了，我们没有替代方法让他们解脱。安乐死协会既不倡导也不谴责自杀。这是一个中立的姿态，把这些决定看作个人信仰和判断的事务。导言的结尾，称："协会肯定不希望鼓励人们实施自杀，反而会劝阻人们不会仅仅因为个人危机而去自杀。个人危机，往往几天后甚至几个小时之后就变得没有那么严重。"

小册子还讨论了自杀与基督教的问题以及最后决定"解脱"行为之前需要认真思考的系列问题。书上说，本书只提供给加入协会至少三个月的成员。如果他们决定结束生命，那么实施之前应该销毁此书，或者更佳方法是把书退还给协会。

案件中，总检察长称，1981年7月20日，一个叫罗伯特的22岁青年自杀了。那个时候，《自我解脱指南》首发不久，而且，在他的房间里发现了此书，此外，还有不少来自安乐死协会伦敦办公室的各种文件。有数据表明，该书发行 18 个月以来，有 15 宗案件与此书相关，19 宗案件里发现了安乐死协会的相关文件。总检察长的秘书直接提出要求，希望法院发出司法禁止令和宣示令，禁止该书的发行。

法官分析了两个方面的法律问题：第一，王室法院作为民事法院，是否能发布关于刑事案件的宣示令？第二，安乐死协会所发行的小册子构成刑事犯罪吗？对于第一个问题，法官说，从上议院的先例来看，王室法院较少判定涉及刑事的案件，除非有特别例外的情形。上议院 1981 年的一宗案件里，法官的说法是："依我之见，民事法庭发布涉及刑事案件的宣示令，是非常特殊的一种例外。如果刑事诉讼已经启动，而后被告人被判定无罪，那么民事法庭发布的宣示令就不能说是正确的。"但是，另外一个方面，总检察长又是一个特殊的角色。在民事法庭中提起宣示之诉，在刑事诉讼中提起犯罪之诉，都是他的权利。而且，他有法律上的权利寻求民事法庭的帮助，以维持刑法的运作。本案中，法官觉得，本法庭接受总检察长的诉讼是合适的，检察长有权提起此类诉讼。

对于第二个问题，法官引用了《自杀法》的第 2 条第 1 款，涉及的罪名是帮助和教唆自杀。该书的出版，是否会导致当事人的自杀或者自杀企图？或者说，小册子的发行，是否是自杀或者试图自杀的"帮助犯"？法官分析了刑法上"帮助""引诱""劝告"和"诱导"的含义。从法官柯克到黑尔的经典定义，到英国刑法教科书的解释，法官充分分析了刑法上帮助犯的犯罪构成。法官区分了三个问题：第一，安乐死协会出版此书，有教唆会员自杀的主观目的吗？

第二，出版者同意或者赞成当事人自杀吗？第三，这本书鼓励自杀吗？区分"无辜发行"与"有罪发行"的地方，在于前者没有必要的故意，后者则有故意。是否构成犯罪，将由陪审团来决定。通过事实和法律的分析，法官的结论是，没有合适的理由发布宣示性的禁止令。法官拒绝了总检察长的宣示令申请。

1983年3月1日周二，《自我解脱指南》出版一年多之后，本案审判终结之前，本书序言作者库斯勒和他的妻子塞西亚在他们位于伦敦模特皮利尔广场8号的房间里相对而坐。库斯勒坐在他喜欢的皮椅上，妻子坐在沙发上，像是晚餐前的小饮。作家拿着他所喜欢的白兰地，妻子端着她的苏格兰威士忌。与平时不同的是，他们中间的桌子上有一瓶红酒、一大瓶安眠药、一罐蜂蜜和一些酒杯。夫妻二人每人吞服了一半的药片，用红酒和蜂蜜灌下，然后抿一小口白兰地和威士忌。半小时后，他们失去知觉，一小时后，他们死去，但是人还衣衫整齐地坐在那里。一天半后，他们的巴西使女周四上午进房间打扫发现了上述场景。

这是阿瑟·库斯勒自杀时候的情形，此前几个月，他手写一封信，称"此字条的目的是想准确无误表明：我想服用大剂量的药物自杀，没有任何人知晓或者帮助。药片是合法取得，长期积累而得"。他自杀的直接原因是他的病痛。他患有帕金森症和白血病。帕金森折磨了他7年，白血病是压垮他生命的最后一根稻草。他的妻子比他年轻20岁，身体健康，她没有自杀的客观理由。在库斯勒自杀信的后面，她写道，"我害怕摆在我们面前的死亡和赴死的行为……尽管有些内在的想法，但是我生活中不能没有阿瑟。共同自杀对我从来没有吸引力；但是现在不可治愈的疾病已经达到了这个阶段，无可挽回。塞西亚·库斯勒"。

　　《大英百科全书》这样描写阿瑟·库斯勒：匈牙利出生的英国小说家、记者和评论家，最著名的作品是 1940 年的《正午的黑暗》。西班牙内战时，做过战时记者。被法西斯监禁过，这个经历让他脱党。《正午的黑暗》以 30 种语言出版，书中叙述了一个年迈革命家的困境，他帮助政府取得了权力，但是无法容忍政府过度的集权。到 20 世纪 30 年代，这个老布尔什维克对于对他犯罪的指控，先是否认后是承认。对于用目的证明手段正确的马基雅维利主义，他认为具有一种内在的道德危险。[1]

---

　　[1]　Attorney-General v Able and Others, Queen's Bench Division, [1983] 3 WLR 845. Nancy J. Osgood & Susan A. Eisenhandler, "Gender and Assisted and Acquiescent Suicide, A Suicidologist's perspective", 9 *ISSUES L. & MED* 361 1994.

健康人申请帮助自杀案

　　贝蒂和乔治是加拿大的一对夫妻，两人当时都是 73 岁，居住在不列颠哥伦比亚省。他们经历了 50 年的婚姻，从来没有分开过。乔治患有严重的心脏病，贝蒂身体健康。他们想成为加拿大第一对合法共同安乐死的夫妻。因为加拿大法律禁止帮助自杀，他们希望在瑞士得到官方许可结束他们的生命。瑞士有一家帮助人们自杀的组织，名字叫蒂格尼达斯（Dignitas）。该组织帮助瑞士人和外国人在瑞士实施合法的安乐死。贝蒂说："没有乔治，我将不能面对生活。我们得知蒂格尼达斯能帮助我们实施合法的安乐死。我希望我们能一起赴死，在相互的拥抱中逝去。"

　　按照瑞士法律，因为乔治患有严重疾病，蒂格尼达斯帮助他自杀，不存在法律上的阻碍。蒂格尼达斯申请裁决，看是否能帮助健康的贝蒂实施自杀行为，是否允许贝蒂和乔治实施他们的自杀计划。

蒂格尼达斯的主任名叫路德维希·米内里。[1]他向苏黎世政府提出申请，要求给医生发布授权书。不过，贝蒂夫妻的要求被驳回。出人意外的是，2009年，事件发生逆转，贝蒂患上癌症死去，乔治却依然活着。

当时，死亡权协会主席鲁斯·富克斯（Ruth von Fuchs）支持安乐死，她在加拿大电视台发表演说称，尊重人们的自治权和自决权，就意味着每个人都有选择自己何时死亡的权利。国家并没有权力来干涉个体的自杀权，因此，贝蒂有权选择与乔治一起死亡。她的原话是"生命不是一种义务"。

但是，大多数温和一些的安乐死支持者却持相反的意见，他们说帮助贝蒂自杀是不对的。使安乐死和帮助自杀合法化将分化支持安乐死阵营，会让部分安乐死的支持者重新思考他们的立场。安乐死和帮助自杀涉及消灭人类生命的议题，研究表明，人类的天性是反对谋杀同类，这种共享的道德直觉是人类反对安乐死和帮助自杀的源泉。

反对自杀的人则认为，安乐死和帮助自杀本质上都是错误的，不能得到道德上的证成。即使是富有同情心的动机都不会让安乐死和帮助自杀在伦理上被接受，因为目的不能证明手段的合理性。道德上的争议，导致支持安乐死和帮助自杀的人也限定了条件，比

---

[1]　Lindsay Pfeffer, "A Final Plea for Death with Dignity: A Proposal for the Modification and Approval of the Assisted Dying for the Terminally Ill Bill in the United Kingdom",15 *Cardozo J. of Int'I & COMP. L.* 497(2007); Margaret Somerville, "The Role of Death", *Offawa Citizen*, May 14(2009).

如限制在晚期病人和无法解除病痛的人。

学者的分析是，就个体情况而言，孤独和社会隔离是安乐死的主要诱因，解除痛苦和苦难是安乐死合法化的理由。但是，研究表明，要求安乐死的临死病人更多是恐惧社会隔离和成为他人的负担，而非遭受痛苦。就国家而言，安乐死不仅仅是个人的私事，社会的价值判断和制度设计会对安乐死有着制度层面的影响，会采取禁止或者允许的规定。法律和医疗是世俗社会里最重要的两个领域。人口老龄化、稀缺的健康保护资源，加速了安乐死和帮助自杀的合法化进程。如同堕胎和弑婴一样，安乐死和帮助自杀面临同样的伦理困境。2009 年，贝蒂和乔治事件导致了加拿大支持安乐死游说运动。

纪录片《自杀游客》也将蒂格尼达斯推向风口浪尖。医生帮助自杀的伦理争议再次燃起。自蒂格尼达斯创立开始，已经帮助至少1000 人自杀，让他们有尊严地死去。寻求蒂格尼达斯服务的病人，并不需要达到生命的晚期，也无须是瑞士的公民。有数据称，蒂格尼达斯帮助自杀的人 60% 是德国人，21% 并非晚期病人，他们寻求死亡的主要动机是"对生活的厌倦"。

蒂格尼达斯自称是瑞士的非营利组织，按照瑞士法并不需要公开财务状况。但是，其"自杀准备和帮助"的价格是 4000 欧元，葬礼服务价格是 7000 欧元。全世界都没有类似的机构，人们从世界各地来到瑞士，别无选择地支付给他们费用，接受他们的服务。反对者担心蒂格尼达斯演变成一个屠杀中心，如果法律允许医生帮助自杀，那么就会导致蒂格尼达斯堕落成趋利的谋杀诊所，从想"一了百了"的人们那里收割商业利润。

按照瑞士法律，任何人要是出于自私的目的引诱他人实施或者帮助他人自杀，不管是犯罪既遂还是犯罪预备，会被判定不超过五年的监禁。但是，蒂格尼达斯称，他们不是出于自私的目的，他们的活动完全合法，瑞士政府也赞同。但是，他们却难以租到空间和房屋提供此项服务，毕竟此种行为与房东的道德观念会有冲突。正是这个缘故，蒂格尼达斯只得另外想办法，比如在病人的轿车里实施帮助自杀的行为。[①]

荷兰安乐死的历史已经有 30 年。安乐死的最初标准是：完全成年、晚期病人、无法解除的痛苦和折磨。如今，标准已经发生了许多变化。比如，残疾儿童的父母可以为他们提出安乐死的请求。12—16 岁青少年经过父母同意可以要求获得安乐死，超过 16 岁的青少年可以自己提出申请。每年至少有 500 人被实施安乐死，其中不少人并非具有完全行为能力，并非征求到了监护人的同意。一位患抑郁症的中年妇女，并非晚期病人，她的精神分析师给她实施了安乐死。后来，法院认定安乐死合法。一位老人特别害怕住进看护病房，他的家人给他两个选项：一是住进看护病房，二是安乐死。老人并非晚期病人，也无不可解除的痛苦和折磨，他选择了安乐死。

在美国，最早确立安乐死合法的地方，是俄勒冈州。1994 年，俄勒冈民众投票，51.3% 支持票通过了《尊严死亡条例》。依此法

---

① Saskia Gauthier et al., "Suicide Tourism: A Pilot Study on the Swiss Phenomenon", 41 *J. Medical Ethics* 611(2015)；Samuel Fountaia, physician – assisted Suicide is moral, Massachusetts Daily Collegian, 2014 年 11 月 10 日。

律，某些晚期病人可以选择他们死亡的时间。但是，法律规定了严格的要求：病人必须诊断为活不过 6 个月的晚期病人；病人自己提起要求索要致命药物；两个见证人在场，至少一人与病人无利害关系；病人必须经过另外一名医生的评估，如果有迹象存在强制或者情绪低落，那么直到病人接受全面的心理检查后，才能开出致命药物。

如今，安乐死合法的国家有荷兰、比利时、哥伦比亚、卢森堡和加拿大，帮助自杀合法的国家有瑞士、德国、日本，以及美国如下州和特区：华盛顿、俄勒冈、科罗拉多、佛蒙特、蒙大拿、哥伦比亚特区和加利福尼亚。2018 年，韩国自 2018 年加入安乐死合法阵营，2019 年澳大利亚的维多利亚州加入帮助自杀合法的阵营。

在加拿大，2016 年 6 月 17 日，立法机关通过了死亡医疗帮助的法律，法律规定，如果符合条件且程序合法安全，医疗帮助死亡合法。①

---

① Neil Gorsuch, "The Right of Assisted Suicide and Euthanasia", 23 *Harv. J. L. & Pub. Pol'y* 599 (2000).

帮助自杀合法化的美国情形

梅纳德毕业于美国加州大学伯克利分校，生活在加州东港。2014 年 11 月，她从加利福尼亚州搬到了俄勒冈州，可以有尊严地死去。她选择安乐死之前，美国只有五个州允许医生帮助病人自杀，这五个州是俄勒冈、华盛顿、佛蒙特、蒙大拿和新墨西哥。

梅纳德于 2014 年 10 月 7 日在美国有线电视新闻网（CNN）专门撰文谈她的经历：①

> 新年第一天，经过几个月的衰弱和头疼，我得知自己患上了脑瘤。我 29 岁，结婚刚过一年。我和丈夫想过家庭的生活。但是，我们生活却陷入了住院、医生咨询和医学研究。到四月份，脑瘤急剧发展，医生预测我只能活六个月。由于脑瘤过大，医生建议全脑辐射。我得知副作用有：头发脱落、头皮一级灼伤、生活质量锐降。几个月的研究之后，我和家人得出了伤心

① https://edition.cnn.com/2014/11/02/health/oregon-brittany-maynard/index.html，访问日期：2022 年 3 月 20 日。

的结论：没有治疗的方法能挽救我的生命，医生建议的治疗会毁坏我仅剩的时光。

我想在旧金山港的家里进行临终关怀，安静地死去。即使是缓解型的医疗，也会发展成潜在的抗吗啡的疼痛，遭受人格变异，语言、认知和实质性的运动损失。因为我身体其他部分年轻且健康，即使是癌症吞噬了我的心灵，我的肉体也有可能挺过很长的时间。我可能在临终关怀环境下苦痛几周或者几个月。我的家人不得不面对这些。

而我自己并不想我的家人面对这种噩梦，于是开始研究有尊严的死亡。对一个心智健全、病情已到晚期、预期生命不超过 6 个月的病人来说，存在着一种结束生命的选项。这个选项能让我使用医疗实践来帮助我死亡：我要求一位医生帮助我，让他给我开具药品。当无法忍受的时候，我能够通过自己服药来结束死亡的过程。

我马上就下了决心，有尊严的死亡是我和家人的最佳选择。我们得离开加州去俄勒冈，因为俄勒冈是可以有尊严死亡的五个州之一。我符合俄勒冈有尊严死亡的要求，但是，要取得俄勒冈的居民身份还需要许多重要的改变。我得找一个新的医生，在波特兰定居，寻觅一个新的家，获得新的驾照，改变我的选民登记，招募人来看护我们的动物，我的丈夫丹请假。大多数家庭并没有灵活度、资源和时间去做出这些变化。

我服用了几周的药，但没有自杀。我要是自杀的话，就会在很久以前服用那些药。我不想死。但是，我快要死了。不

过，我愿意按照我自己的方式死亡。我不会告诉别人他或者她
应该选择有尊严的死亡。我的困惑是，谁有权利告诉我：我不
配有这种选择吗？我只配去忍受几周或者几个月身体和精神
极度的痛苦吗？为什么没有任何人有权利为我作出选择？

现在我手里已经有了开具好的处方，我感受到极大的解
脱感。如果我想改变我的想法，不想吃那些药，那我就不吃了。
有了这种选择权，决定自己的生死，是那么难以置信的重要。
在心烦意乱时刻，它给了我安宁感，否则，我会被恐惧、不安
和痛苦所占据。现在，我能够在这个美丽的地球上充分利用我
剩下的时光，寻求快乐和爱情，外出旅行探索我所喜爱的大自
然。我知道我有了一个安全网。

我计划和我丈夫及家人一起于 10 月 26 日庆祝我丈夫的
生日。除非状况明显改善，我将此后不久就付诸行动。那些我
无法遇到的美国同胞们，我希望你们也有这样的选择权。如果
你们处于我这样的情形，我希望你们至少也有同样的选择权，
没有人能夺走你的这种权利。

当我极度痛苦的时候，我会对我所爱的人说："我爱你；
来到我身边，不管我下一步走向何方，都来与我道别。"我要
在楼上的卧室里死去，身边有我丈夫、母亲、继父和我最好的
朋友，平静地死去。我不能想象去剥夺他人这样的选择权。

俄勒冈 1994 年通过了《尊严死亡条例》，是美国最早可合法实
施安乐死的地区。法律规定了严格的条件：晚期病人，预期生命不
超过六个月，主动提出服用致命药物，两名见证人，其他医生的背

书，病人精神无缺陷。

该法律 1998 年开始实施，1173 名病人依处方获得致命药物。其中，752 名病人（占总数 64%）服用了药物，结束了生命。仅 2013 年一年，就有 122 人获得了处方，63 人服用，占比 52%。死亡理由排第一的是"自治能力的丧失"（93%），其次是"不能参与让生活更快乐的活动"（88.7%）和"无尊严"（73.2%）。从 52% 的人最终付诸实施的比例来看，他们所理解的"有尊严的死亡"，实际上意味着有选择权，意味着某种程度上的掌控权。并非因为抑郁、愤怒或者放弃，而是因为他们丧失了体力去以快乐的方式有尊严地继续生活。

有评论者这样总结梅纳德：她给我们树立了这样一个独特的榜样，年轻、有活力、激励我们、富有同情心，在 29 岁的时候结束了自己的生命。她从不放弃，战斗到最后扩展了生命的意义。在生命的最后，她给我们最大的礼物是，牺牲了她的隐私，允许全世界开始重新思考这个议题。有尊严的死亡不是自杀，也不只适合老年人。它是一种选择，一种舒适，一种对身体极大痛苦的个人掌控。

另外一个方面，梅纳德的案件让加州人重新思考和讨论死亡的话题。2007 年，加州曾经讨论过安乐死议题，但是并无下文。加州参议院的雷诺说，梅纳德从家乡加州搬到北方，俄勒冈能给她其家乡所不能赋予的重要权利。梅纳德事件带来热点话题和争议议题，但是，加州立法并没有将安乐死纳入议事日程。反对的声音也没有停止过，加州反帮助自杀协会发言人比尔说："我们生活在一个有着断裂、利益驱动的卫生保障体系的社会里。帮助自杀是一种危险的替代医疗制度。"他说，像梅纳德一样面临生命结束困境的人们已经很脆弱，安乐死合法的法律容易被滥用。但雷诺则说，其他州都合法了，加州不难作出决定。有现存的数据可以考察，加州也应该推动此立法。

梅纳德死后，她的丈夫一直致力于美国安乐死和帮助自杀的合法化。她丈夫称，梅纳德死前，美国只有四个州立法认可医疗帮助自杀，到 2017 年，加州、科罗拉多和华盛顿特区都通过了立法。如今，占全美 20% 人口的七个州通过了这个法律。加州的法律称为《生命终结选择法》，根据加州卫生部 2017 年夏季的报告，191 位晚期病人有资格申请，其中，111 人选择了安乐死。191 张处方由173 位不同的医生出具。[①]

————————

　　① Alan Meisel, "A History of the Law of Assisted Dying in the United States", 73 *SMU L. Rev.* 119 (2020).

达克斯与美国死亡权运动

　　唐纳德·科瓦特 1947 年 12 月 16 日生于得克萨斯的亨德森。他父亲是畜牧农场主和不动产经纪人，母亲是一名教师。唐纳德毕业于亨德森中学，在橄榄球队充当尾后卫。他还喜欢骑摩托车，大学就读于得克萨斯大学奥斯汀分校金融系，获得本科学位。大学毕业后，到空军服役，曾在越南战争中做过货机飞行员。事故发生后，为了便于交流，唐纳德改名"达克斯"。

　　1973 年 7 月 25 日，达克斯和他的父亲到东得克萨斯考察一些想购买的土地，然后驱车回家，不幸路上汽车抛锚。达克斯反复点火，想要发动汽车。他父亲下车，打开引擎盖。他们都没有意识到汽车停靠的干河床下有一条丙烷管道，而且管道还在漏气。

　　当引擎发出火花的时候，丙烷爆炸，大火吞噬了两人及周围的土地。父亲倒下，达克斯挣扎爬出了汽车，跑着呼喊救命。他跑了半英里，穿过了火墙，遇到了一个农民和他的侄子，农民叫来了救护车。

　　达克斯浑身着火、痛苦不堪，请求农民了结他的生命。达克斯后来在采访中："我要求他给我一支枪，他明白我的意思。我告诉他：'你没看见我已经是个死人了吗？我想死啊，我要把我从苦难中解脱出来。'他用非常贴心的方式对我说，'我不能那么做'。"这是第一次达克斯祈求让他死去，当时他25岁。此后，他反复提出安乐死的要求。

　　他的父亲在救护车里去世了，达克斯被送进了达拉斯帕克兰德纪念医院烧伤科，后来转到嘎尔维斯顿医院，医生经常用痛苦的治疗方法来挽救他的生命。达克斯全身烧伤面积达65%，烧伤三级。14个月的治疗，6个月在医院，8个月在康复机构，达克斯反复要求医疗团队不再继续治疗。他说他不想像残疾人那样活着。他对医生、护士和任何听他说话的人说，他不愿意接受治疗，他只想死。但是，他的医生置他的愿望于不顾，达克斯活了下来，但是严重毁容，留下残疾。

　　达克斯的故事独特之处在于：一个严重、痛苦和改变生命的受伤者，一个精神大夫都认定其有能力自己作医疗决定的人，所作出的拒绝治疗决定，被他的代理人和医疗团队置于不顾。故事需要解决的问题是，愿意活下去但是拒绝治疗的人，应该得到尊重吗？能够得到允许赴死吗？学者的分析是，在1974年以前，医患关系还是父权制式的，对病人是否进行治疗、如何治疗，医生有决定权。病人自己的意愿，医生可以不予理睬。即使病人心理正常能够准确表达自己的意愿，也是如此。达克斯的案件，将这种医生的父权制和病人个人自治之间的冲突放大了，当达克斯案件成为公众争议议题的时候，医学伦理开始被人们所重视。达克斯在此问题上功不可没。另外，在1974年，美国全境也只有少数几个州有"尊严死亡"的成文法，达克斯自己选择死亡，也无法律上的依据。

达克斯的经历引起了美国死亡权的伦理争议，他自己后来也在大学研究生院、生物伦理研讨会和医院里做演讲。他的故事被写成了一本医疗和哲学的书，名字叫《达克斯案件》。学者们以他的事件撰写学术论文，美国广播公司新闻节目20/20做了他的专题片。他还是纪录片《请让我死》(1974)和《达克斯案件》(1984)的主人公。

发生事故后，达克斯失去了双眼、大部分鼻子、嘴唇、眉毛、耳朵和所有的手指。多次外科手术和皮肤移植后，他的脸部被重塑、置换了蓝色的塑料眼睛。14个月的住院治疗后，他母亲接手看护他。

残疾人远景让他备受折磨。他忍受了好几年的抑郁和失眠，两次试图自杀。"我得依靠别人得到任何我所需要的东西，我多多少少感到自己像一个笼子里的动物。"达克斯在《达克斯案件》中说，当医生将他浸泡在漂白剂溶液里时，他最为痛苦。当时，浸泡在漂白剂里是通常的技术，如此为全身烧伤的身体消毒。"即使他们在消毒前给我大剂量的吗啡，也给我带来巨大的痛苦，如同将白酒倒在皮肤绽开的肉上。"

在达克斯治疗的过程中，治疗医生认为，痛苦和药物蒙盖了他的心智，使他无法对自己的治疗作出正确的决定。查尔斯医生说："达克斯称'我想死'，这个反应并非表明他真的想死。他只是像个孩子,他不想开枪,却伸出胳膊去抢枪。"达克斯的母亲是家庭教师,一直照顾达克斯。即使是著名的精神大夫怀特宣告达克斯心理健全,达克斯的母亲还是想让达克斯继续接受治疗。

病情趋于稳定后,达克斯离开了医院。他开始攻读法律学位。没有视力和手指,他只能靠听录音学习案例法和讲义,靠记忆掌握知识。1986年,达克斯在得克萨斯技术大学法学院获得法律学位,自己开业一段时间,也做法律事务所的顾问。1998年,他帮一位圣地亚哥的女士诉讼,为她获得750万美元的赔偿。

成了律师后,他成为著名的病人权利鼓吹者。他反对医疗领域的父权制,呼吁病人有更多的自治权,比如,病人决定应该接受和选择什么样的治疗,甚至,病人有决定是否选择治疗的权利。即使是后来成为成功人士后,他也还是坚持强迫他治疗是不适当的。他在《达克斯案件》的结尾说:"我现在享受生活,也感觉到活着真好。但是,我仍然感觉到,强迫我去为活下去而受折磨,依然是错误的。""我愿意完全依赖我自己而非别人来作出选择。"[1]

美国死亡权运动有众多的案例,达克斯案是得到社会广泛关注的早期案例中的一个。达克斯对自己的定位是:"我不倡导人们去选择死亡,但是我被贴上标签,是死亡权利的倡导者。那只是方程式的一半。我是自己决定自己命运的倡导者。"达克斯2019年4月28日死于加州自己的家中,他妻子的说法是死于白血病和肝癌的并发症。

---

[1]　https://search.alexanderstreet.com/preview/work/bibliographic_entity%7Cvideo_work%7C1784539,访问日期:2020年3月20日。

意大利病人的死亡权利

　　维佰 1945 年 12 月生于罗马,是意大利诗人、画家和社会活动家。在生命的最后三个月,他为死亡权的抗争,引爆了意大利有关安乐死的争论。

　　早在 20 世纪 60 年代,维佰还是一个 17 岁的青少年,就被诊断出患有肌肉营养障碍症。在 20 世纪 60 年代,受嬉皮士运动的影响,1969—1970 年他频繁在欧洲旅行,用药帮助他忘记疾病。回到意大利后,他倾心于诗歌和绘画,给私人上课来维持生计。80 年代后,在美沙酮帮助下治疗药品的耐药性。药品帮他去毒瘾,同时也加重了他的病情,最后导致不可逆转的腰部以下瘫痪。1997 年 7 月 14 日,他患上呼吸不全,不能完全自主呼吸。他依靠机械供氧和人工喂食生存,通过语音合成器与人交流。

　　生命的最后,他参与死亡权利运动。他加入了意大利激进党和鲁卡·可西尼协会,后一个协会于 2006 年任命他为联合主席。鲁卡协会与激进党关系密切,倡导安乐死、辅助性研究和科学研究的自由。维佰使用网络作为自己主要的交流工具，2002 年 5 月 1 日，维佰写就《安乐死》一文，在激进党的网络上发表。他写道："万物沉寂？比鞑靼的荒漠更甚。……盯着地平线，……晚期病人如我这般的，……妒忌荷兰人……醒醒吧。"到 2007 年，此条回复信息达两万条。

维佰从 2003 年开始撰写博客文章，在许多议题上发表自己的看法，评论时政，发表诗歌。他死后，他妻子维护着博客。2005 年 5 月，是否进行人体胚胎的干细胞研究，诉诸全民公投。他提出要求，称靠生命维持机存活的人，可以在自己的家里投票。他的要求被否决后，维佰请他激进党的伙伴带他去当地投票站。

2006 年 4 月，由于肌肉障碍症导致手指无法动弹，维佰无法再用鼠标，因而不能再使用计算机，这就限制了他的对外交流。他决定公开他愿意赴死的要求，希望在全国范围内讨论安乐死。他公开宣布他要拒绝医学治疗，不愿意靠医疗来维持他的生命。

2006 年 9 月，维佰给时任意大利总统拿波里塔诺寄去一份公开的视频。视频在国家电视上播放，能在网络上下载。视频里，他描述他的情况，表达他赴死的愿望。拿波里塔诺说，视频深深打动了他。总统邀请政治家们在议会里辩论此事，以及相关的伦理议题。

维佰的案例引发了热烈的讨论，涉及了政治、宗教和医疗各方面。意大利是一个天主教为主的国家，天主教反对安乐死。安乐死在意大利为非法，可以被判处最高 15 年的监禁。但是，激进党成员支持维佰，组织了绝食和游行。激进党奠基人潘理拉宣布，他要亲自拔掉维持机，发起一场非暴力不服从运动。大多数天主教政客则坚持罗马天主教会的官方立场，反对安乐死和过度医疗。在电视辩论中，红衣主教称，停止生命维持机只有在医生判定无效和不相称的时候才是可以接受的。卫生部长图科说，议会辩论应该聚焦于增进减轻痛苦看护的议题，而非辩论安乐死。

意大利硬化症病人协会的首席医生兼主席患有类似于维佰的疾病，他决定在罗马与硬化症病人交流，要求国家帮助捍卫此类病人的生命权。主席的呼吁得到众多类似名人病号的反响，他们纷纷写信给维佰，鼓励他"为生命而战"。肿瘤学家委罗内西和外科医生马里奥都是安乐死的长期支持者，他们说，维佰拒绝医疗的权利受美国宪法的认可，也符合意大利医学会的行为规范。维佰的一个医生说，关掉生命维持机后，一旦病人达到失去意识的状态，行为规范会强行要求他采取必要行动抢救病人。12月12日，案件到达了法院，法官萨尔维奥否决了维佰的要求，认定没有特殊的法律调整此案，敦促议会解决此问题。

2006年12月，麻醉师李希罗联系激进党员卡帕托，告诉他将实施安乐死，没发现有法律上的阻碍。他说，在意大利医院，取消治疗一直存在。治安法官不会干涉，也不发生良知困境。李希罗到达罗马，自愿移除呼吸器。确信维佰出于自愿且无外在的压力的时候，医生决定满足维佰的要求。12月20日晚上11点服用镇静剂，11:40，维佰正式宣告死亡。

从法律上讲，维佰的案件凸显了意大利法律的明显矛盾，一方面，病人有宪法的权利拒绝治疗；另外一方面，意大利医疗法典要求医生让他们活下去。当维佰向法院申请安乐死的时候，罗马的法官一方面承认维佰有权拒绝治疗，另外一方面也裁定现有法律不足，因为即使情况有必要，意大利也没有法律能够强迫医生采取措施来结束病人的生命。法官建议立法者解决这个矛盾，让医生能充分行使自由裁量权，应对病人的要求。

对于医生的法律风险，维佰的一个律师说："罗马检察官查明，维佰要求他的医生移除呼吸器、给他注射镇定剂，所以对医生刑事起诉可能性很小。医生只是被警察简单地质问了一下，没有被指控。"另外一个刑事法律师也说："我们不能称这是谋杀，医生证实过维佰的想法，确认维佰已经穷尽了活下去的所有可能性。"

维佰死后，意大利政客发生分裂。激进党和左翼表达对维佰的哀悼，也觉得终于让维佰摆脱了长期的痛苦。[①] 意大利保守党则批评医生以及政治利用。基督教民主党要求立刻逮捕"谋杀维佰的人"，不能容忍对国家所禁止的行为不予以惩罚。尽管公共舆论的强烈压力，但是地方医学会伦理委员会和犯罪法庭都认为医生的行为是合法的。罗马天主教会反对安乐死，教会在意大利政治中有着强烈的影响力。教会坚持说，生命必须得到保护，从出生到"自然"的死亡。梵蒂冈拒绝允许宗教葬礼，教会官方宣称：维佰反复和公开地确认他结束自己生命的愿望，这违背了天主教的教义。维佰的

---

① Nicholas Secara, "Has Italy Discovered Virgil — Utilizing the British Archetype to Create End-of-Life Legislation in Italy", *Cardozo J. of Int'l & COMP. L.* 19, Issue 1(winter 2011); Federica Giardini, "The Living Will UN the Italian Legal System", *Int'l Surv. Fam. L.* (2009).

葬礼最后在罗马以世俗的仪式举行。

　　维佰案件之后，另外一个寻求安乐死的人是努沃利。2007 年，他 53 岁，曾经是一名教练。他患肌萎缩侧索硬化症七年，在床上躺了四年，依靠呼吸器存活，只能转动双眼。他也向意大利总统写信，要求安乐死。当要求没有人理睬后，努沃利开始绝食。7 月 7 日，他的医生试图关掉他的呼吸机，但是警察在最后时刻阻止了医生。①努沃利死后，意大利围绕着病人"生前遗嘱"展开了讨论。卫生部部长称，意大利到了该有一部法律"允许病人表达他们的意愿"，"一个晚期病人有权利有尊严地活着，不忍受病痛的折磨"。关于生前遗嘱的八份单独的议案呈现到了议会，但是在参议院搁浅。生前遗嘱是人们活着时候写就的文件，当生命到达某个阶段他不能自己作出判断的时候，来约定治疗的方式。

　　2017 年 12 月，意大利参议院最后通过了法案，允许严重病人表达他们是否接受治疗的意愿，是否愿意通过医疗来维持他们的生命，其中包括是否进食饮水。死亡权利运动者取得了胜利。此前，右翼政党和意大利主教一直反对此法案，经过 8 个月的辩论，法案在上议院通过，180 赞成票，71 反对票和 6 票弃权。法案允许意大利人准备一份"生前遗嘱"，在失去表达他们选择的能力的情况下，他们陈述对于医疗的最后愿望。病人"生前遗嘱"可以包括是否接受人工营养和水合作用（nutrition and hydration）。

---

　　①　https://www.italymagazine.com/italy/politics/hunger-striker-s-death-spurs-campaign-living-will-law，访问日期：2020 年 3 月 20 日。

西班牙的死亡权法律争议

爱奇维利亚是西班牙格拉纳达51岁的居民，患有肌肉营养不良症，11岁染病，卧床不起，依靠呼吸机生活了20年。她要求拔掉身上的呼吸器。2006年，按照西班牙法律，她签署了生前遗嘱，还聘用了律师帮助她。2006年10月她举行了新闻发布会，再次引发了西班牙关于安乐死的社会讨论。她的请求并未到达法院，但是，两份不同的报告支持爱奇维利亚的决定，一份由安达卢西亚政府伦理委员会签署，另外一份由安达卢西亚政府高等咨议局签署。[1]

咨议局在报告中说，核心的问题是，在爱奇维利亚的案件中，拒绝医疗的权利和病人自治的原则要受到一定的限制或者适用例外条款，因为这个权利和原则与西班牙法律秩序所保护的其他价值相冲突，而且，还要考虑移除呼吸器的医生是否会被追诉刑事责任。

---

[1] Gonzalo Arruego, Life-support Treatment Refusal as a Fundament Right: The Case of Inmaculada Echeverria, http://www.jus.unitn.it/dsg/convegni/2008/forum_biodiritto/Papers/Arruego.pdf, 访问日期：2022年3月21日。

在检查了西班牙宪法法院和欧洲人权法院的教义后，得出的结论是：依照西班牙《宪法》和《欧洲人权公约》的规定，不存在受到生命和个人身体完整之基本权利保护的死亡权利。

一方面，在一个广泛媒体报道和强烈社会争议的环境下，保护爱奇维利亚"严肃的、清醒的、明确的和肯定的"意愿，咨询局不无担心，称要谨慎行事。他们认为，有必要在最佳可能的情形和完全不受她意志干扰的条件下，重新审视当事人的请求。另外一方面，报告也说，在移除生命维持机的时候，要采取所有可能的措施避免任何身体或心理的伤害。如果需要，可以使用深度镇定剂。

2007年3月14日，遵循安达卢西亚政府伦理委员会和高等咨议局的报告，爱奇维利亚服用了镇定剂，在移除呼吸器之前，医生和心理师告知了整个过程。最后时刻，再次确认她的死亡意愿后，医生关掉了呼吸器，爱奇维利亚最终死亡。此前，她从天主教医院转移到了以前治疗过她的公立医院。安达卢西亚政府首脑说，把她转移到公立医院不是医院的命令，而是梵蒂冈的命令。

西班牙类似的案例有：2006年5月，53岁的埃斯库多诺也要求得到帮助，让他有尊严地死去。埃斯库多诺是巴拉多利德的居民，四肢瘫痪，一次事故让他失去了胳膊和腿，依靠呼吸器生活。2006年5月5日，他死于家中，呼吸器拔除状态，床边有一空杯，显然是饮用了镇定剂。由于缺乏证据表明是谁帮助他自杀，死亡后无人被提起刑事诉讼。2007年1月，一位69岁的妇人患有肌萎缩侧索硬化症，阿里肯特（Alicante）居民。在尊严死亡权利协会两位成员的帮助下，她服用药酒，在家中自杀。

　　病人是否有自杀的权利，一直是世界性的难题。[①]学者的看法与实务界的看法存在较大的分歧。在法律学者看来，病人有死亡的权利，这项权利来自国民的生命权，源自宪法。西班牙《宪法》第15条规定了生命权：宪法保护人的生命，包括身体和道德的完整性权利。在任何情况下，都不得受到酷刑、非人道或者侮辱性的惩罚或者处置。废除死刑，战争期间军事刑法除外。宪法法院的解释则是，生命权是一项基本的人权，是一个从妊娠到死亡的生理过程。

　　按照宪法法院的教义，只有"形成过程中的可存活的人类生命"才受到西班牙《宪法》第15条的保护。换言之，"能够存活"和"变成人类"，才能得到法律保护。即使胎儿并不具有生命的基本权利，但胎儿应受到法律保护也一向得到宪法法院的认可。不过，在西班牙，人体胚子或者尸体不受到《宪法》第15条的保护。随着生殖辅助技术的发展，法律争议是体外胚胎植入子宫之前，是否受到《宪法》第15条的保护？按照宪法法院的司法解释，体外胚胎受到的宪法保护，低于植入体内的胚胎。

　　但是，矛盾依然存在。一方面，从消极的方面看，生命权不受公共权力的威胁或者攻击；从积极的方面看，国家有义务采取所有必要的措施保全生命，反对来自他人的威胁或者攻击。生命权的肯定性意义排除了"死亡的权利"，纯粹的否定性意义也与病人的自治权和拒绝医疗权背离。为了保全病人的生命权，违反病人的意愿实施医疗，具有合法性。

---

　　① Francisco Roig, "Euthanasua, Philosophy, and the Law: A Jurist's View from Madrid", *Cambridge Quarterly of Healthcare Ethics,* 01 July (2009).

另外一方面，人的生命完整性，同样包含这样的意思：保护人不受到侵犯，既反对对身体或者精神的故意伤害，也反对未经过同意的干预。因此，未经同意的医疗是对基本权利的侵犯，病人拒绝医疗也是基本权利的一部分。

宪法之外的法律，西班牙有2002年《病人自治及临床信息和文件中的权利和义务》，此法根据欧盟1997年《生物学和医疗中的人权保护和人类尊严：人权和生物医学公约》制定，此公约2000年在西班牙生效。还有1986年《器官法：公共健康特殊措施》和1998年制定2003年修订的《安达卢西亚自治区健康体系》。《器官法》规定：当对公共健康有危险，当病人的身体和心理完整处于严重和即刻危险并不能获得本人授权时，换言之，当出现"生命紧急状态"时，可以排除病人的自治原则。在这样的情况下，医生要咨询本人家属或者有感情纽带的人的意见。

这样，顺序就是这样：病人拒绝医疗，医生就让他签署自愿出院同意书。如果病人不出院，那么医院的指导委员会就可以决定。病人不出院时，医院委员会要听取他的意见，如果他坚持不出院，法官可以作出最后的判定。

西班牙宪法法院认定两种不同的理由，以此对抗个人的意愿，实施医疗干预。其一，依靠具体情况而定的性质，有时候强调某些特殊情况，比如，监狱里的罪犯绝食，或者他们的身体和健康处于严重或者即刻的危险状态的时候，管理者给他们强制进食。其二，社会的一般或者普遍的价值和目标。西班牙宪法第1条说，只有"自由、正义、平等和政治多元"才是西班牙法律秩序的最高价值。

2018 年 6 月 26 日，西班牙下院投票审议安乐死合法化议案。议员 208 票对 133 票、1 票弃权同意进入立法程序。法案由社会党人起草，社会党发言人称，这是对基本生命权的保护，但是，它也不是一项绝对的权利。草案规定，如果一人患有严重和晚期疾病，或者患有慢性的及严重的残疾，如果他是西班牙人或者西班牙合法居民，那么他可以申请死亡。病人要书面申请，不受到外力影响，15 日后再次要求。不能作出决定的人，如果他事前有正式的决定书来安排他的死亡权利，也有资格申请。医生决定病人是否合乎这些条件，得邀请另外一个医生参与，这后一个医生知道病人的疾病或者残疾。完结了这些程序，医生最后作出地区评估，掌控最后的阶段。

新闻报道说，法律通过之前，在西班牙不可治愈的病人只能够选择拒绝治疗。在欧洲，荷兰、比利时和卢森堡可以安乐死，其他国家比如瑞士只允许帮助自杀。目前，西班牙才进入第一阶段，在进入下议院最后投票之前，法案还得经过议会的各个程序。2021 年 3 月 18 日，西班牙议会 202 对 141 票通过了《安乐死许可法》。①

---

① https://edition.cnn.com/2021/03/18/europe/spain-euthanasia-law-scli-intl/index.html，访问日期：2022 年 3 月 21 日。

荷兰安乐死合法的起源

第二次世界大战期间，荷兰医生是被占领区唯一拒绝参与德国安乐死计划的群体。荷兰医生公开拒绝"只医治那些有机会全部康复病人"的命令。他们意识到，服从这样的命令，就是他们偏离照看病人义务的第一步。给出这些命令的德国官员，后来都作为战争罪犯被处决。荷兰医生没有建议或参与任何安乐死的事件。但是，几十年后，荷兰的情况发生了颠覆性的变化，安乐死开始"从战争犯罪变成了同情行为"。

到 20 世纪 60 年代，如同其他西方国家，荷兰人开始抗拒传统的权威社会结构，支持日益壮大的个人自由。对于性和毒品的自由主义的态度，影响到了医生和病人，特别是在病人权利扩张和病人自治权意识增长的情况下，态度转变更为明显。1969 年，名医范德贝格出版了《医疗权力和医疗伦理》一书，称医学技术让医生有了更大的权力。他说，受到希波克拉底誓言束缚的医生，道德上尽最大可能去维持病人的生命，但是，随着医学技术的进步，古老的信仰面临新的伦理困境。基于新的伦理准则，范德贝格医生不仅呼吁自愿的安乐死，对于那些生活质量下降饱受病痛的人，比如痴呆的老人，他赞成非自愿的安乐死。

范德贝格的书出版后，生命终结的话题开始纳入病人权利争议的范围。大众的情感发生急剧的变化，开始更多地容忍帮助自杀和安乐死，法律也开始缓慢发生变化。自1886年荷兰自己的刑法典取代了法国刑法典之后，法律都一直禁止安乐死和帮助自杀，刑法第293条规定的最高刑期是12年或罚金。但是，到1973年，安乐死开始变得普遍了。荷兰的法院认为，医生与其让病人痛苦还不如让他解脱，基于不可抗力或紧急避险理由、满足安乐死的要求、葆有同情心地终止其生命，都是可以接受的。

1973年是一个转折点，那年，波斯特马医生杀了她年老的母亲。1971年，波斯特马给母亲注射了吗啡和箭毒，导致了她的死亡。好几次，母亲要求女儿结束她的生命。她患有脑出血，不能说话、无法倾听，也不能坐起。波斯特马医生依荷兰刑法典第293条被提起诉讼。1973年，列伍沃顿刑事法院判定波斯特马医生犯罪，但只判定一周缓刑且缓期一年执行。本案中，谋杀的特殊理由和判定有限的惩罚，给大众这样的印象：医生从事特定形式的安乐死，可以得到法律上的保护。本案中，刑事法庭认为，对于不可治愈的晚期病人，为了解除他们的生理和心理痛苦，可以给予他们解除痛苦的药品，结束他们的生命。但是，波斯特马医生毕竟导致了病人的死亡，而且目的也是病人的死亡，她因此还是得承担责任，是一种犯罪的行为。

　　这个判定是法律转折的标志，法律允许医生在符合要求的条件下故意缩短人的生命。最低的惩罚和最轻的刑罚也透露一个明确的信息：安乐死案件能够通过司法体系温和地处理。安乐死虽然依然是犯罪行为，但是，却可以更频繁和更规范地实施，成为大众流行的实践方式。

　　1990年，荷兰政府建立了一个委员会，总检察长担任主席。同时，皇家荷兰医学会也通过了《安乐死指南》。1991年9月10日，第一份官方安乐死实践研究报告出炉。这是两卷本的《雷米尼克报告》(Remmelink Report)，由荷兰高等委员会的总检察长牵头完成。报告称，1990年，2300人死于医生依病人要求的积极杀戮，此为主动和自愿的安乐死；400人死于医生提供自杀的工具，此为帮助自杀；1040人未经病人同意或知晓被医生主动杀戮，此为非自愿安乐死；8100人死于医生超量使用止痛药，主要目的不是控制疼痛而是加速病人的死亡；荷兰医生故意和蓄意结束了11840名病人的生命，或者给大剂量的药品或者注射，多数的安乐死都是非自愿的死亡；上述的数字还不包括未经同意的意在导致病人死亡的设备移除或拒绝生命维持治疗，也不包括残疾新生儿、生命垂危儿童及精神异常的病人；未经告知和同意而结束病人的理由，是"生活质量低下""无改善的希望"和"家庭无法承受"；非自愿安乐死的比例中，45%的病人家庭不知道他们所爱的人被医生故意夺走了生命。

　　1993年，荷兰议会接受委员会的建议，以成文法的形式达成了一份报告。实施安乐死的医生必须在地方医疗检查官那里建档。

安乐死从一项刑事犯罪变成了一项官方存档的事务。安乐死去罪化提议，开始于1984年，最后于2001年4月10日才最后通过。自愿报告行为，且证明他们的行为达到了通常注意的标准，医生可不承担刑事的责任。

具体内容有：1.安乐死的实施必须符合"细致的医疗实践"，官方指南应该得到持续的遵守。2.所有的案件都要经过地方评审委员会的评估，委员会由一位律师、一位医生和一位伦理学家及其他人组成。3.如果医生依照指南去实施，且报告给了地方医疗检查官，那么安乐死和帮助杀人不受惩罚。4.医疗检查官认定医生行为符合了必备的程序后，将他的报告送达给地方委员会和检察官。5.12—16岁的青少年在提出安乐死之前，通常需要父母的同意。在例外的情形之下，比如严重不可治愈的疾病患者不可容忍和持续的病痛，医生可以不经父母的同意答应青少年的要求。虽然父母应该参与决定，但是16—17岁的未成年人无须得到父母的同意。6.有行为能力的病人可以通过预先的指令请求安乐死，一旦后来变成无行为能力人，可以参照执行。①

---

① John Griffiths, Alex Bood and Heleen Weyers, *Euthanasia and Law in the Nethelands,* Amsterdam University Press, 1998, pp. 48-49, 52-53, 78-79.

荷兰安乐死第一案

　　病人是卡罗来纳州的 B 女士，患有严重疾病，担心病情进一步恶化而无法对自己的治疗作出决定，由此想死。她曾经与她的医生肖恩·黑姆郑重讨论过她恶化的状况。她频繁向医生吐露，她最大的恐惧是失去心智能力。这一点驱使她于 1980 年 4 月 10 日签署了生前遗嘱。遗嘱写道，如果她的状况达到不能恢复理智和尊严的状态，她就要求安乐死。

　　1984 年，最坏的状况出现了，她髋骨骨折，不能修复，卧倒在床。整整一周，她都饱受神经伤痛，失去了听力和视力。有时，她不能说话和交流。此后，病情持续恶化，陷入了无意识。当重新恢复意识时，她对自己暗淡的前景仍深感绝望。她于是下定决心，不能这样生活下去。她请求医生实施安乐死。

　　医生与他的同事和病人的儿子讨论此事。三个人都接受 B 女士的请求，按照她的选择来结束她的生命。三个人都到 B 女士家里，出现在最后对话情形中：她宣布她的意愿，称愿意"尽快死亡"。

肖恩·黑姆医生满足了这个最后的请求，给她注射致命药物后，医生通知了当局。随后，医生以"仁慈谋杀"之安乐死的罪名被起诉。

此前类似的案件，医生被宣判有罪但是没有受到惩罚。本案中，肖恩·黑姆医生称自己遇到义务冲突，一是医生不杀戮的义务，二是医生解除病人不可忍受之痛苦的义务。冲突是他免除罪名的重要原因，荷兰法律上称为"不可抗力"，在特殊情况下，法律豁免当事人的责任，其中，义务冲突列入其中。初审法院免除了医生的责任，但是阿姆斯特丹上诉法院撤销了初审判决。案件最后上诉到了荷兰最高法院。

荷兰有安乐死的医学指南。实施安乐死，所需要的条件为：其一，病人是自愿的，有表达意愿的能力，明确和持续地提出安乐死要求；其二，要求的提出，是基于所有的信息；病人的状况处于身或心不可忍受和绝望的痛苦之中；其三，没有其他可以接受的替代安乐死的方案，解除病人痛苦的可接受的替代方案已用尽；其四，与至少另外一个医生协商，该医生有自己独立的判断。通常，公诉人可以使用这些标准来决定是否提出刑事指控。如果起诉的案件明白无误在指南的框架之内，那么起诉人可以预测，法院将不会将被控医生入罪。

这个指南公布于1984年。同年11月，荷兰最高法院曾经做出过正式的规则："一般情况下，安乐死是应受到惩罚的。但是，当医生面临义务冲突的时候，他们可以启动紧急避险的抗辩理由。满足病人有尊严死去的要求，是医生的一种职业伦理义务。同时，给病人实施安乐死，又会构成刑法上的谋杀罪。义务冲突由此出现。

医生所用的紧急避险的抗辩理由，应该基于这样的调查：按照医疗伦理所演绎出来的标准，医生是否作出了有责任的医疗判断？"

荷兰法律所规定的这个"义务冲突"原则，与诸如美国的其他国家形成了对比。在其他国家，争议聚焦于病人的隐私权和平等对待的权利之类的宪法权利，而非医生的义务。荷兰最高法院的判决确立了国家层面的司法传统，决定权配置给医疗责任人员，而非病人的指令和选择。

荷兰最高法院撤销了上诉法院的判决，发回重审。最高院命令该法院调查被告医生的行为是否合乎"客观的医学观点"。下级法院认定医生的行为合法，但是不同意"客观的医学观点"能够适用。相反，下级法院更愿意采用"合理的医学观点"。经过四年的司法程序，海牙地区法院最后宣布肖恩·黑姆医生无罪。

自1985年以来，"安乐死"的定义是，满足病人的明示要求、给病人施以药物、明确地想要结束病人的生命。"医生帮助自杀"的定义是，提供或者开出处方药，明确地帮助病人结束自己的生命。安乐死和医生帮助自杀因此与其他医疗决定区分开来，比如移除或者拒绝维持生命的设备、缓解疼痛或者其他症状而采取的强化措施，结果加速或者可能加速了病人的死亡、没有病人明确要求情况下的积极主动结束病人的生命。从2002年起，荷兰的安乐死和医生帮助自杀被法律所认可，适用同样的适当注意标准。

立法上，荷兰医生职业主义运动诞生了1865年的《医事执业法》。法律规定医事执业仅限于医生，医生需要通过了州政府的考试，受政府的监督，在医疗实践中推行自己的组织和标准。1869年，

《埋葬法》规定了医生如何对待死去了的病人。地方政府登记官出具书面许可后，才能举行葬礼。许可证的发布，需要主治医生出具病人自然死亡的证明。非正常死亡情况下，死亡应该报告给国家当局。1881 年的《刑法典》规定，一个人按照他人的要求导致此人死亡，将被判处最高 12 年的监禁。

司法审判上，本文所涉的 1984 年肖恩·黑姆案是一个里程碑。这是荷兰最高法院判定的第一个安乐死案件。法院的总结是：医生的行为可以适用紧急避险条款，也就是当解除病人痛苦的义务与不伤害义务发生冲突的时候，牺牲小的利益成全大的利益。医生最后被免予起诉。[①]

学者分析，安乐死法律的兴起，与社会变迁相关：其一，个人主义的兴盛；其二，死亡禁忌的衰退；其三，"延长生命并非适用于所有病人"观念的普及。在荷兰，安乐死立法，还有独特的文化原因和卫生体系的原因。其一，荷兰的卫生体系有独特的安全背景，社会政策广泛支持公平的共享财政负担制度。因此，每个人都有健康保险，而且健康保障容易获得，所有人都有财力负担。再有，荷兰卫生体系的基本结构是，卫生从业者是保障制度的主要轴心。临终关怀大多在家里实施，癌症死亡者 65% 死于家中，所有荷兰居民都有一个保健实践者，他们之间有长期的私人关系。这就使得保健实践者有能力判断一个病人是否满足安乐死的病人方面的条件。其二，"坦诚"一直是荷兰人所高度评价的品质。荷兰有这样的氛

---

① John Griffiths, Alex Bood and Heleen Weyers, *Euthanasia and Law in the Nethelands*, Amsterdam University Press, p. 62.

围,乐于公开讨论和接受新的观点和新的看法。安乐死就是其中的议题之一。其三,荷兰的政治文化一般确信,社会发展的最佳方式是指导而非试图禁止。西方国家的一般文化特点和荷兰独特的民族性让荷兰成为安乐死的先驱国度。

死 亡 医 生

一、安乐死

英国上议院医疗伦理委员会将安乐死界定为：故意干预生命过程、有结束生命的明确意图，以结束痛苦与烦恼。在荷兰和比利时，安乐死被理解为医生按照病人的要求终止其生命。安乐死有各种分类，通常分为自愿、非自愿和强制的安乐死。自愿安乐死，有些国家的法律认可；强制安乐死，所有国家的法律都反对；非自愿安乐死，有些国家的法律认可，有些国家的法律则视为谋杀。20世纪和21世纪西方国家和世界卫生组织对安乐死的政策一直在争议之中。安乐死被法律认可的国家先前有荷兰、比利时、哥伦比亚、卢森堡和加拿大，后来的还有意大利、瑞士和澳大利亚，有些国家还在讨论之中。

安乐死历史悠久，古希腊时代，苏格拉底、柏拉图和塞涅卡都支持，但是希波克拉底则持反对意见。苏格拉底喝毒酒死亡，被认为是早期安乐死的例证。"安乐死"(euthanasia)一词来自近代的哲学家培根，他在《医学安乐死》一书中，他区分了内在安乐死和外在安乐死，前者是指灵魂的死亡，后者是指简单和无痛苦地结束生命。现代社会，安乐死的争议从来没有停止过。犹太-基督教传统一般严格禁止安乐死，而在启蒙思想家那里，他们更愿意接受安乐死。

二、帮助自杀

帮助自杀一词用来形容医疗帮助晚期病人死亡，病人成年、神志清晰、能自我判断病情，才可以决定缩短自己的死亡过程。帮助自杀合法化的国家有瑞士、德国、日本和美国的六个州。美国的奥尔良、华盛顿、佛蒙特、卡罗拉多、加利福尼亚和华盛顿特区的法律明确规定：按照本法规定的条件实施的安乐死，不构成自杀罪、帮助自杀罪、仁慈谋杀或者杀人罪。这一条将医疗帮助死亡行为与自杀行为区分开来。

美国在 20 世纪早期兴起了一场运动，推进帮助自杀的合法化。大量的政论性辩论呼吁立法机关将医生帮助死亡的行为合法化。最先发生在 1906 年的爱荷华州和俄亥俄州。但是，法案被俄亥俄州立法机关 79 比 23 的投票否决。话题的提出者是亨利·韩特，他是俄亥俄州辛辛那提市的市长。他向俄亥俄州众议会提起立法建议。提议的原动力来自一位叫霍尔的女士，她是一个富家女，积极鼓吹安乐死。她母亲死于肝癌，她目睹了漫长痛苦的过程。

1997 年，美国最高法院在一份判决中一致性支持华盛顿州的禁令。他们引用了正当法律程序条款，称帮助自杀并非正当法律程序保障的基本自由。该案允许各州独立决定医疗帮助死亡的议题。这就将立法权下放到了各州。

三、死亡医生

帮助自杀在美国引起公众的注意，发生在 20 世纪 90 年代。引起公众高度关注的案件是美国诉科沃基安医生案。杰克·科沃基安（Jack kevorkian）医生在密歇根曾帮助了 40 个人实施自杀。

20 世纪 80 年代，科沃基安为德国《医学和法律》期刊写了系列文章，畅谈他对安乐死伦理的思考。1987 年，科沃基安在底特律报纸上刊登广告，以医生咨询师的名义提供"死亡咨询服务"。

该医生公开帮助病人自杀发生在 1990 年。病人阿德金是一个54 岁的女子，1989 年她被诊断出患有早期老年痴呆症。他以谋杀罪被提起诉讼，但是指控于 1990 年 12 月 13 日撤销，因为密歇根法律将自杀或者医疗帮助自杀排除法律之外，他由此并不违法。此后的三年半里的 20 宗死亡案中，他均在场。70 岁的盖尔死亡，科沃基安涉足其中，密歇根立法机关专门通过一个法案，规定：故意给人提供自杀的媒介或者亲自帮助他人自杀的行为，构成重罪。立法机关认为，在科沃基安将一氧化碳面罩盖在盖尔脸上之后，盖尔应该会再考虑生死。1991 年，密歇根州撤销了科沃基安的医疗执照。这就意味着，根据他的所作所为，他不再被允许从事医疗活动，不再合适与病人打交道。1993 年 11 月和 12 月，科沃基安两次被监禁，理由是违反了州反帮助自杀的法律。在监狱里，他威胁说要绝食以抗议州的"这个不道德的法律"。他随后被释放。

第二次入狱是因为阿里医生的案件。1993 年 11 月 22 日，科沃基安出现在了医生阿里的自杀现场。为了得到科沃基安的帮助，阿里事前还给医疗同行们写过一篇陈述，称有需求去解决当前麻烦的伦理议题。阿里死亡后，科沃基安被判二次入狱。他在监狱里再次绝食抗议，绝食导致他身体虚弱。在保证不再参与任何死亡事件后，同年 12 月 17 日被释放。不过，12 月 18 日，韦恩县巡回法官裁定密歇根关于帮助自杀的法律违宪，但是，科沃基安居住在邻市奥克兰，韦恩县的裁定在奥克兰没有约束力。

1998 年 11 月，科沃基安又越线了。他帮助患运动神经元病的托马斯（Thomas Youk）自杀。科沃基安全程摄像，他给病人注射了致命药物。后在新闻节目《60 分钟》中播放了 60 分钟。他被指控为一级谋杀，因为不仅违反了禁止医生帮助自杀的法律，而且在没有医疗资格的情况下还给予病人管制药物。

按照律师的看法，科沃基安医生在 1990 到 1998 年期间帮助 130 名晚期病人死亡。每个案件中的病人都称是自己决定，并采取最后的行为来结束自己的生命。科沃基安称他只帮助给予病人安乐死的设备，他负责设置和搭建这些设备。病人自己按下按钮，将药品或者化学品推入，然后结束自己的生命。两宗死亡的案例是通过这种设备实施的，安乐死药剂注入了静脉。科沃基安将这个设备命名为"死亡机器"。在其他的案例中，病人戴上气体面罩，所用气体为一氧化碳。科沃基安将这个设备称为"慈悲死亡机器"。

1999 年，科沃基安被判定二级谋杀罪，以及非法提供管制药物罪，刑期 25 年，可以假释。接下来的三年，他不断上诉，一直被拒。律师试图向联邦最高法院申请调审令，被驳回。2007 年，在监狱里待了 8 年多后，因为表现良好，被判定假释，离开监狱。

出狱后，不顾肺部疾病，科沃基安巡回演讲，呼吁医生帮助死亡合法化。2008 年，他代表底特律郊区参选美国议会席位，但未成功。2010 年 HBO 电视网将科沃基安的经历拍摄了影片《你所不知道的杰克》，4 月首次公映。2011 年，科沃基安 83 岁。由于肾和心脏的疾病，他住院两周。6 月 3 日，他在密歇根医院去世。[①]

---

① Euthanasia: Controversy around the World, *The Times*, Wednesday, May 12, 1999. Ben Macintyre, Michigan Man and His Dying Machine, *The Times*, Friday, Feb. 26, 1993. 'Suicide' Doctor Accused, *The Times*, Friday, Feb. 27, 1993. Will Pavia, Doctor Death, US Advocate of Euthanasia, Dies Aged 83, *The Times*, Saturday, June 4, 2011.

终结植物人之苏格兰情形

病人约翰斯通夫人，自 1992 年 1 月 22 日就处于持续的植物人状态。她既无康复的机会，又不能给出有效的同意进行下一步的治疗。医疗证据证明，病人持续植物人状态至少经过了三年，没有改进的任何迹象。大脑皮层不可逆地损伤，意识功能完全且永久性地丧失。病人对周围的环境完全没有意识，她不能看、听、感受痛苦和快乐、使用语言交流、做出任何种类的运动或者动作。脑干结构保存完好，只要坚持，她在临床上表现为具有生命体征。植物人状态的反射依然存在，呼吸、心跳和消化功能尚存。眼睛随意的运动以及发出的声音，给人的印象是显然警觉的状态。有时候又像是合眼处于睡眠状态。当医院提出终止植物人生命的时候，病人已处于永久性的身体无感觉状态，只因为人工喂养食物和水分，护士的精心护理，她才继续在医院里活着。

负责她的专科医生认为她处于毫无希望的状态，不存在任何延续治疗的有用方式。他的看法得到了两位神经专科医生的支持，其中的一个神经专科医生是病人的诉讼保佐人，他提供了相同观点的报告。病人的丈夫和女儿都同意生命维持系统和医学治疗不再应该继续。但是，病人自己不能给出她的同意。这样，就出现了医疗伦理的难题，医疗过程中的法律和程序也都要得到解决。

病人所住的医院向法院提请一个司法令，通过司法令的方式终结病人的生命，如此来避免移除生命维持系统而产生的法律责任。此案发生在苏格兰，法律上此类诉讼称为宣示之诉。[①] 在不列颠，我们重提 1993 年的布兰德案。布兰德案中，上议院提出了权威性的指导。[②] 布兰德是希尔斯堡体育场悲剧的受害人，受伤后处于植物人状态，维持了至少三年。如此活着，对他没有任何进一步的意义。不去维持这样的生命状态，也不再是违法。上议院认为，停止给予医疗看护和治疗，并不违反生命的神圣性。但是，此案件发生在英格兰，程序上英格兰与苏格兰有不一致的地方。比如在英格兰，医院提起的诉讼是政府监护之诉，而这种诉讼在苏格兰已经被取消，苏格兰对应的是宣示性救济。如果政府监护之诉在苏格兰继续有效，那么宣示性救济则没有必要在本案中出现，是不合适的选项。因此，本案的特殊性在于，在相似的案件中，苏格兰民事法院如何遵循英格兰上议院的判例，既要判决终止植物人生命的民事诉讼，也要探讨终止行为可能带来的刑事责任议题。苏格兰最高民事

---

① Colin Gavaghan, When the Thread Finally Breaks..., http://www.euthanasia.cc/jj.html，访问日期：2022 年 3 月 21 日。BMJ, "Scotland's 'Right to Die' Case is Put on Hold", *British Medical Journal*, Vol. 311, No.7019 (Dec. 9, 1995).

② Bryan Jennett, "Letting Vegetative Patients Die: Ethical and Lawful and Bring into Line", *BMJ*, Vol. 305, No. 6865 (Nov. 28, 1992).

法院五位法官审理了此案，给出了苏格兰此类案件的判定指南。

在医疗伦理冲突的地方，法院的作用显而易见。法官说，医学发展飞快，如今的医疗技术非上一代人可以设想。延长人类的生命，科学能够做到；侵入式的手术，可以不对患者造成任何损伤。如果病人思维清晰、达到责任年龄、能够理解自己的所作所为，为了自己的利益同意医学建议，决定接受或者拒绝医疗治疗，那么病人的自决权就可以提供解决所有问题的方案。按照病人的意愿医生去做或者不去做相应的行为，根本不需要法院作出相关的司法令。病人的同意甚至可以使违法的行为变成合法的行为，并不需要法院给予判定来确定什么是为了病人的最佳利益。一旦病人属于未达到民事责任年龄或者缺少同意能力的情况，问题就会出现。这就是医疗职业的伦理议题，特别是在终止治疗、导致终结生命的情况下，尤其如此。未得到病人的同意就不能进行侵入式手术，移除维持生命系统，就与尽可能维持人类生命的医学伦理相冲突。一个没有意识的人无法行使他的自决权，通常的说法是，要医生按照自己的判断来履行自己的医学伦理，但是，当伦理冲突达到激烈程度的时候，就需要某种权威出来，划定医生行为的伦理限度。本案涉及为植物人终止维持生命系统，此行为是合法的，不能够留给医生去决定。这是一个法律的问题，必须由法院判定，只要议会没有提供可以遵循的成文法，法院的作用就会显现出来。

法官说，法律必须考量道德因素，而且不是抽象意义上的原则规定。生命权和自决权应该得到尊重，但是这两者并非总是协调一致。有时候会导致法律的制裁，有时候导致法律的救济。医生违反医疗义务，会导致损害赔偿责任；故意不作为导致的死亡，会导致刑事责任。医疗伦理需要考虑这些法律议题，医生有权利知道哪些行为会导致民事赔偿的过失责任，哪些行为会导致刑事的谋杀或者过失杀人的责任。

法官说，本案申请人提起的诉讼，称为宣告人之诉，也就是苏格兰特有的向法院申请特别权利和身份之诉。法律依据来自苏格兰法律委员会的建议。因为是医院申请法院许可移除生命维持设备，希望有一个官方的权威给出司法令。这样的案件，应该由苏格兰最高民事法院审理，而非郡法院审理。这样的案件，需要总检察长出面充当公共利益的代表。对此诉讼，法官设定了三个法律疑问，并予以回答。其一，当事人既然可以提起政府监护之诉，为何要提起宣告人之诉？其二，本案没有诉讼的相对方，诉讼是否能够成立？其三，此类案件如何处理民事责任与刑事责任的交叉问题？对于第一问，法官回复，在现有申请和证据齐全的情况下，让当事人另行起诉，费时费力，不如从今以后，医院申请终止植物人生命的诉讼，形成一个惯例。对于第二问，法官认为是一个疑难法律问题。宣告人之诉，并不存在争议的双方当事人。宣告人之诉，目的是确认某些权利，只是民事权利的主张，而不会涉及犯罪的议题。因此，有必要建议总检察长发出宣示许可，给出指引和保证，以使医疗人员对于终止维持生命设备的行为具有合法性。对于第三问，法官进行了详细的说明。此案的法律交叉在于，一个方面是民事的确权，另外一个方面是医生剥夺病人生命所导致的谋杀指控的风险。在苏格兰，民事诉讼由本案的最高民事法院管辖，刑事诉讼由刑事高等法院管辖。法官一直宣称，本案审理的事项仅涉及民事部分，而非僭越刑事高等法院的司法管辖权。

　　法官进一步讨论了政府监护之诉与宣示人之诉的关联。法官说，在英格兰和威尔士，涉及未成年人和丧失理智之人的权利之诉，通常是采用政府监护之诉的方式。政府监护之诉历史悠久，可以追溯到 13 世纪，来源于古老的王室法院传统。到现代社会，未成年人确权之诉转移给了高等法院的家事庭，丧失理智之人确权之诉转移至大法官法庭，政府监护之诉在英格兰和威尔士被取消。但是，在苏格兰，政府监护之诉并没有废除，依然存在，由苏格兰王室法院审理。也就是说，苏格兰的政府监护之诉，对于未成年人和丧失理智之人的诉讼，可以由代表主权的财政法院行使。到 1856 年，财政法院的权力转给了苏格兰民事最高法院。通常此类的案件，法院可以为未成年人或者丧失理智之人指派一名适格的导师参与诉讼。但是，在实践中，也可以直接指派一个替代监护人。法官说，本案约翰斯通女士就属于丧失理智之人，可以适用此类诉讼。不过，法院没有要求去指定一个替代监护人。最高民事法院有权授予独任法官行使政府监护之责，由他发布命令让医疗从业者不再继续治疗。在实体法的尺度上，法官说，依然是法律的通常的标准，也就是病人最大利益原则。是否移除病人生命维持系统，是否停止进一步的治疗，一切以病人的最佳利益为标准，如同监护人最大限度维护被监护人的利益一样。法官说，苏格兰、英格兰，以至于美国，都采用同样的标准。

　　最后，法官做出了实质性的判定：1.苏格兰最高民事法院行使政府监护之权，授权停止对病人的继续治疗。2. 政府监护之诉需要向本法院的内廷（Court's Inner House）提出请求，最高民事法院的独任法官代表法院行使政府监护之权。3. 尽管今后宣示人之诉在政府监护之诉环境下不再合适，但是独任法官在特定的情况下也有权判定宣示人之诉。4. 如此的宣告人之诉仅限于民事法律结果。

　　法官最后说，今后，此类的诉讼采取政府监护之诉，而非宣示人之诉。在诉讼程序上，一般性的规则是：1. 所有的申请依照1994年本民事法院规则向本法院之外庭（Outer House）提出。2. 申请可以由地区卫生局提出，也可以由病人所处的医院提出，还可以由病人家属提出。3. 申请的内容是要求法院授权同意治疗或者终止治疗。4. 治疗或者终止治疗需要有特别的事实陈述和命令的请求。5. 申请书应送达总检察长、卫生局、医院和病人家属。6. 请求之时，需要有至少两份关于病人的医学报告，由此决定治疗还是终止治疗，以平静和有尊严的方式结束病人的生命。7. 提起此类请求，需要病人无意识至少长达12个月，时间从病人第一次诊断为植物人起算。8. 如果病人有先期关于治疗或者放弃治疗的书面及其他方式的陈述，那么事实陈述必须包括这项内容。9. 法院需要任命一位病人的诉讼保佐人，以备法院作为单独考量的参照。10. 证据和听证会需要不公开举行，除非公共利益有其他的要求。①

① Law Hospital NHS Trust v Lord Advocate, Scottish Court of Session, 1996, CSIH, 2.